Tandarts in de knel

Luzi Abraham-Inpijn

Tandarts in de knel

Leidraad voor conflictpreventie

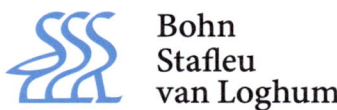 Bohn
Stafleu
van Loghum

Houten 2017

ISBN 978-90-368-1441-6   ISBN 978-90-368-1442-3 (eBook)
DOI 10.1007/978-90-368-1442-3

© Bohn Stafleu van Loghum, onderdeel van Springer Media BV 2017
Alle rechten voorbehouden. Niets uit deze uitgave mag worden verveelvoudigd, opgeslagen in een geautomatiseerd gegevensbestand, of openbaar gemaakt, in enige vorm of op enige wijze, hetzij elektronisch, mechanisch, door fotokopieën of opnamen, hetzij op enige andere manier, zonder voorafgaande schriftelijke toestemming van de uitgever.

Voor zover het maken van kopieën uit deze uitgave is toegestaan op grond van artikel 16b Auteurswet j° het Besluit van 20 juni 1974, Stb. 351, zoals gewijzigd bij het Besluit van 23 augustus 1985, Stb. 471 en artikel 17 Auteurswet, dient men de daarvoor wettelijk verschuldigde vergoedingen te voldoen aan de Stichting Reprorecht (Postbus 3060, 2130 KB Hoofddorp). Voor het overnemen van (een) gedeelte(n) uit deze uitgave in bloemlezingen, readers en andere compilatiewerken (artikel 16 Auteurswet) dient men zich tot de uitgever te wenden.

Samensteller(s) en uitgever zijn zich volledig bewust van hun taak een betrouwbare uitgave te verzorgen. Niettemin kunnen zij geen aansprakelijkheid aanvaarden voor drukfouten en andere onjuistheden die eventueel in deze uitgave voorkomen.

NUR 887
Basisontwerp omslag: Studio Bassa, Culemborg
Automatische opmaak: Scientific Publishing Services (P) Ltd., Chennai, India

Bohn Stafleu van Loghum
Het Spoor 2
Postbus 246
3990 GA Houten

www.bsl.nl

Voorwoord

Ken uw patiënt

Het boek van Luzi Abraham-Inpijn ís er dan nu. Vele generaties tandartsen heeft ze opgeleid en maandelijks beantwoordde zij meer dan 30 jaar lang vragen van lezers in TP. Ze heeft daarmee de medische kennis van de lezers op een hoger plan gebracht en een grote bijdrage geleverd aan wat tegenwoordig 'patiëntveiligheid' wordt genoemd. Niet in het minst door het mede-ontwikkelen van een gezondheidsvragenlijst (EMRRH) met een ASA-score die specifiek gericht is op het vaststellen van medisch-tandheelkundige risico's. Dit boek kan dan ook beschouwd worden als een spiegel van haar levenswerk: de interne geneeskunde voor mondzorgkundigen.

Als ik de waarde van het boek voor de tandarts in conclusies zou moeten samenvatten:

- Leg uw behandelingen nauwgezetter vast dan u (wellicht) tot dusver gewend was. Het kan te eniger tijd van groot belang blijken dat u een behandelgeschiedenis overtuigend gedocumenteerd in woord en beeld kunt toelichten.
- Zie nooit af van het inwinnen van (medische) informatie bij de huisarts/specialist van uw patiënt als u die behoeft; u bent medebehandelaar en hij/zij moet u informeren.
- Neem absoluut een EMRRH (medische risicoanalyse) af van uw patiënt; zonder dat beeld kent u uw patiënt niet en lijkt u hem/haar niet serieus te nemen als iemand die zich aan uw zorgverlening heeft toevertrouwd.
- Correspondeer met uw medebehandelaars niet in populaire bewoordingen. Formuleer adequaat, zo compleet mogelijk en op professioneel niveau.

Onderwerp zijn van een klachtenprocedure is voor u als zorgverlener een gebeurtenis met een veel grotere impact op uw professionele en persoonlijke leven dan u kón verwachten. De dertig hoofdstukken in deze uitgave bieden suggesties, aanwijzingen, waarschuwingen en zelfs verplichtingen die de algemeen practicus helpen voorkomen in die situatie terecht te komen.

Luzi Abraham-Inpijn doet dat met haar in meer dan 40 jaar opgedane kennis en ervaring op het gebied van medisch-gecompromitteerde tandheelkundige behandelingen op de haar kenmerkende manier: toegankelijk, medisch zeer informatief omdat u met medische medebehandelaars moet kunnen communiceren over uw patiënt, maar absoluut niet vrijblijvend. Want hoewel uw patiënt voor u centraal staat, bent ú degene die in de knel kunt komen.

Veel van uw patiënten zijn op een leeftijd gekomen dat zij door ziektes en medicatie fysiek gecompromitteerd zijn en uw tandheelkundige behandeling gecompliceerd maken. Deze situatie vraagt kennis van zaken en het zoeken van een balans tussen wat wel en wat niet kan. De sociale veranderingen spelen hierop in, zich uitend in een toenemende claimcultuur. Daarvoor wil deze uitgave u behoeden. Niet door regels op te stellen, maar door u aan de hand van casuïstiek een handleiding te bieden ter bescherming van uzelf – én uw patiënt.

Dr. Hans van Pelt
hoofdredacteur Tandartspraktijk (TP)

Inhoud

1	**Tornen**	1
1.1	Tornen aan zekerheden	2
1.2	Samenvatting van de essenties uit het gepubliceerde verslag	2
1.3	Kritische noot vooraf	3
1.4	Feedback op de zes gememoreerde essenties	3
1.5	Wat is het risico?	6
1.6	Kunstgewrichten	6
1.7	Radiotherapie neemt een aparte plaats in	10
1.8	Antibioticumscherm en bisfosfonaatgebruik	11
1.9	Naschrift	12
	Literatuur	13
2	**Piercings, mondhygiëne is voorwaarde**	17
2.1	Behandeladviezen	18
2.2	Achtergronden	18
2.3	Frequentie	20
2.4	Beleid in Nederland	20
2.5	Wetgeving	20
2.6	Klinisch	21
2.7	Slotopmerking	30
	Literatuur	31
3	**Duizeligheid**	33
3.1	Wedervragen en antwoorden	34
3.2	Conclusie	35
3.3	Het verhaal gaat verder	35
3.4	Juridische invalshoek	36
3.5	Duizeligheid als klacht	36
3.6	Aanvullende medische anamnese	38
4	**Chantage (1)**	41
4.1	Mijn eerste reactie aan de vragensteller	42
4.2	Aanvulling gegevens van de tandarts	42
4.3	Mijn antwoord aan de tandarts	44
4.4	Claim op los zand	44
4.5	Claim	50
5	**Chantage (2)**	51
5.1	Een kritische blik op de verkregen gegevens	52
5.2	De tandarts schrijft	55
5.3	Slot	56
	Literatuur	57

6	**Aangeklaagd**	59
6.1	Moeheidsyndroom leidt tot claimgedrag	60
6.2	Mijn antwoord aan de tandarts	60
6.3	Het ME-syndroom	61
	Literatuur	65
7	**Vlekjes**	67
7.1	Mazelen, roodvonk, rodehond en 5e en 6e ziekte	68
7.2	Antwoord	68
7.3	Differentiële diagnose kinderziekten met vlekjes	68
7.4	Conclusie	78
	Literatuur	79
8	**Hersenen (1)**	81
8.1	Verslag van een ervaring	82
8.2	Mijn advies	82
8.3	Achtergrond	83
	Literatuur	87
9	**Hersenabces (2)**	89
9.1	Een tandarts mailt me de volgende vraag	90
9.2	Eerste reactie naar de vraagsteller	90
9.3	Antwoord aan de tandarts	92
9.4	Advies	93
9.5	Myasthenia gravis	94
9.6	Diabetes mellitus	96
9.7	Hersenabces	98
	Literatuur	99
10	**Parodontitis**	101
10.1	Overwegingen en adviezen	102
10.2	Vraag en antwoord	103
10.3	Eind goed al goed?	104
10.4	Enige achtergrond	104
	Literatuur	110
11	**Waterpokken**	111
11.1	Onderbouwing anno 2016	113
11.2	Epidemiologie	113
11.3	Waterpokken (chicken-pox)	113
11.4	Complicaties	114
11.5	Herpes zoster	114
11.6	Behandeling	115
11.7	Vaccinatie en preventie	116
	Literatuur	118

12	**Kinkhoest**	119
12.1	Toelichting pathologie	120
12.2	Epidemiologie	120
12.3	Symptomen	122
12.4	Diagnostiek	123
12.5	Complicaties	123
12.6	Preventie	124
12.7	Behandeling	125
	Literatuur	126
13	**Ehlers-Danlos**	127
13.1	Antwoord aan beiden	128
13.2	Achtergrond	129
13.3	Villefranche-classificatie	130
13.4	Eind goed al goed	134
	Literatuur	134
14	**Plotselinge dood**	137
14.1	Antwoord	138
14.2	Onderbouwing	139
14.3	Profylaxe	140
14.4	Scherm	140
14.5	Behandeling	140
14.6	De sepsis als diagnose voor het overlijden	142
	Literatuur	143
15	**Onzekerheden**	145
15.1	Ontbrekende informatie	146
15.2	Antwoorden na een tiental mailtjes ook met de familie	146
15.3	Wat moet je hiermee?	147
15.4	Vervolg op basis van enkele verkregen gegevens	147
15.5	Een poging tot reconstructie	147
15.6	Trombocytenproblematiek bij open wond	148
15.7	Bisfosfonaten en extractie	150
15.8	Preventie	151
15.9	Mondhygiëne in verzorgingstehuizen	153
15.10	Conclusie	153
	Literatuur	153
16	**Radar**	155
16.1	Paniek zaaien op verouderde informatie	156
16.2	Conclusie	160
	Literatuur	161
17	**Patiënt met ESBL**	163
17.1	Mijn eerste reactie	164
17.2	Antwoord zonder nadere informatie	164
17.3	Achtergrond van de BRMO respectievelijk ESBL	165
	Literatuur	169

18	**Ik heb gehoord**	171
18.1	Achtergrond	173
	Literatuur	176
19	**Citeren**	177
19.1	Advies	178
19.2	Verklaring	178
19.3	Conclusie	181
	Literatuur	181
20	**Dilemma**	183
20.1	Antwoord	184
20.2	Antwoord	186
20.3	Conclusie	188
21	**Kunstgewrichten**	189
21.1	Antwoord	190
21.2	Antwoord destijds	193
21.3	Historisch perspectief en overwegingen	193
	Literatuur	198
22	**Hypertensie**	199
22.1	Hypertensie als topic	200
22.2	Ik heb een scala aan vragen over hypertensie!	200
22.3	Een steigerende bloeddruk	202
22.4	Een truc graag	204
22.5	Waardevolle discussies zijn zeldzaam	204
22.6	De theoretische basis	204
22.7	De bloeddruk	205
22.8	Bloeddrukmeting	205
22.9	Hypertensie	206
22.10	Oorzaak hypertensie	206
22.11	Symptomen van hoge bloeddruk	206
22.12	Complicaties (acuut)	206
22.13	Complicaties (chronisch)	208
22.14	Bloeddrukmeting en tandheelkunde	208
22.15	Predisponerende factoren voor een snelle stijging van de bloeddruk	210
22.16	Preventie gerelateerd aan de EMRRH	210
22.17	Bijwerkingen en interactie van medicatie bij behandeling hypertensie	213
22.18	Oplossingen zonder/met juridische aspecten	214
	Literatuur	215
23	**Twee doortastende collegae**	217
23.1	Antwoord	218
23.2	Antwoord	220
23.3	Achtergrondinformatie	222

23.4	Terug naar de basis	223
23.5	Acute complicaties van angina pectoris en een myocardinfarct	226
23.6	Wetenswaardigheden samengevat	227
	Literatuur	227

24	**Patiënt heeft alles**	**229**
24.1	Uiteindelijk advies (mist er geen hyperthyroïdie bestaat, etc.)	232
24.2	Voorzorgen	232
24.3	Onderbouwing van het advies	234
	Literatuur	236

25	**Hartfalen**	**237**
25.1	Hartfalen – waarnemer weigert info	238
25.2	Klacht over waarnemend huisarts	238
25.3	Toelichting	239
25.4	Afloop	244

26	**Hoe ver moet je gaan?**	**245**
26.1	Confrontatie met medisch-ethische en juridische problematiek	246
26.2	Wat aan de orde is	246
26.3	Advies en achtergrond	247
26.4	Advies en achtergrond	250
	Literatuur	252

27	**Haast! Ik heb een CVA-patiënt in de stoel!**	**253**
27.1	Behandelen ná overleg met de medisch behandelaar	254
27.2	Over een CVA	254
27.3	Cardiaal en hypertensie	255
27.4	Achtergrondinformatie	256
27.5	Behandeladviezen bij CVA	257
27.6	Preventie bij hypertensie	259
27.7	Preventie bij diabetes	260
27.8	Conclusie	261
	Literatuur	261

28	**Zorgplicht en allergie**	**263**
28.1	Verantwoordelijkheid nemen?	264
28.2	Achtergrondinformatie	264
	Literatuur	268

29	**Zwangerschap**	**269**
29.1	Samenvatting van de essenties	270
29.2	Gerichte antwoorden	270
29.3	Fysiologische veranderingen	274
29.4	Medische pathologie in de zwangerschap	275
29.5	Conclusie	278
	Literatuur	278

30	**Medicatie via internet, doen?**	281
30.1	Ziek door 'geneesmiddelen'?	282
30.2	Drie voorbeelden	282
30.3	Achtergrondinformatie	285
30.4	NSAID's	287
30.5	Farmacokinetiek	289
30.6	Tandheelkunde en NSAID's	293
30.7	Conclusie	293
	Literatuur	293

Tornen

1.1 Tornen aan zekerheden – 2

1.2 Samenvatting van de essenties uit het gepubliceerde verslag – 2

1.3 Kritische noot vooraf – 3

1.4 Feedback op de zes gememoreerde essenties – 3

1.5 Wat is het risico? – 6

1.6 Kunstgewrichten – 6

1.7 Radiotherapie neemt een aparte plaats in – 10

1.8 Antibioticumscherm en bisfosfonaatgebruik – 11

1.9 Naschrift – 12

Literatuur – 13

© Bohn Stafleu van Loghum, onderdeel van Springer Media BV 2017
L. Abraham-Inpijn, *Tandarts in de knel*, DOI 10.1007/978-90-368-1442-3_1

> 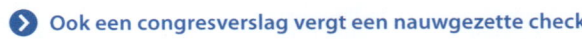 Ook een congresverslag vergt een nauwgezette check.

1.1 Tornen aan zekerheden

Binnen vierentwintig uur rolden via de mail de vragen bij me binnen. Deze keer niet alleen van tandartsen maar ook van een huisarts, en allemaal naar aanleiding van een door een mondhygiënist verzorgd verslag, gepubliceerd in *dentaal INFO* van december 2013, van een voordracht van een collega-internist tijdens het 12e VPM-congres, met als titel '*Zin en onzin van de antibioticaprofylaxe*'. Die publicatie bleek veel vragen op te roepen en veroorzaakte onrust en onzekerheid, getuige de overheersende vraag in de mails: 'Vertel ons wat we hiermee aan moeten'. Hoewel ik niet bij dat congres betrokken was, vormen de mij gestelde vragen voldoende aanleiding om daarop voor de TP-lezers/tandartsen dieper in te gaan.

1.2 Samenvatting van de essenties uit het gepubliceerde verslag

Overleg

We hebben geleerd om met de behandelende arts van de patiënt te overleggen bij het vermoeden dat er een antibioticaprofylaxe nodig is. Helaas krijgen we dan vaak geen bevredigend antwoord.

Anamnese

Allereerst is het belangrijk dat u jaarlijks de anamneselijst doorneemt met uw patiënt. Vooral de vraag of de patiënt medicatie gebruikt is dan van belang. Informatie over medicijnen kunt u vinden in het Farmacotherapeutisch Kompas, online, of via een app.

Richtlijn Preventie Bacteriële Endocarditis

In de 'Richtlijn Preventie Bacteriële Endocarditis' van de Nederlandse Hartstichting kunt u opzoeken of een patiënt profylaxe nodig heeft. De vraag is wel of deze richtlijn nog actueel is. De richtlijn is gebaseerd op het feit dat bacteriën zich door het lichaam kunnen verplaatsen. Bacteriën vanuit de mond kunnen zich bijvoorbeeld eenvoudig op een kunsthartklep afzetten of op een kunstheup. "Een bacterieafzetting op een klep kan ineens in de hersenen schieten en in de rest van het lijf".

Wat is het risico?

Hoe groot is het risico op bacteriële endocarditis bij het trekken van een molaar in vergelijking met tandenpoetsen? Uit onderzoek bleek dat 15 % van de deelnemers na twee minuten poetsen een positieve bloedkweek had. Bij het trekken van een kies zonder antibiotica had 45 % (?) een positieve bloedkweek, tegenover 20 % zonder gebruik van antibiotica. "Dat is nogal een verschil, zou je zeggen, maar als je beseft dat poetsen doorgaans minstens dagelijks gebeurt, is het risico dus cumulatief hoger dan bij een extractie." Ook al heeft amoxicilline een significant effect op de bacteriëmie, tandenpoetsen is een veel grotere bedreiging. De vraag blijft dus of antibiotica wel zinvol is, of moet, bij een extractie. In Engeland wordt het niet gedaan en het aantal gevallen van bacteriële endocarditis bleef gelijke tred houden.

Kunstgewrichten

Er bestaat ook een richtlijn voor heup- en andere protheses. Enkel bij een totale heupprothese – en dus niet bij alleen een zogenaamde kop-halsprothese – is er een profylaxe geïndiceerd. Bij knieën en andere prothesen, bestraling in hoofd/hals en gebruik van bisfosfonaten is er geen indicatie. Ook niet bij schroeven, pennen of platen en bij gezonde patiënten met een kunstgewricht. Wel is er een indicatie bij risicopatiënten met een kunstgewricht (heup of knie of schouder) tot twee jaar na de operatie.

Bij knie- en andere prothesen, bestraling in hoofd/hals en gebruik van bisfosfonaten is er geen indicatie.

1.3 Kritische noot vooraf

Bij het maken van statements en kritische opmerkingen waar het richtlijnen betreft, denk ik dat men zich bewust moet zijn van het risico dat dit onrust kan veroorzaken onder de betrokken beroepsgroepen. Als men dit dan toch meent te moeten doen, lijkt onderbouwing van de uitspraken met wetenschappelijk onderzoek het minste dat men daar tegenover kan stellen. Dit is in het verslag niet terug te vinden, terwijl ook verwijzingen naar gebruikte verslagen van onderzoek of geraadpleegde literatuur ontbreken. Dat geen referentielijst past in het kader van een congresverslag is nog begrijpelijk, maar verwijzen naar een beschikbare referentielijst behoort altijd tot de mogelijkheden.

1.4 Feedback op de zes gememoreerde essenties

Contact met medisch behandelaar is insufficiënt

Helaas heeft men hierin gelijk. Het tij lijkt echter wel iets te keren. Het laatste jaar hebben tandartsen in het land het initiatief genomen om samen met huisartsen en mondhygiënisten bijeenkomsten te organiseren. Dit bleken succesrijke initiatieven. Ook bestaat er een uitwisselingsplicht tussen behandelaren van een patiënt. Een huisarts die de behandelende tandarts onder het mom van 'beroepsgeheim' geen gegevens wil verstrekken, zit fout.

Jaarlijks opnemen van (medische) anamnese

De alinea over het opnemen van een medisch anamnese kan alleen maar worden toegejuicht. Al is een vast meetpunt van 1 jaar niet zinnig. Zelfs met een maand interval kunnen er drastische veranderingen in de gezondheid en medicatie optreden. Twee vragen zijn daartoe als check voldoende: *'Bent u in de afgelopen periode nog bij uw huisarts of specialist geweest?'* en *'Is er iets aan uw medicijnen veranderd?'*.

Tabel 1.1 Medische indicaties voor endocarditisprofylaxe [4]

Profylaxe alléén geïndiceerd bij:
– Eerder doorgemaakte endocarditis
– Hartklepprothese (incl. bioprothese, allograft en conduit)

– Bepaalde aangeboren hartafwijkingen:
  – onbehandelde cyanotische afwijkingen;
  – met shunt/conduits behandelde cyanotische hartafwijkingen;
  – 6 maanden na volledige correctie als prothesemateriaal is gebruikt;
  – restafwijking bij patch of device die endothelialisatie belemmert

Tabel 1.2 Tandheelkundige indicaties voor endocarditisprofylaxe [4]

– Behandelingen met manipulatie van de gingiva
– Wortelkanaalbehandelingen waarbij met instrumentarium door het foramen apicale wordt gegaan
– Extracties of verwijdering van wortelresten
– Alle overige operatieve ingrepen in de mond, inclusief abcesincisie, parodontale chirurgie
– Operatieve ingrepen ten behoeve van implantaten, inclusief botankers ten behoeve van orthodontische behandeling

Daarbij moeten aan de gebruikte anamnese wel eisen worden gesteld, zodat deze oplevert wat men beoogt [1]. De tandarts en de mondhygiënist moeten dan voor zichzelf bepalen of zij voldoende kennis bezitten om met de risico's die uit de anamnese voortvloeien weten om te gaan [2]. Naar mijn weten is er geen jurisprudentie over het bekend zijn met een medisch risico en het negeren hiervan bij een tandheelkundige behandeling nadat zich een calamiteit heeft voorgedaan. Wel zijn er juridische uitspraken met betrekking tot de anamnese [3].

Van belang blijkt telkens weer dat de medicatielijst een goede controle vormt op het invullen van de vragen over ziekten en gebreken. Regelmatig komt het voor dat op punten overeenkomst ontbreekt. Als voorbeeld: iemand geeft op diabetes mellitus te hebben, maar de anamnese vermeldt geen bijpassend medicijngebruik. Ook komt voor dat de cardiale anamnese blanco wordt afgegeven, terwijl de anamnese wel het gebruik van nitroglycerine meldt en een middel tegen ritmestoornissen. Dat is geen kwade opzet, maar doordat die middelen regelmatig gebruikt worden, lijken de klachten '*praktisch over, dokter*'.

Richtlijn Preventie Bacteriële Endocarditis

Het is geen vraag: de richtlijn uit 2008 van de *Nederlandse Hartstichting* is actueel en moet door de tandheelkundige professie worden gevolgd, behalve als deze in het nadeel van de betrokken patiënt functioneert (tab. 1.1, 1.2, 1.3) [4]. In dat geval mogen tandarts en mondhygiënist van de richtlijn afwijken, mits dit schriftelijk wordt onderbouwd. Dat de Nederlandse Hartstichting te eniger tijd met nieuwe inzichten zal komen is zeker. Voortschrijdende kennis vraagt hierom. Dat van de aangetaste hartkleppen met daarop een

1.4 · Feedback op de zes gememoreerde essenties

Tabel 1.3 Overzicht toediening profylaxe [4]

	Medicatie	Tijd
Volwassenen	Amoxycilline 3 gram per os bij voorkeur in dispers vorn	1 uur voor de ingreep
Kinderen	Amoxycilline-suspensie 50 mg/kg per os, max 3 gram	1 uur voor de ingreep

	Medicatie	Tijd
Volwassenen	Amoxicilline 2 gram i.v.	30 min voor de ingreep
Kinderen	Amoxicilline 50 mg/kg i.v. Maximaal 2 gram	30 min voor de ingreep

Bij overgevoeligheid voor penicilline of behandeling met penicilline in de 7 dagen voor de ingreep:

	Medicatie	Tijd
Volwassenen	Clindamycine 600 mg per os i.v.	1 uur voor de ingreep 30 min voor de ingreep
Kinderen	Clindamycine per os <10 kg: 150 mg 10-30 kg: 300 mg >30 kg: 450 mg Clindamycine i.v. 20 mg/kg, max 600 mg	1 uur voor de ingreep 30 min voor de ingreep

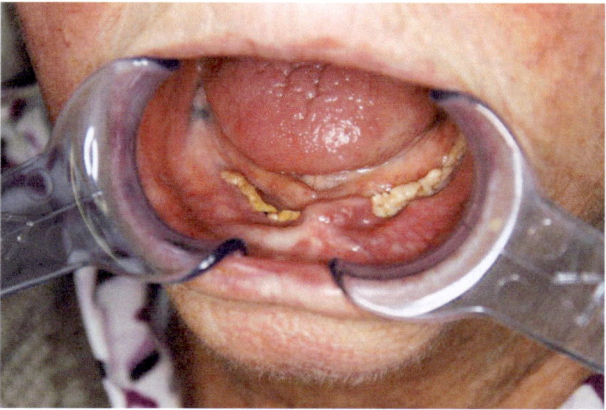

Figuur 1.1 Klepdestructie bij endocarditis

bacteriehoudende klomp trombocyten embolieën kunnen afbreken is juist, maar niet het eerste probleem (fig. 1.1). Immers, daarvóór heeft al ernstige destructie van de plaats van hechting plaatsgevonden waardoor de klepdisfunctie bedreigend is. Het doel van profylaxe is te voorkomen dat bacteriën zich op een plaats van verminderde weerstand hechten en uitgroeien (fig. 1.2) [5].

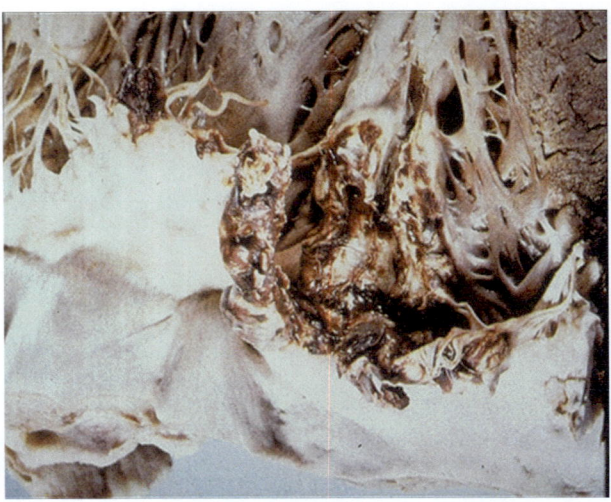

. **Figuur 1.2** Uitgebreide osteonecrose. (*Foto ter beschikking gesteld door dr. R.A.Th. Gortzak, chef de clinique en opleider Mondziekten, Kaak- en Aangezichtschirurgie, LUMC*)

1.5 Wat is het risico?

De getallen over het voorkomen van bacteriëmieën zeggen niet veel als er niet bij vermeld wordt hoeveel tijd verstreken is tussen de 'ingreep' en het afnemen van de kweek inclusief de kweekmethoden (.tab. 1.4) [6–13]. Zoals uit bovenstaande blijkt is de profylaxe niet primair bedoeld om een bacteriëmie te voorkomen, maar om nesteling en uitgroei tegen te gaan.

Dat de eigen dagelijkse mondzorg van de patiënt een bedreiging vormt is juist. Bij de halfjaarlijkse controle en/of behandeling echter kan sprake zijn van andere omstandigheden, zoals een groter wondoppervlak of een hogere druk waarmee micro-organismen in de circulatie worden geperst [14, 15]. Overigens zal bij een incisie, opklap of ook extractie de bacterie-*load* groter zijn dan bij tandenpoetsen, zeker in een verzorgd gebit zonder gingivitis [16].

Het probleem ligt bij de vraag wie het accident veroorzaakt. Als een bejaarde op straat bij herhaling valt omdat hij de rollator thuis heeft gelaten, is dat pech. Maar als de bejaarde valt doordat een schooljongen tegen hem aan fietst, is deze wel verantwoordelijk voor de heupfractuur. Het is jammer dat het in het verslag bedoelde Engelse artikel niet na te lezen valt. Aardig is te vermelden dat in die tijd in Engeland niet één richtlijn voor endocarditisprofylaxe gold, maar twee richtlijnen werden gebruikt – omdat men het niet eens kon worden [14, 15].

1.6 Kunstgewrichten

Op dit ogenblik bestaat een scala aan definities die in details van elkaar verschillen waar het richtlijnen betreft. In opdracht van de *Raad voor Wetenschap, Opleiding en Kwaliteit van de Orde van Medisch Specialisten*, waarin alle wetenschappelijke verenigingen vertegenwoordigd zijn, is een adviesrapport 'Richtlijnen' opgesteld. Deze zijn geaccordeerd door de *Regieraad Kwaliteit van Zorg* met als aanvulling: 'dat behoudens verbetering van de kwaliteit van de zorg ook de doelmatigheid zou dienen te worden verbeterd' (.tab. 1.5) [17]. In verschillende andere definities is de eis van *evidence based* aan de wetenschappelijke onderbouwing

1.6 · Kunstgewrichten

Tabel 1.4 Incidentie van bacteriëmie bij tandheelkundige handelingen in procenten [6–13]

– voor tandheelkundige behandeling (baseline)	$0,0^b-27^a$
– polishing[a]	24,5
– intraligamentaire anesthesie[a]	97
– infiltratie-anesthesie	16
– rubberdam aanbrengen[a]	29,4
– matrixbandjes/wiggen aanbrengen[a] (verwijderen)	32,1 (5)
– extracties	$10-100^c$
– implantologie	23^b
– pocketdieptemeting met parodontitis	40–45
– pocketdieptemeting met gingivitis	10
– parodontale chirurgie	36–88
– scalen en rootplanen	08–88
– flossen	20–58
– flossen zonder parodontitis	41 (na 10 min. 14)
– flossen met parodontitis	40 (na 10 min. 27)
– endodontie	00–68
– tandenstokers	20–86

– tandenpoetsen (handmatig)
  (Oral B 30)
  (Braun elektrisch)
  (Sonicare)
	16–68
	19
	34
	33–78

– kauwen	7,5–51

[a] Kinderen tussen 2–17 jaar. Deze bacteriëmie is niet geassocieerd met het aantal extracties, respectievelijk de plaque- of gingiva-index.
[b] Een half uur na plaatsing implantaat. Basis en na 24 u geen bacteriëmie.
[c] Bij extractie onder algehele anesthesie liggen de getallen van een bacteriëmie het hoogst.

Tabel 1.5 Definitie 'Richtlijn' (*Raad voor Wetenschap* en *Regieraad Kwaliteit van Zorg*) [17]

'Een richtlijn is een document met aanbevelingen gericht op het verbeteren van de kwaliteit van zorg berustend op systematische samenvattingen van wetenschappelijk onderzoek en afwegingen van de voor- en nadelen van de verschillende zorgopties aangevuld met expertise en ervaringen van zorgprofessionals en zorggebruikers.'

Onder zorgprofessionals worden verstaan artsen apothekers fysiotherapeuten gezondheidszorgpsychologen psychotherapeuten tandartsen verloskundigen verpleegkundigen en overige professionele zorgverleners en zorgmedewerkers

Onder zorggebruikers worden patiënten cliënten familie van patiënten en cliënten en mantelzorgers verstaan

Tabel 1.6 Risicopatiënten bij gewrichtsvervanging

	Nederland 2010
	Richtlijn/advies
– articulaire infectie	(+)
– articulaire ontstekingen, zoals 　– reumatoïde artritis 　– systeemziekte (SLE)	(+)
– immuunsuppressie 　– medicamenteus 　– na radiotherapie 　– hiv-positiviteit	 (+) (+) (+)
– comorbiditeit 　– voorafgaande prothese-infectie 　– infecties in omgeving 　– ondervoeding 　– diabetes mellitus 　– maligniteit 　– boven de 80 jaar	 (+) (+) (–) (ontregeld)[a] bij leukopenie (+)
– hemofilie	(+)

[a] te hoge bloedsuikers.

toegevoegd. Onlangs is voor de mondzorg in Nederland een kennis(richtlijnen)instituut opgericht *(KiMo)* waarbij verschillende verenigingen en de KNMT betrokken zijn. De belangrijkste taak zal zijn de ontwikkeling van richtlijnen voor de eerste- en tweedelijnsmondzorg: de EBRO (evidence-based richtlijnontwikkeling).

In 2008 is een overzicht voor de antibioticaprofylaxe bij gewrichtsprothesen gegeven door Rompen et al. [18]. Dit advies, hoewel goed onderbouwd, voldoet niet geheel aan de definitie 'richtlijn'. Sinds 2010 bestaat de '*Richtlijn Totale heupprothese*' opgesteld door de *Nederlandse Orthopaedische Vereniging* in samenwerking met het *Koninklijk Genootschap voor Fysiotherapie*, de *Nederlandse Vereniging voor Anesthesiologie*, de *Nederlandse Vereniging voor Medische Microbiologie* en patiëntvertegenwoordigers, met daarin opgenomen antibioticaprofylaxe die wel voldoet aan de definitie. [19–21] Ook uit de Verenigde Staten bereiken ons richtlijnen.

Profylaxe wordt alleen toegepast op indicatie. Deze kent op dit ogenblik nog twee invalshoeken die beide van kracht moeten zijn: enerzijds een algemeen verminderde weerstand tegen infecties bij de patiënt, en anderzijds een hoge kans op bacteriëmie. In 2010 kwam men tot een meer globale omschrijving van de medische indicaties (tab. 1.6). Niet iedereen was gelukkig met deze indicaties, met als gevolg dat in 2014 door experts op het gebied van de orthopedie, tandheelkunde, mond-kaakchirurgie en interne geneeskunde met belangstelling voor infecties en infectieziekten, werd besloten tot een formele richtlijn te komen geldend voor Nederland. In 2016 is die nieuwe richtlijn, na een uitgebreide toetsing, openbaar geworden. De lijst die in het congresverslag aan de orde komt met daarin gewrichtsontstekingen en een tweede prothese, is onjuist.

Tabel 1.7 Antibioticaresistentie subgingivaal bij chronisch parodontitis (N = 76; in %)[a] [22, 23]

micro-organisme	antibioticum	N = pos kweek	resistentie in %
Porphyromonas gingivalis	amoxicilline	51	25,5
	clindamycine		23,5
	metronidazol		21,6
Prevotella intermedia/nigrescens	amoxicilline	34	35,6
	clindamycine		22,2
	metronidazol		26,7–50,5
Prevotella melaninogenica	amoxicilline	11	35,6
	clindamycine		22,26
	metronidazol		26,7
Fusobacterium nucleatum	amoxicilline	36	16,7
	clindamycine		36,1
	metronidazol		25
A.actinomycetemcomitans	amoxicilline	18	77,8
	clindamycine		83,3
	metronidazol		88,9

[a] pockets dieper dan 5 mm.
Alle micro-organismen waren gevoelig voor amoxicilline/clavulaanzuur en moxifloxacine.

De internationale tendens op dit ogenblik om alleen bij hoge uitzondering bij een verminderde weerstand nog profylaxe bij tandheelkundige ingrepen toe te passen, is ook in de Nederlandse richtlijn gevolgd. In Engeland en België is daarmee ervaring opgedaan die erop wijst dat geen toename van het aantal prothese-infecties optreedt bij het weglaten van profylaxe. Alleen in situaties van een immunologisch gecompromitteerde patiënt wordt profylaxe geadviseerd onder verantwoordelijkheid van de behandelend medisch specialist. Als antibioticum wordt aangeraden de combinatie van amoxicilline met clavulaanzuur in één orale dosis van 2 tabletten van 500/125 mg 1 uur voor de ingreep (Amoxicilline/clavulaanzuur, Augmentin, Forcid, Amodan). Dit antibioticum is noch als profylaxe, noch als therapeuticum voor gewrichten bedoeld. Gekozen is voor de toevoeging van clavulaanzuur omdat circa 84 % van de voor deze infectie verantwoordelijke micro-organismen grampositief zijn en de rest gramnegatief met resistentie tegen penicilline V en amoxicilline (tab. 1.7) [22, 23].

Bij bestaande allergie kan één orale dosis clindamycine 600 mg gegeven worden eveneens 1 uur voor de ingreep (Clindamycine, Dalacin). Van clindamycine, cefalosporine, cefalexine en cefradine is bekend dat deze botten en gewrichten wel bereiken.

Bij het punt profylaxe in het kader van gewrichtsprothesen komt te weinig de mondgezondheid aan de orde (tab. 1.8). Voor de implantatie van een kunstgewricht zou de mond focusvrij moeten zijn. De verwijstaak richting tandarts en mondhygiënist ligt bij de medisch behandelaar. Zolang hiervoor in het medisch curriculum geen aandacht is, zal dit nog jaren een illusie blijven.

Tabel 1.8 Definitie profylaxe
— 6–25 uur bescherming tegen kolonisatie door endogene of exogene micro-organismen
— bij voorkeur 1 uur, maar korter dan 2 uur voor ingreep of een risicoperiode
— voor specifieke locatie
— zo smal mogelijk spectrum
— halfwaardetijd voldoende voor 1 shot per ingreep

Na de ingreep blijft de essentie het handhaven van een optimale orale status. Twee minuten spoelen met 0,2 % chloorhexidine vóór de tandheelkundige behandelingen wordt aangeraden. Dit reduceert de flora aanzienlijk. Het voordeel is dat tegen chloorhexidine geen resistentie optreedt [24–26].

1.7 Radiotherapie neemt een aparte plaats in

Bij bestraling in het hoofd-halsgebied zijn er drie fasen waarbij antimicrobiële middelen aan de orde komen.

In de eerste plaats krijgt de multidisciplinaire benadering van de patiënt voorafgaand aan de radiotherapie nog te weinig aandacht. Nog steeds wordt de orale voorbereiding niet of te laat bij de behandeling betrokken. Tandheelkundige preventie voor curatieve therapie vermindert de kans op complicaties. Door preventie kunnen in aansluiting op de bestraling, maar ook de jaren daarna, veel problemen worden voorkomen. Optimaliseren van de mondhygiëne en een verhoogde tandheelkundige controlefrequentie zijn daarvoor noodzakelijk.

Met de conventionele methode is het aangetaste gebied groter dan met de meest geavanceerde intensiteitgemoduleerde radiotherapie (IMRT). Bij de IMRT wordt eerst een CT-scan van het te bestralen gebied gemaakt om de tumorexpansie en het omliggende weefsel in kaart te brengen. Op grond hiervan wordt de stralingsdosis bepaald. Computergestuurd wordt, gebruikmakend van loden lamellen, de tumor afgetast. Tevens komt de stralenbundel uit verschillende hoeken. Zo wordt de tumor meer gericht geattaqueerd en het omliggende weefsel gespaard. Met deze methode wordt het gezonde weefsel gespaard voor hoge dosering, terwijl de tumor door een betere afgrenzing een hogere dosis kan krijgen [27, 28].

Na een curatieve bestraling boven de 65 Gy waarbij de kaken betrokken zijn, is er een blijvend risico op het ontstaan van een ORN (osteoradionecrose). ORN begint als gevolg van fibrosering van weefsels en blijvende vaatlaesies na radiotherapie. Dit geldt voor bot-, periost- en pulpaweefsel. De bloedvaten in het bestralingsveld zijn vernauwd en/of blijvend geoblitereerd. Tevens is het aantal osteoblasten en osteocyten afgenomen. ORN treedt spontaan op, maar veelal is een defect in de bedekkende weke delen over het bot de oorzaak. Het bestraalde bot wordt blootgesteld aan het mondmilieu. De kans op een botinfectie is groot. Berucht zijn extracties, biopsieën, progressieve parodontitis, traumata, subgingivaal scalen en slechtzittende protheses. Ook vestibulaire cariës, periapicale infecties en protheseschade vormen een risico voor osteoradionecrose [29–31].

ORN als complicatie zou bij 3–14 % van de patiënten voorkomen. Osteoradionecrose komt zevenmaal vaker voor in de onderkaak dan in de bovenkaak, waarschijnlijk door de grotere botdichtheid van de onderkaak. De prognose zou buccaal slechter zijn dan linguaal [29]. Richtlijnen gebaseerd op evidence based-onderzoek ontbreken.

Extracties na curatieve bestraling in het hoofd-halsgebied vinden bij voorkeur plaats door een kaakchirurg. Een antibioticumscherm gedurende de genezingsperiode, circa twee weken, is aangewezen. Per centrum verschilt echter de aanbeveling. Contact met de behandelaar van de patiënt lijkt de enige weg.

Vanaf 1996 worden gunstige resultaten van hyperbare zuurstof (HBO) beschreven als preventie en als onderdeel van de behandeling van osteoradionecrose nadat conventionele behandeling heeft gefaald [30, 31]. Hyperbare zuurstof als behandeling is in de medische wereld in het Wilhelmina Gasthuis in Amsterdam gestart met '*de tank van Boerema*' voor de behandeling van gasgangreen. Het stimuleert de angiogenese, waardoor neovascularisatie optreedt en de zuurstofsaturatie op cellulair niveau toeneemt. De osteoblastenactiviteit neemt toe, fibroblasten prolifereren en de collageenformatie neemt toe. Dit alles lijkt de kans op wondgenezing te bevorderen [15].

Preventief gebruik van antimicrobiële middelen bij invasieve tandheelkundige ingrepen varieert van een eenmalige profylactische dosering tot een antimicrobieel scherm gedurende de genezingsperiode van circa 2 weken. Per behandelcentrum verschillen het aanbevolen antibioticum en de dosering. Voor de algemeen practicus en de mondhygiënist is contact met de medisch behandelaar van de patiënt de beste methode om meningsverschillen te voorkomen.

Verschillende behandelopties worden aangeraden. Deze variëren van het profylactisch geven van antibiotica, het geven van bloedplaatjesrijk plasma, van corticosteroïden, tot het geven van hyperbare zuurstof. Al deze maatregelen hebben voor- en tegenstanders. Richtlijnen gebaseerd op evidence based-onderzoek ontbreken Over één ding is men het eens: een endodontische behandeling heeft altijd de voorkeur boven een extractie [32–43].

De functie van bloedplaatjesrijk plasma berust op de aanwezigheid van groeifactoren die genezingstimulerend werken. Doorslaggevend onderzoek ontbreekt.

1.8 Antibioticumscherm en bisfosfonaatgebruik

Het in het verslag gestelde: '*Voor antibioticaprofylaxe bij gebruik van bisfosfonaten is er geen indicatie*', is een onbegrijpelijke opmerking en kan nauwelijks zo door een inleider van het congres zijn uitgesproken. Op twee momenten komen antibiotica aan de orde: preventief ter voorkoming van bisfosfonaatosteonecrose (BON, Angelsaksisch: BRONJ) als scherm gegeven tijdens het bestaan van een traumatische laesie, en als onderdeel van de behandeling van bestaande necrose(◘tab. 1.9).

Bisfosfonaten worden toegepast om botresorptie te remmen. Dit verloopt door de adsorptie aan hydroxyapatietkristallen. Deze vertragen het proces van bot-remodellering: het oude bot blijft bestaan; er wordt alleen nieuw mineraal afgezet. Zo ontstaat hypergemineraliseerd bot. Een nadeel van bisfosfonaten is de mogelijke toxiciteit voor de overliggende orale mucosa door de hoge concentratie in het bot. Dit zou de trage wondgenezing na invasieve ingrepen kunnen verklaren.

De bisfosfonaten worden oraal en via een infuus gegeven, afhankelijk van de indicatie. Intraveneus bisfosfonaat wordt bij diverse maligniteiten met ossale manifestaties gegeven om osteolyse te stabiliseren en om hypercalciëmie te verminderen. Orale bisfosfonaten worden voorgeschreven bij onder andere de behandeling van de ziekte van Paget en osteoporose.

Het bisfosfonaat stapelt zich in het bot. Grofweg na een jaar intraveneuze en na drie jaar orale therapie zijn complicaties te verwachten. Na het staken wordt de stapeling langzaam minder. De halfwaardetijd is meer dan tien jaar. Intraveneus gebruikte bisfosfonaten stapelen zich sneller in bot dan de oraal toegediende bisfosfonaten.

Tabel 1.9 Definitie antibioticumscherm
— blinde start van antibioticum
— gedurende een beperkt aantal dagen
— gerichte indicatie ter overbrugging van lokaal verminderde weerstand
— zo smal mogelijk spectrum
— bij voorkeur in overleg met de medisch behandelaar

Tijdens en na bisfosfonatengebruik kan bisfosfonaatosteonecrose (BON) 'spontaan' ontstaan, of als complicatie optreden na chirurgische ingrepen, apexresecties en extracties. Bij intraveneuze toediening is de kans op BON eerder dan na orale toediening. Na 3 jaar oraal gebruik wordt dit verschil kleiner.

BON treedt voornamelijk op in de onderkaak. De kaken en het alveolaire bot hebben een hoge bot-dichtheid: zo'n 10x hoger in vergelijking met andere botstructuren. Mogelijk is dat er de oorzaak van dat osteonecrose alleen in de kaak wordt gevonden, of … dat het elders nog niet wordt herkend. Deze bijwerking kreeg sinds 2002 aandacht, maar werd al honderd jaar eerder beschreven als een beroepsziekte bij arbeiders in de luciferindustrie, en was toen bekend als *phossy jaw* [44].

Osteonecrose manifesteert zich klinisch vaak door een niet-genezende extractiewond of drukplaats (tab. 1.2). Soms wordt dit voorafgegaan door wisselende klachten van pijn, atypische gingivitis of door mobiele elementen. Preventie van problemen is gebaseerd op de samenwerking tussen medisch behandelaar en tandarts. Omdat de complicaties even op zich laten wachten, moet de tijd tussen de start van de behandeling en de te verwachten complicaties worden besteed om de mond focusvrij te maken, met ook daarna een zo goed mogelijke mondhygiëne – zo nodig professioneel ondersteund.

Het staken van bisfosfonaten voor een invasieve tandheelkundige ingreep is niet zinvol omdat de stapeling niet ongedaan wordt gemaakt. Toch raden sommigen aan 3 maanden vóór een invasieve ingreep tot 3 maanden na de ingreep geen bisfosfonaten te gebruiken.

Antibiotica als beschermende paraplu bij invasieve ingrepen wordt gegeven bij langer dan 3 jaar oraal of langer dan 1 jaar intraveneus gebruik van bisfosfonaten. In de eerste plaats vóór de behandeling spoelen met chloorhexidine. Voorts zo atraumatisch mogelijk werken en amoxicilline en metronidazol toedienen, beide 3 × 500 mg gedurende een week. Verwacht kan worden dat de genezing dan is ingetreden. De combinatie amoxicilline-clavulaanzuur (Augmentin) is aangewezen als men resistente mondflora verwacht.

Bij BON gaat het niet om behandeling door de algemeen practicus, maar betreft het een ziekenhuisopname met in de eerste week intraveneus antibiotica en daarna drie weken oraal. In Leiden is hiervoor een landelijk verwijscentrum [45–48].

1.9 Naschrift

Voorop moet worden gesteld dat richtlijnen en adviezen nooit het eeuwige leven behoren te hebben. Herwaardering van wetenschappelijke gegevens en aanpassingen zouden mogelijk geen vijf jaar of langer op zich moeten laten wachten. Gepleit wordt voor de inhoudelijke regulering van richtlijnen, protocollen en gedragsregels, zodat de beroepsgroep weet wat hun waarde is [49]. Het ligt in de bedoeling dat het CVZ in de toekomst richtlijnen gaat keuren.

Uitgebreide informatie over het behandelde onderwerp en meer over antimicrobiële middelen vindt u in de recente uitgave 'Antibiotica en infecties' [50].

> Een stuk weerleggen eist onderbouwing. Hierbij heb ik adviezen en kritiek gekregen van prof. dr. G.H.I.M. Walenkamp, emeritus hoogleraar Orthopedie van de afd. Orthopedische chirurgie, Maastricht Universitair Medisch Centrum, en dr. mr. W.G. Brands op juridisch gebied. Beiden ben ik daarvoor erg dankbaar.

> NB
> Zoals gebruikelijk is contact opgenomen met degeen die bovenbedoeld congresverslag heeft verzorgd. Deze deelde mee, daarin gesteund door de initiatiefnemer van 'dental INFO', dat de spreker na lezing van het artikel toestemming heeft gegeven voor plaatsing nadat enige opmerkingen waren toegevoegd. Daarom is zowel de betrokken auteur als dental INFO niet inhoudelijk verantwoordelijk voor de geciteerde tekst.

Literatuur

1. Abraham-Inpijn L, Russell G, Abraham EA, Bäckman N, Baum E, Bullón-Fernández P, Declerck D, Fricain JC, Georgelin M, Karlsson KO, Lamey PJ, Link-Tsatsouli I, Rigo O. A patient-administered Medical Risk Related History questionnaire (EMRRH) for use in 10 European countries (multicenter trial). Oral Surg Oral Med Oral Pathol Oral Radiol Endod. 2008;105(5):597–605.
2. Abraham-Inpijn L. Voorkoming van medische accidenten. Maarssen: Elsevier Gezondheidszorg; 2009.
3. Brands WG. Een extractie met fatale afloop. NT 2001:285.
4. Nederlandse Hartstichting. Richtlijnen Endocarditis Profylaxe. Uitgave 2008.
5. Abraham-Inpijn L. Inwendige Geneeskunde voor de Tandheelkunde. Utrecht: Lemma; 2004.
6. Coulter WA, Coffey A, Saunders IDF, Emmerson AM. Bacteremia in children following dental extraction. J Dent Res. 1990;69:1691–5.
7. Crasta K, Daly CG, Mitschell D, Curtis B, Stewart D, Heitz-Mayfiekld LJ. Bacteraemia due to dental flossing. J Clin Periodontol. 2009;36:323–32.
8. Bölükbaşı N, Özdemir T, Öksüz L, Gürler N. Bacteremia following dental implant surgery: preliminary results. Med Oral Patol Oral Cir Bucal. 2012;17(1):69–75.
9. Dali C, Mitchell D, Grossberg D, Highfield J, Stewart D. Bacteraemia caused by periodontal probing. Aust Dent J. 1997;42(2):77–80.
10. Forner L, Larsen T, Kilian M, Holmstrup P. Incidence of bacteremia after chewing, tooth brushing and scaling in individuals with periodontal inflammation. J Clin Periodontol. 2006;33(6):401–7.
11. Lockhart P, Brennan MT, Sasser HC, Fox PC, Paster BJ, Bahrani-Mougeot FK. Bacteremia Associated with Toothbrushing and Dental Extraction. Circulation. 2008;117:3118–25.
12. Roberts GJ. Dentists are innocent! "Everyday" bacteraemia is the real culprit: a review and assessment of the evidence that dental surgical procedures are a principal cause of bacterial endocarditis in children. Pediatr Cardiol. 1999;20:317–25.
13. Roda RP, Jiménez Y, Carbonell E, Gavaldá C, Munz MM, Pérez GS. Bacteremia originating in the oral cavity. A Review. Med. Oral Patol Oral. Cir Bucal. 2008;13(6):E355–62.
14. Abraham-Inpijn L. Internet learning antibiotica E-wise. 2012
15. Abraham-Inpijn L. Antimicrobiële middelen en tandheelkundige behandeling. Het Tandheelkundig Jaar 2008.
16. Gortzak RATH, 2013 persoonlijke mededeling.
17. Regieraad Kwaliteit van Zorg. Richtlijnontwikkeling. maart 2012.
18. Rompen JC, Schrier JCM, Walenkamp GHIM, Verheyen CCPM. Indicaties voor antibiotische profylaxe bij patiënten met een gewrichtsprothese. NTvG. 2008;152:2282–6.
19. Nederlandse Orthopedische Vereniging. Totale heupprothese. 2010 (cited 2012 november 04)
   ▶ www.kwaliteitskopel.nl/kwaliteitsbibliotoeek/richtlijnen/.

20. Walenkamp GHIM. Antibiotica profylaxe in geval van tandheelkundige ingrepen bij patiënten met een gewrichtsprothese. Huidige richtlijnen niet volmaakt. Ned Tijdsch Orthopedie 2012;19(4):141–5.
21. Walenkamp GHIM. Huidige richtlijnen voor antibioticaprofylaxe bij patiënten met een gewrichtsprothese zijn niet volmaakt. NTvT. 2013;120:589–893.
22. Ardila CM, López MA, Guzmán IC. High resistance against clindamycin, metronidazole and amoxicillin in Porphyromonas gingivalis and Aggregatibacter actinomycetemcomitans isolates of periodontal disease. Med Oral Patol Oral Cir Bucal. 2010;15(6):947–51.
23. Roda RP, Bagan JV, Bielsa JMS, Pator EC. Antibiotic use in dental practice. A review. Med. Oral Patol Oral. cir Bucal. 2007;12:E186–92.
24. Segers P, Speekenbrink RGH, Ubbink DT, van Ogtrop ML, de Mol BAMJ. Preventie van ziekenhuisinfecties na hartoperaties door decontaminatie van de naso- en orofarynx met chloorhexidine; prospectief, gerandomiseerd onderzoek. NTvG. 2008;152(13):768–70.
25. Eick S, Goltz S, Nietzsche S, Jentsch H, Pfister W. Efficacy of chloorhexidine digluconate containing formulations and other mouthrinses against periodontopathohenic microorganisms. Quintessence. 2011;42(8):687–700.
26. Winkelhoff van AJ, Rijpkema, Raangs E, Kunnen A, Wekema-Mulder G. Antimicrobial activity of oral rinses. An in vitro study. Clin Oral Invest, submitted 2013.
27. Studer G, Glanzmann C, Studer SP, Grätz KW, Bredell M, Locher M, Lütolf UM, Zwahlen RA. Risk-adapted dental care prior to intensity-modulated radiotherapy (IMRT). Schweiz Monatsschr Zahnmed. 2011;121(3):216–29.
28. Duarte VM, Liu YF, Rafizadeh S, Tajima T, Nabili V, Wang MB. Comparison of dental health of patients with head and neck cancer receiving IMRT vs conventional radiation. Otolaryngol Head Neck Surg. 2014;150(1):81–6.
29. Lyons A, Ghazali N. Osteoradionecrosis of the jaws: current understanding of its pathophysiology and treatment. Br J Oral Maxillofac Surg. 2008;46(8):653–60.
30. Andrews N, Griffiths C. Dental complications of head and neck radiotherapy: part 2. ADJ. 2001;46(3):174–82.
31. Store G, Evensen J, Larheim TA. Osteoradionecrosis of the mandible. Comparison of the effects external beam irradiation and brachytherapy. Dentomaxillofac Radiol. 2001;30:114–9.
32. Beech N, Robinson S, Porceddu S, Batstone M. Dental management of patients irradiated for head and neck cancer. Austr Dent J. 2014;59:20–8.
33. Abraham-Inpijn L. Behandeling van bestraald gebied. De verantwoordelijkheid van wie? Feedbackpost Tandartspraktijk 2007:36–39
34. Shaw RJ. Butterworth. C. Hyperbaric oxygen in the management of late radiation injury to the head and neck. Part II: prevention. Br J Oral Maxillofac Surg. 2011;49(1):9–13.
35. Antonio Chi-kit Tong. Albert Chun-fung, Jason Chi-Fung, Jonathan Sham. Incidence of complicated healing and osteoradionecrosis following tooth extraction in patients receiving radiotherapy for treatment of nasopharyngeal carcinoma. Austr Dent J. 1999;44(3):187–94.
36. Vudiniabola S, Pirone C, Williamson J, Goss AN. Hyperbaric oxygen in the prevention of osteoradionecrosis of the jaws. Austr Dent J 1999;44:(4):243–247.
37. Curi MM, Dib LL, Kowalski LP. Management of refractory osteoradioncrosis of the jaws with surgery and adjunctive hyperbaric oxygen therapy. Int J Oral Maxillofac Surg. 2000;29:430–4.
38. Kaur J, Hay KD, Macdonald H, Rich AM. Retrospective audit of the use of the Marx Protocol for prophylactic hyperbaric oxygen therapy in managing patients requiring dental extractions following radiotherapy to the head and neck. N Z Dent J. 2009;105(2):47–50.
39. Epstein J, Meij E van der, McKenzie M, Wong F, Lepawsky M, Stevenson-Moore P. Postradiation osteonecrosis of the mandible: A long-term follow-up study. Oral Sur Oral Med Oral Pathol Oral Radiol Endod. 1997;83(6):657–62.
40. Maier A, Gaggl A, Klemen H, Santler G, Anegg U, Fell B, Kärcher H, Smolle-Jüttner FM, Friehs GB. Review of severe osteoradionecrosis treated by surgery alone or surgery with postoperative hyperbaric oxygenation. Br J Oral Maxillofac Surg. 2000;38(3):173–6.
41. Chuang SK. Limited evidence to demonstrate that the use of hyperbaric oxygen (HBO) therapy reduces the incidence of osteoradionecrosis in irradiated patients requiring tooth extraction. J Evid Based Dent Pract. 2012;12(3 Suppl):248–50.
42. Wood GA, Liggins SJ. Does hyperbaric oxygen have a role in the management of osteoradioncrosis? Brit J Oral & Maxillofacial Surg. 1996;34:424–7.

Literatuur

43 Silvestre-Rangil J. Silvestre: A literature review and update. Med Oral Patol Oral Cir Bucal. 2011;16(7):900–4.
44 Saldanha S, Shenoy VK, Eachampati P, Uppal N. Dental implications of bisphophonate-related osteonecrosis. Gerodontology. 2012;29(3):177–87.
45 Gortzak RATH. Osteomyelitis door bisfosfonatencomplicatie, osteoradionecrose en andere beelden. Voordracht 12-11-2009. Benecke, Maarssen.
46 Gortzak RATH. Patiënten met bisfosfonaten, wat te doen en wat te laten!? Voordracht 19-03-2013. Benecke, Maarssen.
47 Rogers S, Rahman N, Ryan D, Flint S, Healy C, Stassen LF. Guidelines for treating patients taking bisphosphonates prior to dental extractions. J Ir Dent Assoc. 2010;56(1):40.
48 Booij A. Bisfosfonatennecrose na molaarextractie. Tandartspraktijk 2014;16–24.
49 Brands WG. Redactioneel: Klinische richtlijnen, protocollen en gedragsregels. NTvT. 2013;120:431–2.
50 Abraham-Inpijn L Antibiotica en Infecties. 2015 Bohn Stafleu van Loghum. Houten.

Piercings, mondhygiëne is voorwaarde

2.1 Behandeladviezen – 18

2.2 Achtergronden – 18

2.3 Frequentie – 20

2.4 Beleid in Nederland – 20

2.5 Wetgeving – 20

2.6 Klinisch – 21

2.7 Slotopmerking – 30

Literatuur – 31

© Bohn Stafleu van Loghum, onderdeel van Springer Media BV 2017
L. Abraham-Inpijn, *Tandarts in de knel*, DOI 10.1007/978-90-368-1442-3_2

❓ Piercings als middel om je te onderscheiden

Een lezer mailt me deze vraag: 'Sinds kort heb ik een paar jongens in de praktijk met een piercing, één in de tong en één in de lip. Welk behandelbeleid wordt er van mij verwacht?

❱ Antwoord

Orale piercing komt het meest voor in de tong (81 %) en de lippen (38 %), minder vaak wordt de piercing in de wang, het frenulum of de uvula aangebracht. De mogelijk optredende complicaties zijn afhankelijk van de locatie en van de grootte van de piercing, van de investering in mondhygiënische zorg die betrokkene wil en kan opbrengen en van het aantal jaren dat de piercing in situ is. Veel overredingskracht is nodig om de betrokkene te overtuigen van de intensiteit van de nodige orale hygiëne, waarbij professionele ondersteuning niet kan ontbreken. Om orale afwijkingen zo spoedig mogelijk aan het licht te brengen zijn frequente tandheelkundige controles gewenst, waarvan het aantal per jaar afhankelijk is van de patiënt en zijn medewerking. Omdat door de collega de suggestie wordt gewekt dat het niet om heel recente ingrepen handelt, blijft de behandeling van vroege problemen, zoals pijn en zwelling, hier achterwege (◘ tab. 2.1).

2.1 Behandeladviezen

- Laat de patiënt bij tandheelkundige controle de piercing verwijderen.
- Beoordeel de plakvorming.
- Beoordeel het omliggende weefsel op de aanwezigheid van een ontsteking (rubor, dolor, calor, tumor en functio laesa).
- Beoordeel de elementen op traumatische afwijkingen.
- Is er gingivale schade? Een bloedingstendens? Bij gingivalaesies de piercing verwijderen. Herstel nadien wordt beschreven [1].

Voor de adviezen met betrekking tot dagelijks onderhoud door de patiënt: zie ◘ tab. 2.2.

Het is van groot belang na elk gebruik van voedsel of drank of ander oraal contact de piercing te reinigen zonder deze te verwijderen, omdat anders de opening zich direct sluit. Daarnaast viermaal daags de mond te spoelen met een antibacterieel mondwater, bijvoorbeeld met een chloorhexidinehoudend mondwater gedurende 30–60 seconden (zoals Corsodyl, Perio-aid, Paroex, Gingidex, Parodontax). De tanden en de tong, ook met piercing, dienen 3-maal daags gepoetst te worden [2]. Ondanks een ruime toevloed van publicaties zijn er nauwelijks adviezen te vinden over het onderhoud van de mondhygiëne. Internationaal worden vrijblijvend, soms aan de hand van een complicatie, wel ideeën naar voren gebracht [3].

De noodzakelijke maatregelen worden door de piercingdragers over het algemeen niet gekend en/of niet opgevolgd.

2.2 Achtergronden

De mondpiercing is niet nieuw. De Eskimo's kenden al duizenden jaren gelden de piercing als uiterlijk waarneembare fase in het leven. De tongpiercing was niet ongewoon en ritueel

2.2 · Achtergronden

Tabel 2.1 Duur van de zwelling na piercing [2–4]

type piercing	tijdsduur in weken
tong	4–6
lippen	6–9
wang	8–12
filtrum	8–12
frenulum	12–20
uvula	?

Tabel 2.2 Aanbevelingen na de ingreep [4]

de eerste 24 uur een zacht, zo mogelijk koud, vloeibaar dieet
– ijsapplicatie 4- tot 5-maal daags
– de eerste 24 uur 4- tot 5-maal daags spoelen met chloorhexidine 0,12–0,2 %
– beperk het gebruik van alcohol, sigaretten en cafeïne in de eerste dagen
– voorkom bijten op de piercing en praat niet te veel
– piercing reinigen met zachte borstel en tandpasta

dagelijks onderhoud
– piercing reinigen, bij voorkeur na verwijdering, en reinigen met borstel en tandpasta
– 2-maal daags spoelen met antiseptisch mondwater
– na eten, drinken, roken spoelen met antiseptisch mondwater
– tandenpoetsen 2- tot 3-maal daags met tandpasta
– bij oraal seksueel contact afdekken met bijvoorbeeld beflapje en daarna weer spoelen
– bij (dreigende) infectie spoelen met chloorhexidine gedurende 2 weken
– abcesvorming lege artis behandelen
– onnodig antibioticagebruik voorkomen, zeker gedurende langere tijd
– traumata van de elementen lege artis behandelen en adviseren de piercing te verwijderen
– bij hyperplasie informeren naar medicatie die dit kan bevorderen
– bij dreigende littekenvorming die de piercing onvermijdbaar lijkt te maken: adviseren regelmatig de piercing kort te verwijderen en het spelen in de mond met de piercing te minimaliseren; bij vastzittende piercing en bij keloïdvorming verwijzen naar kaakchirurg

van aard. De grootte gaf het sociale aanzien en de leeftijd aan. De materialen waren van been, steen of ivoor. Mooiere materialen waren gekoppeld aan feesten. Zo brachten Egyptische farao's piercings in hun navels aan, Romeinse soldaten in hun tepels en Maya's in hun tong om hun moed en mannelijkheid te bewijzen. Tot op heden komt rituele tongpiercing voor bij indianen in het Amazonegebied en bij hindoes. Het materiaal is dan veelal een naald. Toen in de zeventiger jaren van de vorige eeuw de piercing in Amerika en vervolgens ook in Europa opkwam, was dat aanvankelijk bij sadomasochisten en mensen met een bijzondere seksuele geaardheid. Sindsdien heeft de piercing een soort wedergeboorte doorgemaakt. Tegenwoordig ziet 70 % van de mensen met een piercing dit als 'decoratie', voor 15 % is er een herinnering aan verbonden en 15 % wil zich ermee onderscheiden [4].

2.3 Frequentie

De literatuur over de orale piercing bestaat vrijwel alleen uit casuïstische mededelingen. De weergegeven getallen moeten in dat kader worden beoordeeld. In Nederland heeft boven de twaalf jaar 37 % een of meerdere piercings. In de VS heeft circa 25–50 % van de scholieren, afhankelijk van de onderzochte leeftijdsgroep, een of andere vorm van piercing of tatoeage [5]. In Italië ligt het percentage bij 60 % in de leeftijdsgroep tussen 15 en 19 jaar [4].

Beperkt tot piercings bij studenten zijn deze getallen 42 % voor de jongens en 60 % van de meisjes. Het oor is met 74 % de meest voorkomende locatie. Verder komen piercings voor aan de neus 34 %, de tong 30 %, de navel 27 % en de wenkbrauw 15 % [6]. Beperkt tot orale locaties bij studenten blijkt dit in de VS 10,5 % [7]. Bij een literatuurscreening op orale locaties waarbij 1.711 titels en samenvattingen werden bekeken, bleken slechts 13 publicaties aan de inclusiecriteria te voldoen. Het betrof 249 patiënten bij wie de prevalentie varieerde van 0,8 % tot 12 % (gemiddeld 5,2 %). Ook bij dit onderzoek had de tong de hoogste prevalentie met 5,5 % en de lip scoorde 1,5 %. De meisjes waren oververtegenwoordigd [8]. Ander onderzoek, mogelijk een andere populatie, toonde de orale piercings in 45 % in de tong aan, 35 % door de lip, 10 % aan de liprand, 5 % aan de mondhoeken en 5 % had zowel een tong als een lippiercing [4]. Op 24.459 orale piercings bleek de verhouding man:vrouw 1:2,6 [9]. Minder vaak worden de verhoudingen omgekeerd aangetroffen, zoals door Levin: jongens 54 % en meisjes 46 % [10].

2.4 Beleid in Nederland

In 1999 heeft de GGD van Amsterdam in samenwerking met de gemeente richtlijnen opgesteld met betrekking tot het inrichten van een piercingstudio en de bij piercing ('doorboren') te volgen technieken [11]. Het te volgen beleid bij het aanbrengen van de verschillende materialen is met name gericht op de veiligheid. Daartoe bevoegde ambtenaren van de *GG&GD* respectievelijk de *Nederlandse Voedsel- en Warenautoriteit (NVWA)* voeren jaarlijks controles uit en moeten te allen tijde in de gelegenheid worden gesteld de studio's te inspecteren. Vooral werden maatregelen geformuleerd om de cliënt te beschermen. Zo moet de betrokkene over de eventuele gevolgen worden ingelicht, moet er bij twijfel een bedenktijd van 1–2 dagen in acht worden genomen, de beslissing moet bekrachtigd worden met een informed consent. Er mag geen alcohol of gebruik van drugs in het spel zijn [12].

2.5 Wetgeving

De wetgeving voor Nederland bestaat sinds 2007. Hierin worden piercers verplicht een vergunning voor twee jaar aan te vragen bij de GGD en moeten de richtlijnen van het *Landelijke Centrum Hygiëne en Veiligheid (LCHV)* worden gevolgd [13]. Wie een piercing geplaatst wil hebben moet aangetoond ouder zijn dan 16 jaar. Tussen 12 en 16 jaar is toestemming van de ouder noodzakelijk en deze dienen bij de piercingprocedure aanwezig te zijn. Op deze leeftijd zijn piercings van de tepel, de genitaliën en aan hoofd, hals, pols en handen verboden [2, 5, 13]. Onder de twaalf jaar zijn alleen de oren toegestaan.

Lijkt zo in Nederland de controle gewaarborgd, de praktijk leert dat de complicaties nog zelden ter sprake komen, met uitzondering van de infectiekans [14]. In andere landen ligt dit duidelijk nog anders, zoals in Engeland. Daar had slechts 7 % van de piercers advies van gezondheidsdiensten ingewonnen, bij een gemiddelde leeftijd van de patiënten van 19 jaar [15].

Tabel 2.3	Vrijblijvende internationale adviezen
– zonder ouderlijke toestemming kunnen piercings alleen worden ingebracht boven de 18 jaar	
– laat de kandidaat eerst in contact komen met andere piercingdragers	
– voorkom piercings die onder externe druk tot stand dreigen te komen; bouw bedenktijd in	
– wijs de patiënt op de betekenis voor anderen van sommige locaties van piercings	
– wijs op het gevaar voor de gezondheid bij niet-geautoriseerde piercers	
– wijs de betrokkene op het niet krijgen van lokale anesthesie	
– wijs de betrokkene op mogelijke complicaties, met name op infecties en allergische reacties	
– laat vooraf vragen naar de kosten	
– meestal zijn vrienden eerder dan familieleden de inductoren van de actie. Het is aan de gezondheidswerker om ook de contra-indicaties in beeld te brengen	
– schriftelijke documentatie waar mogelijk meegeven, of in ieder geval onder de aandacht brengen	

Op grond van het aantal complicaties heeft het Huis van Afgevaardigden in San Francisco al in de negentiger jaren van de vorige eeuw unaniem een verbod op piercing aangevraagd. Of het er ook gekomen is? (zie tab. 2.3) [16]. De indruk bestaat dat de piercings de laatste jaren door tatoeages worden vervangen.

2.6 Klinisch

Ingreep

De ingreep vindt zonder anesthesie plaats omdat dit voor piercers verboden is toe te passen (Warenwetbesluit tatoeëren en piercen). Als een cliënt ten behoeve van het aanbrengen van een piercing lokale huidverdoving wil, is dat uitsluitend mogelijk als een arts daartoe lidocaïne/prilocaïne (Emla) crème of pleister, of Xylocaïne-spray voorschrijft (Geneesmiddelenwet, art. 61, lid 1). De cliënt kan het middel dan voor eigen gebruik meenemen naar degene die de piercing plaatst [5].

Met een forceps wordt de lip of de tong aangehaakt. Door de lus wordt een 12–16 gauge holle naald ingebracht. Deze diameter is zevenmaal groter dan de gebruikelijke anesthesienaald in de tandheelkunde. Het sieraad, iets dunner of van gelijke dikte, wordt door de naald ingebracht. Er zijn globaal genomen drie opties. Voor de tong wordt het meest gebruikgemaakt van de halter: een staafje met aan beide zijden een opschroefbaar bolletje. De staaflengte bij het inbrengen is circa 18 mm om de oedeemvorming te overbruggen. Na de eerste fase wordt deze vervangen door een staafje met een lengte van 12–15 mm (fig. 2.1). Bij de lip is een ring van allerlei formaat meer intrek (fig. 2.2). Ten slotte is er nog een aangepast staafje met een platte achterzijde (fig. 2.3). Het materiaal is van belang. Veelal wordt gebruikgemaakt van roestvrij staal, 14 karaats wit of geel goud, maar ook van niobium.

Direct na het plaatsen treedt een ontstekingsreactie op die gepaard gaat met pijn en zwelling en soms met een bloeding (tab. 2.1). In de richtlijnen met betrekking tot de hygiëne wordt geadviseerd vooraf te desinfecteren met 1 % jodium of met 5 % chloorhexidine, beide in alcohol 70 %. Na het inbrengen kan gedesinfecteerd worden met Betadine, Sterilon of alcohol 70 % [11].

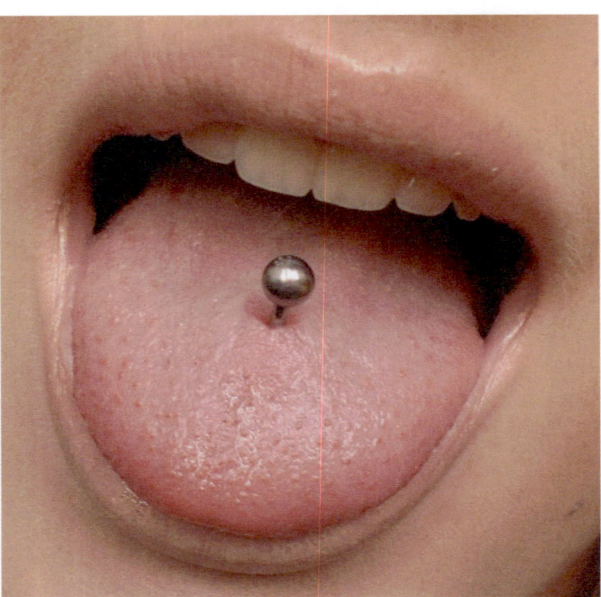

Figuur 2.1 De haltervormige tongpiercing in het midden van de tong is de meest voorkomende orale piercing. Het plaatsen van een tongpiercing is moeilijker dan veel andere piercings, omdat hij niet alleen in het lichaam wordt aangebracht, maar ook spierweefsel doorboort. Bovendien moet rekening worden gehouden met de positie van de bloedvaten in de tong

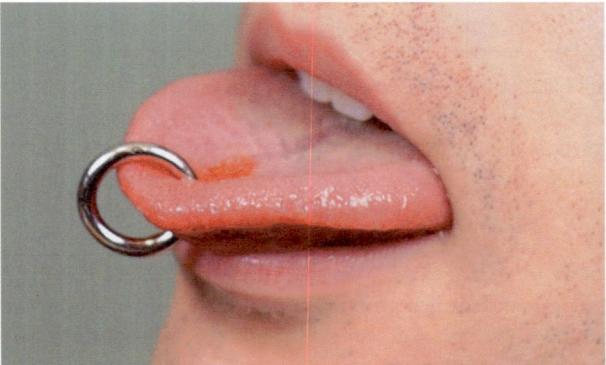

Figuur 2.2 Bij een excentrische tongpiercing moet rekening worden gehouden met de positie van het sieraad ten opzichte van tanden en tandvlees om de kans op schade te voorkomen. Excentrische tongpiercings zijn gecompliceerder omdat ze meer spierweefsel doorboren dan bij een middenpiercing, die door de ruimte tussen twee spieren heen gaat

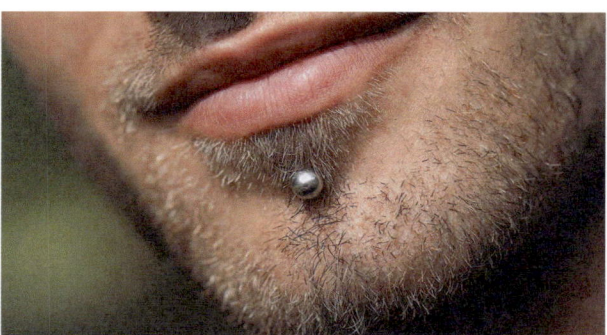

Figuur 2.3 Een labret (van het Latijnse labrum 'lip') is een piercing die vlak onder de onderlip gedragen wordt. Deze piercing kan in het midden van de onderlip worden geplaatst of aan de zijkant. Zowel vlak onder de lip als een stukje meer richting de kin behoren tot de mogelijkheden

Contra-indicaties

Diabetes, hemofilie, of andere stollingsstoornissen, migraine, allergie, immuunstoornissen zowel aangeboren als verworven, alle patiënten met een risico op bacteriële endocarditis, zoals bij reumatisch hartlijden, congenitale defecten, mitraalklepprolaps en klepcalcificaties, en hypertrofische cardiomyopathie. Bij het ontstaan van een bacteriëmie speelt de tongpiercing de belangrijkste rol (fig. 2.4, 2.5, 2.6 en 2.7).

Complicaties oraal en op afstand

Het aantal complicaties wordt verschillend opgegeven. Door het casuïstische karakter van de literatuur valt niet te achterhalen wat de reële frequentie van de problemen is (tab. 2.4). Daarom moeten de volgende getallen met enige terughoudendheid worden bekeken. De overall complicatiefrequentie ligt in de VS op 17–25 %. De orale piercing scoort hoger. Van belang is wie de ingreep verricht. Zetten leken de piercing onderling, dan is de kans op mislukken 50 %. Tevens is duidelijk dat het van groot belang is of complicaties helemaal bekend worden en wie de complicaties registreert. Vragenlijsten aan patiënten leveren aanzienlijk minder complicaties op dan stelselmatig onderzoek door een professional. Bij navraag bij 108 pubers in Italië meldde niemand complicaties. Specificeerde men de klachten echter, dan gaf 96 % aan na de ingreep problemen te hebben gehad, zoals binnen 12 uur bloeding (90 %), oedemen gedurende 2–3 dagen (80 %), blijvende mucosale atrofie (70 %), abrasie (30 %), tandfracturen (30 %), gingivale recessie (25 %), overgevoeligheid van het dentine (15 %). Passagiere smaakveranderingen traden vooral op bij de tongpiercing, met een duur van 7–10 dagen [4].

Bij een retrospectief onderzoek naar de frequentie van orale piercings in de tandartspraktijk (met een respons van 60 %) bleken 62 van de 64 tandartsen in het voorafgaande jaar patiënten met tong- of lippiercing te hebben gezien. Van deze groep gaven 34 tandartsen voorlichting over de hygiëne, 50 wezen op het gevaar van complicaties en 27 zagen orale schade door de piercing [17]. Patiënten met een tongpiercing met een gemiddelde leeftijd van 19 jaar gaven in bijna 100 % aan klachten te hebben gehad in verband met de ingreep. In het begin bestonden de klachten uit mucosaschade, later gevolgd door aspiratie en tandlaesies [15].

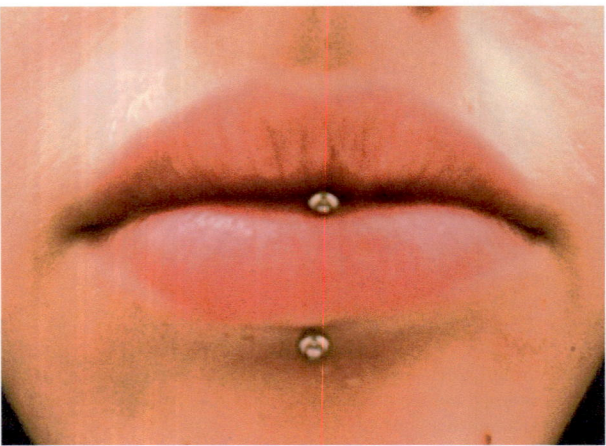

Figuur 2.4 Een jestrum-piercing, ook bekend als verticale medusa, is een piercing in de bovenlip die lijkt op de labret. Hij wordt geplaatst in het filtrum van de bovenlip, onder de septum. De jestrum wordt soms gecombineerd met een labret voor een symmetrisch uiterlijk

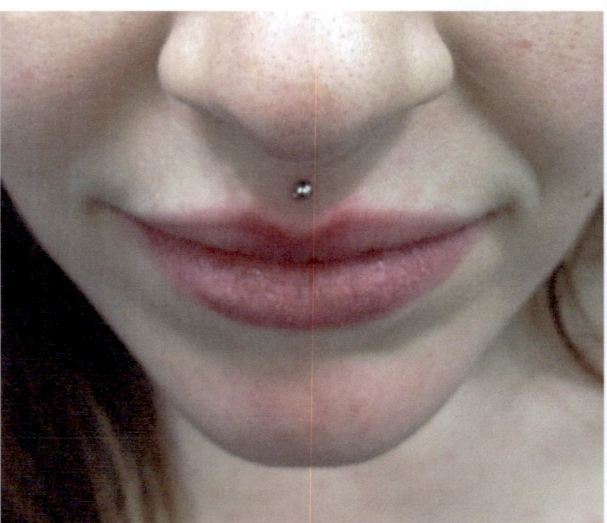

Figuur 2.5 Een medusa is een enkelvoudige piercing van de bovenlip en zit precies in het kuiltje (filtrum) in het midden tussen de neus en de bovenlip

Een vergelijkend onderzoek bij 250 patiënten in de leeftijd van 16 tot 35 jaar met opvallend veel vrouwen (78 %) in Zuid-Afrika toonde aan dat tandfracturen door 19 % van de patiënten werden geregistreerd, terwijl twee onafhankelijk opererende tandartsen tot een percentage van 40 % kwamen. Voor schade aan de zachte weefsels bedroegen deze getallen 16 en 59 %. Van de verschillende toegepaste materialen was 23,4 % korter dan één jaar in situ [18]. Slechts 4,7 tot 7,8 % had de piercing meer dan 5 respectievelijk ≥ 7 jaar. De complicaties worden verdeeld in optredend snel na de implantatie, later (vroege complicaties) en problemen na enige tijd (late complicaties).

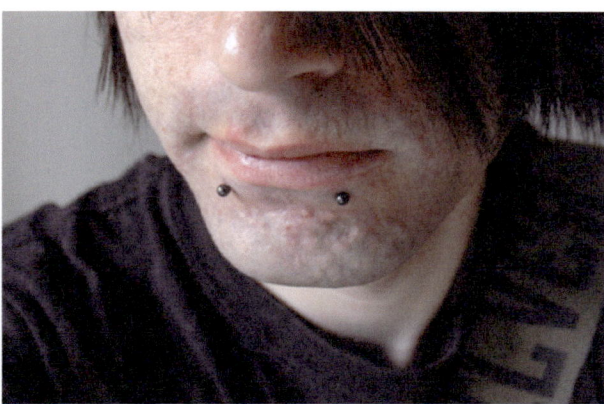

Figuur 2.6 De snakebite is een combinatie van twee piercings door de onderlip, ver uit elkaar. Om tanden en tandvlees te sparen heeft deze piercing, evenals de medusa, aan de achterzijde (in de mond dus) een plat schijfje i.p.v. een balletje

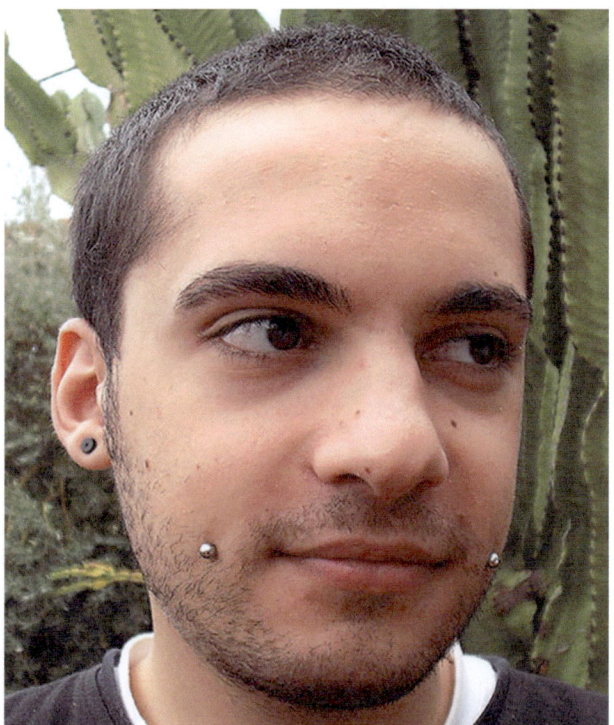

Figuur 2.7 De wangpiercing of dimple piercing wordt meestal in beide wangen geplaatst, vaak symmetrisch. Als deze piercing langere tijd wordt gedragen, vormen zich kuiltjes, zoals die bij sommige mensen van nature aanwezig zijn. Deze piercing heeft als zeldzaam risico dat de nervus facialis geraakt wordt, die instaat voor onder meer de beweeglijkheid van de lippen

Tabel 2.4 Complicaties van orale piercing [7, 8, 14, 16, 27, 28]

acuut (binnen 24 uur)
- pijn (85 %)
- oedeem (52–75 %)
- bloeding (vroeg 46–65 %, laat 65 %)
- infecties: bacterieel, viraal en schimmels (19 %–42 %)
- overdraagbare infecties: hiv, hepatitiden B, C en D, herpes simplex-infecties, Epstein-Barr virus, candida-infecties en tbc
- infecties op afstand: endocarditis
- hersenabces, sepsis, toxisch shocksyndroom
- tetanus

luchtwegobstructie
- oedeem en bloeding
- aspiratie van de piercing

traumata (80 %)
- elementenfractuur, schilfers (26;14–34 %)
- gingivarecessie (8–>59, 4 %; 75 %)
- mucosa- en gingivalaesies (gingivale recessie)
- parodontale afwijking: verlies van interdentale papillen en pockets (64,3 %, 35,7 %)
- tong (42 %) papilatrofie, bifide tong en frenulum

spraak- en slikproblemen
- hypersalivatie, sialadenitis (16 % tong–13 % lip)

zenuwlaesies en paresthesie
- nervus lingualis

vreemdlichaamreactie
- overmatige littekenvorming en hyperplasie

verandering van de biofilm
- kalkvorming op metaaloppervlak

allergische reacties
- storing van de röntgenologie

stroomgeleiding tussen piercing en amalgaamvulling

Late problemen

Luchtwegblokkade. Vooral de tongpiercing kan acute (vaak binnen 48 uur) klachten geven door de combinatie van zwelling en bloeding, waardoor een obstructie van de luchtweg kan optreden. Van later datum is de obstructie door het inslikken van de piercing en het vasthechten in de luchtweg of een Ludwigs angina. De laatste begint 3–4 dagen na het plaatsen van de piercing, vooral na een tongpiercing. De ontsteking leidt tot een cellulitis van de mondbodem en de submandibulaire en sublinguale ruimte ▢ fig. 2.8 en 2.9.

Infecties als gevolg van onvoldoende hygiëne worden door 20 % van de patiënten beschreven. Deze treden zowel op door mondbacteriën als door secundair ingebrachte micro-organismen [17]. Als verwekkers worden genoemd de *Staphylococcus aureus*, *Pseudomonas spp.* en *de Neisseria*, vooral ook in relatie met een endocarditis [19]. De hoogste frequentie wordt gevonden tussen een week tot twaalf maanden. De termijn is locatie-afhankelijk. Soms wordt gedurende een periode antibiotische behandeling geadviseerd. Een enkele keer wordt

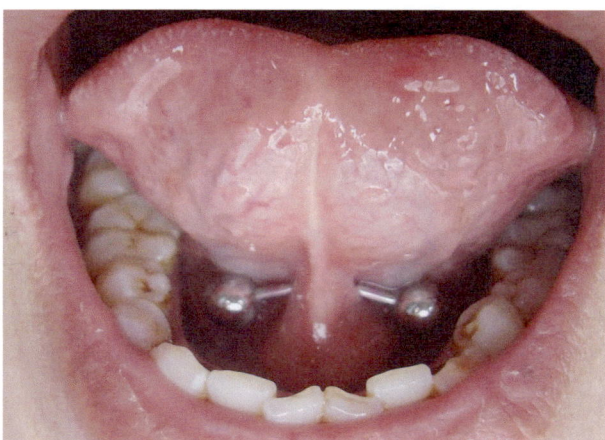

Figuur 2.8 De frenulumpiercing is niet populair, vermoedelijk omdat hij spontaan niet te zien is. Deze piercing is door de drager niet uit te nemen en terug te plaatsen voor reiniging

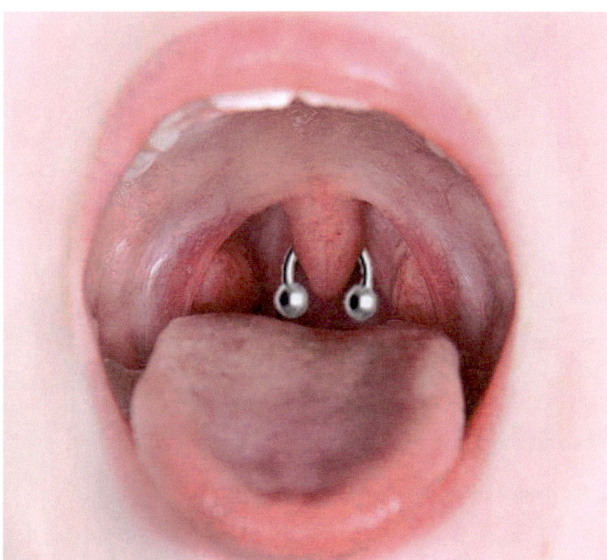

Figuur 2.9 Ook de uvulapiercing is vrij zeldzaam en lastig precies te plaatsen, zeker in een dubbele uitvoering zoals op deze foto. Ook deze piercings zijn door de drager vrijwel niet te verwijderen voor reiniging en terugplaatsing

dit zonder controle te lang gecontinueerd en ontstaan opportunistische infecties. Met name de candida is berucht. Door de wildgroei aan piercinglocaties behoort de overdracht van hiv, hepatitis B, en C4 en D, herpes simplex en het Epstein-Barr virus tot de mogelijkheden. Berucht is de endocarditis na tongpiercing [14] en het hersenabces [20, 21]. Over profylaxe bij endocarditis wordt verschillend gedacht. Soms wordt het niet zinvol geacht, anderen adviseren bij risicopatiënten [4].

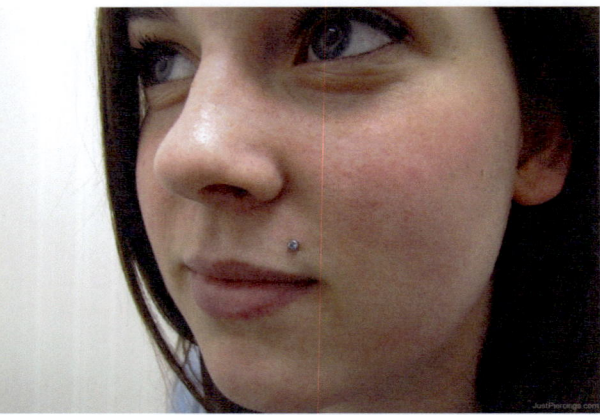

Figuur 2.10 Een monroe-piercing is een piercing die Marilyn Monroe's schoonheidsvlekje symboliseert. Met de plaats neemt men het niet zo nauw. Bij Monroe zat dat vlekje onder haar linkeroog ter hoogte van haar neusvleugel

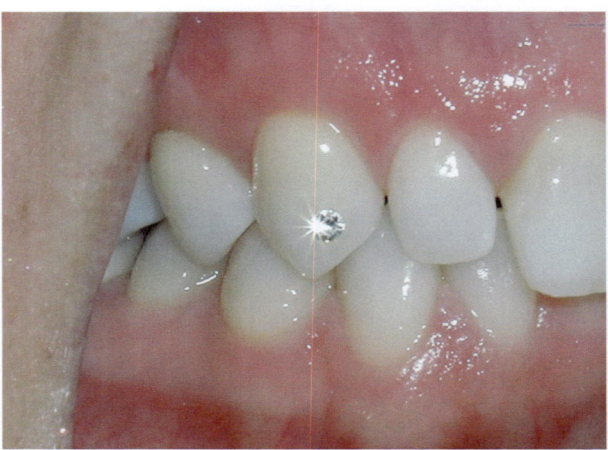

Figuur 2.11 Mag de tandarts hieraan zijn medewerking verlenen?

Een *verlengde bloedingsperiode* kan optreden door met het materiaal in de mond te 'spelen' of doordat tijdens de fase van ontsteking in een hypergevasculariseerd gebied een groter vat wordt gepuncteerd. Sporadisch worden bloedingen beschreven die geleid hebben tot het optreden van een hypovolemische shock met collaps [21, 22].

Speekselvloed kan optreden door irritatie van de piercing.

Spraak- en slikproblemen zijn veelal beperkt tot de eerste periode na plaatsing en voornamelijk door de lokale zwelling. Ze zijn sterk afhankelijk van de plaats.

Traumatische orale laesies zijn vaker gekoppeld aan de tong– dan aan de lippiercing. Van de patiënten met een halter, meer dan twee jaar oud, heeft 50 % linguale gingivarecessie van de snijtanden. Gingivarecessie gerelateerd aan lippiercing werd na 6 maanden tot 2 jaar gezien aan de mandibulaire snijtanden [1]. Hoe langer het staafje van de halter en hoe langer de piercing in situ is, des te meer afwijkingen. Tevens is de aard van het materiaal van belang.

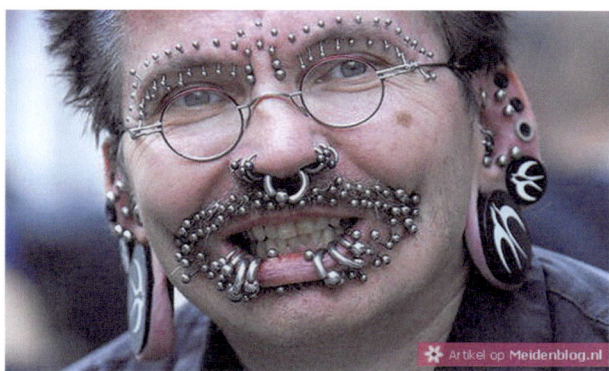

Figuur 2.12 De 54-jarige Duitser Horst Buchholz heeft officieel de meeste piercings ter wereld: 453, waarvan er 127 in zijn gezicht en 280 op en rond zijn genitaliën

Aanhechtingsverlies door de constante beschadiging van de gingiva kan niet alleen leiden tot recessie, maar ook door toename van de pocketdiepte, zelfs tot de edentate regio's [23]. Bij het optreden van complicaties wordt slechts zelden de mondhygiënestatus beschreven. Vaak blijkt deze bij de tongpiercing slechter. Statistisch is dit echter niet significant ten opzichte van een controlegroep. Bij de laterale tonglocatie was in vergelijking met de niet-betrokken zijde de p-waarde van de plakindex < 0,001 [22, 23].

Er bestaat een positieve correlatie tussen de duur van de piercing en traumatische afwijkingen aan de elementen. Gebroken elementen, beschadigd glazuur van de molaren en van de frontale elementen komt voor – veelal doordat bijvoorbeeld een knop of de halter tussen twee elementen wordt geklemd [19, 24]. Vaak komen laesies tot stand door het bijten of kauwen op de halter. Patiënten die gedurende meer dan vier jaar een piercing hebben, vertonen in 47 % chips van molaren en premolaren.

De schilfering bij korte staafjes is meer dan bij langere. Porselein voor restauraties wordt niet aanbevolen door de grotere kans op chippen. De balletjes kunnen in ernstige gevallen vervangen worden door dopjes van rubber of acryl [3].

Tongdefecten zijn beschreven, waaronder een bifide tong na een infectie door een haltervormige piercing [20] fig. 2.10, 2.11 en 2.12.

Hyperplasie en neoplasie van het weefsel rond de piercing. Door slechte plaatsing of een te korte halter komt overgroei van de piercing voor, waardoor operatieve verwijdering noodzakelijk kan worden [25]. Dit is de reden dat in eerste instantie een veel langere schacht gebruikt moet worden, zodat ook bij de initiële zwelling geen overgroei kan plaatsvinden. In tweede instantie, na het verdwijnen van het oedeem, wordt dan een kortere schacht geplaatst [26]. Sarcoïdachtige vreemdlichaamreacties en granulomen worden beschreven.

Bij het optreden van complicaties wordt slechts zelden de mondhygiënestatus beschreven. Vaak blijkt deze bij de tongpiercing slechter. Statistisch is dit echter niet significant ten opzichte van een controlegroep. Bij de laterale tonglocatie was in vergelijking met de niet-betrokken zijde de p-waarde van de plakindex < 0,001 [27–30].

De piercings, met name de lip- en de tongpiercing, voor zover onderzocht in kleine groepen, lijken van weinig invloed op de samenstelling van de biofilm wat paropathogenen betreft. Alleen op roestvrijstalen piercings bleken tien paropathogenen significant meer aanwezig (p < 0,001).

Tabel 2.5 Verschil in effect tussen tongpiercers (n = 46) en gematchte controles (n = 46) [22]

		tongpiercing	controles	
druggebruik		–	–	
orthodontisch behandeld		39 %	37 %	
tandtrauma	accident	4 %	–	
	anders	15 %	–	
poetsen	1-maal dd	11 %	17 %	
	2-maal dd	87 %	76 %	
	3-maal dd	2 %	7 %	
flossen		54 %	44 %	
glazuur per aantal elementen	defect	9,1 %	4,8 %	<0,01
	barst	15 %	4,5 %	<0,001
	abrasie	2,6 %	1,5 %	<0,260
parodontium	recessie	7,7 %	1,5 %	<0,001
		m, SD		p-waarde
DMF-T		9,8 ± 4,3	8,8 ± 4,4	<0,269
D-T		2,0 ± 2,1	0,5 ± 1,1	<0,001
M-T		0,6 ± 1,1	1,0 ± 1,7	<0,226
F-T		7,2 ± 3,5	7,3 ± 3,8	<0,549
mondhygiëne		2,1 ± 1,3	2,2 ± 0,9	<0,669
gingivitis		62,2 ± 29,3	18,9 ± 16,6	<0,001

DMF-T decayed, missing, filled teeth; *D-T* decayed teeth; *M-T* missing teeth; *F-T* filled teeth.

Littekenweefselvorming als gevolg van het genezingsproces is fysiologisch, maar kan in de mond door retractie en verharding, zelfs tot keloïdvorming toe, klachten geven. Tevens kan de piercing niet meer verwijderd worden voor het reinigen, zodat de hygiëne in gevaar komt.

Zenuwlaesies van de nervus lingualis worden vooral bij de tongpiercing gezien (tab. 2.5).

Allergisch reacties worden bij de goedkope nikkelbevattende piercings beschreven [4]. Zilver is ook taboe. Het is nooit zuiver en veroorzaakt meer allergische reacties. Goede materialen zijn roestvrij staal, 14 karaat goud (geel en wit), platina en nobium. Dit laatste metaal komt uit de ruimtevaart en is in kleuren beschikbaar.

2.7 Slotopmerking

De piercing lijkt langzaamaan verdrongen te worden door de tatoeage. Eén voordeel heeft de piercing: je zit er niet levenslang aan vast [2].

Literatuur

1. Chambrone L, Chambrone LA. Gingival recessions caused by lip piercing: case report. J Can Dent Assoc. 2003;69(8):505–8.
2. Bluemink M, Sorgen M van. Mondpiecings. Mondhygiene. 1999;7:18–27.
3. Schmidt RM, Armstrong ML. Body piercing in adolescents and young adults. UpTo Date; 2013.
4. Inchingolo F, Tatullo M, Abenavoli FM, Marrelli M, Inchingolo AD, Palladino A, Inchingolo AM, Dipalma G. Oral piercing and oral diseases: a short time retrospective study. Int J Med Sci. 2011;8(8):649–52.
5. Freund MW, Iperen GG van. Linke lichaamsversiering. 2 Medisch Contact. 2008;(63):29–30.
6. Liang H, Flint DJ, Benson BW. Why should we insist patients remove all jewellery? Dentomaxillofac Radiol. 2011;40(5):230–328.
7. Brooks JK, Hooper KA, Reynolds MA. Formation of mucogingival defects associated with intraoral and perioral piercing: case reports. J Am Dent Assoc. 2003;134(7):837–43.
8. Hennequin-Hoenderdos NL, Slot DE, Weijden GA van der. The prevalence of oral and peri-oral piercings in young adults: a systematic review. Int J Dent Hyg. 2012;10(3):223–8.
9. Gill JB, Karp JM, Kopycka-Kedzierawski DT. Oral piercing injuries treated in United States emergency departments, 2002-2008. Pediatr Dent. 2012;34(1):56–60.
10. Levin L, Zadik Y, Becker T. Oral and dental complications of intra-oral piercing. Dent Traumatol. 2005;21(6):341–3.
11. Boonstr A, Worp J. Hygiënerichtlijnen voor piercen. 5e herziene druk. Amsterdam: GG&GD; 2000.
12. Landelijk Centrum Hygiëne en Veiligheid. Hygiënerichtlijnen voor piercen. 2009.
13. RIVM Hygiënerichtlijnen voor piercen. Landelijk Centrums Hygiëne en Veiligheid. 2011.
14. Editorial Risico's piercings nog steeds onderschat. NTvG. 2008;152(15):905.
15. Stead LR, Williams JV, Williams AC, Robinson CM. An investigation into the practice of tongue piercing in the South West of England. Br Dent J. 2006;28;200(2):103–7.
16. Meskin LH. A few piercing thoughts. J Am Dent Assoc. 1998;129(11):1519–20.
17. Whittle JG. Lip and tongue piercing: experience and views of general dental practitioners in South Lancashire. Primary Dental Care. 2003;11(3):92–6.
18. Oberholzer TG, George R. Awareness of complications of oral piercing in a group of adolescents and young South African adults. Oral Surg Oral Med Oral Pathol Oral Radiol Endod. 2010;110(6):744–7.
19. Maheu-Robert LF, Andrian E, Grenier D. Overview of complications secondary to tongue and lip piercings. J Mich Dent Assoc. 2009;91(7):38–43.
20. Fleming PS, Flood TR. Bifid tongue–a complication of tongue piercing. Br Dent J. 2005;198(5):265–6.
21. Keogh IJ. The hazards of intra-oral piercing. Ir Med J. 2001;94(9):278–9.
22. Hardee PS, Mallya LR, Hutchison IL. Tongue piercing resulting in hypotensive collapse. Br Dent J. 2000;188(12):657–8.
23. Plessas A, Pepelassi E. Dental and periodontal complications of lip and tongue piercing: prevalence and influencing factors. Aust Dent J. 2012;57(1):71–8.
24. Ram D. Tongue piercing and insertion of metal studs: three cases of dental and oral consequences. J Dent for Children. 2000:326–30.
25. Shacham R, Zaguri A, Librus HZ, Bar T, Eliav E, Nahlieli O. Tongue piercing and its adverse effects. Oral Surg Oral Med Oral Pathol Oral Radiol Endod. 2003;95(3):264–76.
26. Fehrenbach M. Tongue piercing and potential oral complications. J Dental Hygiëne. 1998;72(1):23–6.
27. Kapferer I, Beier US. Lateral lower lip piercing – prevalence of associated oral complications: a split-mouth cross-sectional study. Quintessence Int. 2012;43(9):747–52.
28. Kapferer, Beier US, Jank S, Persson R. Tongue piercing: the effect of material on microbiological findings. J Adolesc health. 2011;49(1):76–83.
29. Kapferer I, Beier US, Persson RG. Randomized controlled trial: lip piercing: the impact of material on microbiological findings. Pediatr Dent. 2013;35(1):E23–8.
30. Ziebold D, Hildebrand A, Proff P, Rinke S, Hornecker E, Mausberg RF. Long-term effects of tongue piercing – a case control study. Clin Oral Investig. 2012;16(1):231–7.

Duizeligheid

3.1 Wedervragen en antwoorden – 34

3.2 Conclusie – 35

3.3 Het verhaal gaat verder – 35

3.4 Juridische invalshoek – 36

3.5 Duizeligheid als klacht – 36

3.6 Aanvullende medische anamnese – 38

© Bohn Stafleu van Loghum, onderdeel van Springer Media BV 2017
L. Abraham-Inpijn, *Tandarts in de knel*, DOI 10.1007/978-90-368-1442-3_3

> **? Duizeligheid door lokale anesthesie?**
> Onbekend type? Verwijs naar de huisarts.
> *Een tandarts schrijft me: 'Graag wil ik u de volgende casus voorleggen: een patiënt van 49 jaar, gezond voor zover hij zelf weet, geen bijzonderheden uit anamnese. Sport behoorlijk intensief. Wat gespannen voor behandeling. Wilde voorheen om deze reden altijd verdoving, maar sinds de afgelopen drie behandelingen (in een paar jaar tijd) heeft de patiënt in toenemende mate last van klachten na behandeling die hij zelf relateert aan de verdoving. Er zijn zowel in de boven- als onderkaak restauraties gemaakt met verdoving, dus de plaats van anesthesie lijkt mij niet het probleem. Eind 2012 heeft patiënt na behandeling met verdoving direct na het verlaten van de stoel en nog diezelfde dag last gehad van duizeligheid. augustus 2013 is dit nogmaals gebeurd, alleen toen hebben de klachten een week aangehouden. november 2013: zelfde verhaal, dit keer zelfs vier maanden last gehouden van duizeligheidsklachten.*
> *U begrijpt, patiënt wil niet meer met verdoving behandeld worden. Er was nu weer een caviteit die gevuld moest worden en dat hebben we dus zonder verdoving gedaan. Dat ging prima, maar ik verwacht in de toekomst dat er zeker een keer verdoving gebruikt moet worden bv bij extractie of bij een endo.*
> *Kunt u mij adviseren wat te doen?'*

3.1 Wedervragen en antwoorden

> **Ik vraag de tandarts eerst onderstaande vragen te beantwoorden:**
> - Heeft de patiënt de anamneselijst ingevuld? En zo ja, wat is daarvan het resultaat?
> - Welke anesthesie hebt u in 2012–2013 gebruikt?
> - Aspireert u, en zo ja hoe?
> - Wat verstaat de patiënt onder 'duizeligheid'? Draait de wereld om hem heen, en zo ja is er een bepaalde richting? Of voelt hij zich licht in zijn hoofd?
> - Waren er ook klachten van hartkloppingen?
> - Wat is de gangbare bloeddruk van deze patiënt?

> **Overigens is dit een bijzonder vreemd verhaal, omdat de klachten zo lang na het uitgewerkt zijn van de lokale anesthesie persisteren.**
> De tandarts stuurt mij de volgende aanvullende gegevens:
> - De medische anamnese geeft weinig bijzonderheden.
> - De anesthesie in 2012/13 was eerst Ultracaine ds forte, daarna Citanest (de keer dat de klachten 4 maanden hebben aangehouden). Ik aspireer altijd.
> - Er zijn geen klachten van hartkloppingen geweest voor zover ik mij kan herinneren, ik zal dit navragen bij de patiënt.
> - De bloeddruk van de patiënt is mij niet bekend.
> - De patiënt verstaat onder duizeligheid dat alles om hem heen draait, vooral als hij ging liggen of weer omhoogkwam.

> Ik heb toevallig de patiënt weer gezien. Hij kwam voor een pijnklacht waarvan hij niet kon slapen aan het element dat ik twee weken daarvoor gevuld had. Dat betrof de 38. Normaal gesproken had ik al eerder een extractie gedaan gezien het feit dat de cariës diep was en er al klachten van gevoeligheid waren. Na overleg met een collega heb ik de patiënt nu verdoofd met Septanest. De patiënt heeft na afloop laten weten dat hij geen klachten had van duizeligheid of iets vergelijkbaars.
> Ik hoop hem volgend half jaar weer te zien, want hij heeft ook nogal de neiging om wat controles over te slaan als er geen klachten zijn.

3.2 Conclusie

Ondanks dat het 'hoe' van het aspireren niet wordt ingevuld, lijkt de verdoving geen verschil te maken of Septanest of Ultracaïne DS wordt gebruikt. Het gaat in beide gevallen om een articaïne in combinatie met adrenaline met het conserveermiddel natriummetabisulfiet. Dat de patiënt klachten had na prilocaïne (Citanest) pleit tegen een invloed van de bloeddruk op de klachten wegens het ontbreken daarin van adrenaline. Mogelijk is dit een indirect bewijs dat de duizeligheid niets met de anesthesie te maken heeft – ook nu patiënt met Septanest geen klachten heeft gehad. Dat is overigens mijn opinie, als de patiënt tenminste de anamnese juist heeft ingevuld en geen medicatie of andere middelen gebruikt waarnaar niet direct wordt gevraagd. De lokale anesthesie is allang compleet uitgewerkt als de klachten van de patiënt nog voortduren.

De draaiduizeligheid bij liggen en bij overeindkomen uit liggende houding die hij beschrijft, kunnen passen bij afwijkingen aan de cervicale wervelkolom en bij een vestibulair probleem. De beschrijving van de patiënt als 'gespannen' zou zich kunnen uiten in een spasme van de nekmusculatuur. Een bloeddrukverlaging als orthostatische hypotensie is een andere mogelijkheid, maar dan zou de duizeligheid alleen moeten optreden bij houdingswijzigingen, zoals van liggen naar zitten of van liggen naar staan. Het blijft echter allemaal gissen.

Ik adviseer de tandarts: 'Mocht u verder willen met de diagnostiek, dan kunt u bij een volgend bezoek van uw patiënt voor en na de behandeling de bloeddruk meten (met een automatische bloeddrukmeter vergt dat 2 minuten) en de medische anamnese verder uitdiepen. Een andere mogelijkheid: patiënt verwijzen naar zijn huisarts.'

3.3 Het verhaal gaat verder

De tandarts bericht mij korte tijd later:
> Inmiddels is de patiënt bij de kaakchirurg geweest en ook die meent dat de klachten niets met de anesthesie te maken kunnen hebben. Na de behandeling bij de kaakchirurg (verwijderen M3 met verdoving) zijn er geen klachten opgetreden. De kaakchirurg heeft wel gezegd het verstandig te vinden om de klacht verder uit te laten zoeken door neuroloog en/of cardioloog. De patiënt heeft aanvullend onderzoek geweigerd. Voor hem is het hiermee afgedaan
> Moet ik hem toch dwingen om zich verder te laten onderzoeken?

Mijn antwoord aan de tandarts:
> De vraag is in hoeverre de beschreven klachten zo serieus zijn geweest als deze op u zijn overgebracht. Het feit dat de patiënt zelf absoluut niet ongerust lijkt te zijn over de door hem opgeworpen problemen, doet mij als internist en niet-psycholoog/psychiater vreemd aan.

In dat kader past ook het weigeren van nader onderzoek. Voordat echter het vermoeden van psychische origine mag worden vastgesteld, zal een reeks van organische oorzaken uitgesloten moeten worden (zie differentiële diagnose). Daarbij komen we op de vakgebieden van de kaakchirurg, de neuroloog en de cardioloog. Zelf stel ik liever de huisarts centraal. Die heeft de kennis om te differentiëren tussen neurologie, cardiologie en het kno-vakgebied.

3.4 Juridische invalshoek

Met betrekking tot het verwijzen blijkt onduidelijkheid te bestaan. In de WGBO wordt het medebehandelaarschap, het op gelijke voet stellen van huisarts en tandarts, al vastgelegd.

Het tuchtcollege heeft ooit echter een tandarts veroordeeld omdat hij zonder toestemming iets over de patiënt aan de huisarts had gevraagd. Juridisch een vreemde uitspraak, maar wel iets waarmee rekening gehouden moet worden.

Enerzijds kan de tandarts de patiënt niet dwingen tot het ondergaan van een onderzoek, of dit nu noodzakelijk is of niet. Anderzijds moet een tandarts behandelingen uitvoeren volgens de professionele standaard, dus pijn vermijden door het geven van lokale anesthesie.

De vraag is dus of in deze casus het geven van lokale anesthesie tot de professionele standaard behoort.

De bovenbeschreven onzekerheid maakt dat de afweging doorslaat naar het toestemming vragen aan de patiënt om de huisarts van het gebeuren op de hoogte te stellen.

3.5 Duizeligheid als klacht

Er zijn klachten die een dubbele betekenis hebben en waarvan de differentiatie van belang is voor de diagnose en dus voor de behandeling. Zo zal een Amsterdammer kunnen zeggen 'ik ben benauwd', wat kan betekenen 'ik heb lucht te kort', maar evengoed 'ik ben bang', of zelfs 'ik heb een drukkende pijn op m'n borst.'

Hetzelfde doet zich voor bij de klacht 'duizeligheid.' Een patiënt die klaagt over duizeligheid kan bedoelen 'de wereld draait om mij heen', ook vertigo genoemd, maar ook 'ik ben licht in mijn hoofd', met op de achtergrond 'ik kan flauwvallen.' Patiënten gebruiken de term duizeligheid ook bij onzeker lopen. Dit laatste is bij ouderen (in Schotland *'super adults'*) een veelvoorkomende klacht. Vrouwen klagen vaker over duizeligheid dan mannen. Duizeligheidsklachten in het algemeen nemen toe met de leeftijd.

Draaiduizeligheid

In 16 % bestaat draaiduizeligheid: de wereld draait om de patiënt. Draaiduizeligheid duidt op een vestibulaire afwijking. Bij deze patiënten kunnen ook misselijkheid, braken, bleekheid, angst en algeheel onwelzijn optreden. Draaiduizeligheid is een symptoom bij de volgende ziektebeelden:
- *Benigne paroxismale positieduizeligheid*
  Duizeligheid uitgelokt door veranderingen van de stand van het hoofd (draaien van het hoofd, vooroverbuigen en omhoogkijken). De duizeligheid duurt enige seconden tot enkele minuten. De klachten gaan meestal spontaan binnen vier weken over.

- *Neuritis vestibularis*
  De draaiduizeligheid ontstaat acuut, is continu aanwezig en heftig door eenzijdige uitval van het vestibulaire apparaat. De klachten duren enkele dagen tot weken en verminderen langzaam in ernst. De voorkeursleeftijd is tussen de 20 en 60 jaar. De oorzaak is onbekend. De klachten zijn zo heftig dat de patiënt alleen met gesloten ogen op bed kan liggen.
- *De ziekte van Ménière*
  Spontane aanvallen met gehoorvermindering en oorsuizen (tinnitus). Het zijn aanvallen met een piek binnen 20 minuten tot enkele uren; daarna kunnen nog enkele dagen klachten blijven bestaan. Het gehoor herstelt zich aanvankelijk, maar op den duur ontstaat een progressieve gehoorvermindering. Voorkeursleeftijd is tussen 40–50 jaar. Ook hier gist men naar de oorzaak.
- *Een bloeding, infarct of TIA in het verzorgingsgebied van de a.vertebralis of a.basilaris*
  Dit gaat in het algemeen gepaard met neurologische symptomen, zoals dubbelbeelden en dysartrie, ataxie of een nystagmus van centrale origine.

Licht gevoel in het hoofd, het gevoel mogelijk flauw te zullen vallen

De oorzaken zijn meestal orthostatische hypotensie, hyperventilatie, bijwerkingen van geneesmiddelen, bloedarmoede, afwijkingen van de cervicale wervelkolom of een virusinfectie. In zeldzame gevallen kan een cerebrovasculair accident of een tumor een vergelijkbaar beeld geven. Ook hartritmestoornissen vormen een zeldzame oorzaak.
- *Orthostatische klachten*
  De klachten ontstaan bij veranderingen van houding, zoals bij de overgang van liggen naar zitten en van zitten naar staan. De daling van de bloeddruk heeft niet altijd een directe relatie met ernstige klachten. De klachten komen voornamelijk op oudere leeftijd voor bij hartfalen en bij patiënten die medicatie krijgen om de bloeddruk te verlagen. De behandeling met diuretica en vaatverwijders maakt het voor de circulatie onmogelijk om aan een grotere volumebehoefte te voldoen.
  Extreem zeldzaam als oorzaak is de neuropathie die tot deze klachten leidt en die onder andere voorkomt bij langdurig onvoldoende behandelde diabetes mellitus.
- *Hyperventilatie: een paniekstoornis*
  Een van de klachten die hierbij kunnen optreden is duizeligheid. Het hyperventilatiesyndroom als diagnostische eenheid is vervangen door een symptoom als uiting van angst. De relatie tussen duizeligheid en angst is complex: angst kan duizeligheid veroorzaken en duizeligheid kan ook tot angst leiden. Ook is duizeligheid een veelgehoorde klacht bij een depressie.
- *Medicatie*
  Naast de bovengenoemde diuretica en vaatverwijders bestaat er een heel scala medicijnen die duizeligheidsklachten kunnen geven, waaronder psychofarmaca, fenytoïne en sommige antibiotica. Het beeld kan kortdurend zijn, maar ook een continu licht gevoel in het hoofd geven.
- *Afwijkingen aan de cervicale wervelkolom*
  Röntgenologische afwijkingen van de cervicale wervelkolom komen veel voor, evenals de klacht duizeligheid. Het verband is niet altijd duidelijk en daarmee is de bewijsvoering moeizaam. Ook is het begrip vertebrobasilaire insufficiëntie niet goed omschreven.

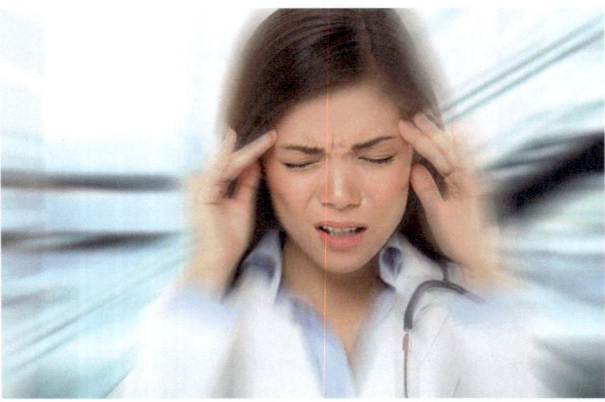

Figuur 3.1 'Duizelig' is een vaag begrip. Alleen door het stellen van gerichte vragen kan het type duizeligheid worden vastgesteld. Bij persisterende duizeligheidsklachten is verwijzing naar de huisarts van belang

- *Cardiovasculaire aandoeningen*
  Naast ritmestoornissen van allerlei aard kan er een structurele uitstroombeperking van de aorta bestaan (aortastenose). Dit type duizeligheid is altijd gekoppeld aan inspanning. Als voorbeeld: een patiënt die een trap oploopt en al lopend licht in het hoofd wordt als gevolg van een te lage bloeddruk.
- *Neurologische aandoeningen*
  Daarbij kan men denken aan migraine en multiple sclerose. Deze kunnen in zeldzame gevallen draaiduizeligheid geven, net als beschadigingen van het evenwichtsorgaan op basis van KNO-pathologie. Een brughoektumor (vestibulair schwannoom of acusticus neurinoom uitgaande van de n.VIII) geeft langzaam progressief gehoorverlies en duizeligheid, vooral gekenmerkt door instabiliteit.

Er blijft altijd een groep patiënten over bij wie geen diagnose mogelijk blijkt. Bij ouderen wordt ook de instabiliteit vaak weergegeven als duizeligheid. Hier wordt de term desequilibrium of bewegingsonzekerheid voor gebruikt. Klachten op basis hiervan verdwijnen bij zitten. Ze worden vaak mede bepaald door visusvermindering, neuropathie, vestibulaire beschadiging, orthopedische problemen of geringe motorische uitval unilateraal.

3.6 Aanvullende medische anamnese

Om een differentiële diagnose mogelijk te maken, zijn antwoorden op de volgende vragen nodig:
- Wat is de exacte aard van de duizeligheid? Differentiatie draaiduizeligheid of licht gevoel.
- Wat veroorzaakt de klachten? Beweging van het hoofd, houdingsverandering, inspanning of stress?
- Is er een bepaalde voorkeurshouding tijdens de duizeligheid?
- Zijn er bijkomende klachten, zoals gehoorstoornissen, oorsuizen, transpireren, misselijkheid en braken, afwijkingen op neurologisch gebied, zoals dubbelzien, spraakstoornissen, slikstoornissen, moeite met lopen, valneiging en coördinatiestoornissen?
- Is er een beperking van de dagelijkse activiteiten? Is bedrust noodzakelijk?

3.6 · Aanvullende medische anamnese

- Treedt duizeligheid op in aanvallen of is deze continu aanwezig?
- Wat is de frequentie van de aanvallen? Per dag, per week, per maand?
- Wat is de duur van de aanvallen?
- Hoe verloopt de duizeligheid?
- Gebruikt de patiënt medicijnen en zo ja, welke?
- Bestaan er klachten die kunnen passen bij stress, een angststoornis of een depressie?
- Zijn er klachten die wijzen op een virale infectie?

> Met dank aan collega W. G. Brands, die zoals altijd bereid was de juridische kant van deze casus met zijn kennis te ondersteunen (◘ fig. 3.1).

Chantage (1)

4.1 Mijn eerste reactie aan de vragensteller – 42

4.2 Aanvulling gegevens van de tandarts – 42

4.3 Mijn antwoord aan de tandarts – 44

4.4 Claim op los zand – 44

4.5 Claim – 50

© Bohn Stafleu van Loghum, onderdeel van Springer Media BV 2017
L. Abraham-Inpijn, *Tandarts in de knel*, DOI 10.1007/978-90-368-1442-3_4

Een chanterende patiënt (1)

Een knie-empyeem door een endo?

? Een tandarts schrijft me:

*"Ik heb een probleem dat naadloos aansluit bij uw recente artikel in TP 'Tornen aan zekerheden'.
Ik ben erg benieuwd naar uw mening in de volgende kwestie:
De patiënt ken ik sinds juni 2012. Hij heeft een desastreuze dentitie en komt voornamelijk als hij klachten heeft, zo ook in maart 2013. Hij meldde zich in de weekenddienst met hevige kiespijn. Deze pijn bleek reeds enkele dagen aanwezig. Ik heb toen een zenuwbehandeling uitgevoerd aan de 36 (◘fig. 4.2). Voorafgaande aan de behandeling heb ik, evenals in 2012, een EMRRH-afgenomen (◘fig. 4.1). Beide keren werd slechts hyperventileren als probleem gemeld. De medicatie bestond uit een pijnstiller en een maagzuurremmer. Volgens de regels heb ik een begin-, lengte- en eindfoto gemaakt. Ondanks dat het element avitaal was, bleek er geen peri-apicale zwarting aanwezig. De restauratie was klein, dus heb ik even geaarzeld voordat ik de endo startte, maar de heftige pijn die patiënt aangaf, heeft de doorslag gegeven.
Twee maanden later krijgt de patiënt een pijnlijke rechter knie waarvoor hospitalisatie in Duitsland volgt. Dit blijkt een infectie te zijn die met antibiotica wordt behandeld maar die niet ongecompliceerd verloopt. De patiënt heeft geen gewrichtsklachten in de anamnese gemeld en ook heeft betrokkene geen knieprothese.
De patiënt stelt mij verantwoordelijk voor deze infectie en de gevolgen daarvan.
De behandelend arts uit Duitsland steunt patiënt bij deze claim. Gesuggereerd wordt dat de endo niet lege artis is uitgevoerd omdat geen antibioticum profylaxe is gegeven."*

4.1 Mijn eerste reactie aan de vragensteller

"Om met een voorlopige conclusie te beginnen:

Het is volstrekt onduidelijk welke diagnose op de pijnlijke knie van toepassing is, behalve dat het een infectie betreft. Bij een gezonde knie is een infectie haast niet denkbaar zonder een voorafgaande sepsis. Het is essentieel om te weten of betrokkene in aansluiting op uw behandeling een periode heeft doorgemaakt met koude rillingen en daarna hoge koorts. Een koude rilling wordt gedefinieerd als 'een koudegevoel waarbij de patiënt zo rilt dat zijn bed bijna meeschudt'. De gegevens uit Duitsland moeten duidelijk maken welke verwekker in het spel is. Mogelijk staan deze gegevens in de ontslagbrief van het ziekenhuis aan de huisarts. Daar u medebehandelaar bent, kan de huisarts zich niet beroepen op het beroepsgeheim en moeten deze gegevens voor u toegankelijk zijn.

Ik neem door uw beschrijving zonder meer aan dat zich op de plaats van de endo geen abces met infiltraat bevond.

Voorlopig zie ik geen verband tussen uw behandeling en de infectie van de knie. Wat verstaat u overigens onder 'volgens de regels uitvoerde behandeling'?"

4.2 Aanvulling gegevens van de tandarts

De tandarts schrijft mij per kerende mail:

4.2 · Aanvulling gegevens van de tandarts

Figuur 4.1 De vóór de endo afgenomen *EMRRH* noemt behalve niet nader gespecificeerde 'rugklachten' geen gewrichtsklachten

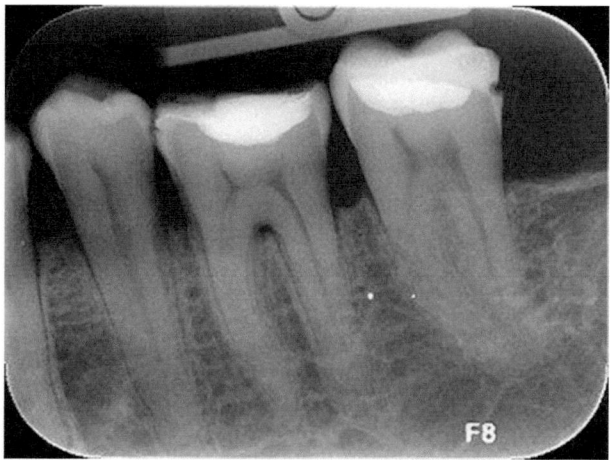

Figuur 4.2 De onderhavige 36 vóór de endo

"In de brief van het ziekenhuis staat: 'nach Abstrich/Blutkulturen: beta-hämolysierende Streptokokken', aangevuld met: 'Knie hat sich entzündet, man vermutet das es von den Zahnen kommt also alle schlechten Zähne gehen heraus'.

De huisarts weigert medewerking omdat hij weet dat hij dan problemen met de patiënt krijgt en bang is. Wel wordt duidelijk dat betrokkene een eigen bouwbedrijf heeft met relationele en financiële problemen.

Gesteund door zijn juridisch adviseur heeft de patiënt mij gemeld: 'Het causaal verband tussen de door u (ondeugdelijk) verrichte tandwortelbehandelingen en het ontstaan van de knieproblemen acht ik bewezen, als gevolg van de verklaringen van de artsen uit Duitsland.'

De endo werd volgens de mij bekende standaardmethode uitgevoerd, met uitzondering van het feit dat ik bij deze patiënt geen rubberdam heb gebruikt, zoals anders gebruikelijk is. De patiënt weigerde deze op een agressieve wijze uit angst dat hij bij het gebruik ervan zou gaan hyperventileren. Omdat het een heftige pijnklacht betrof en een endo geïndiceerd was, heb ik mij toen laten overtuigen door betrokkene."

4.3 Mijn antwoord aan de tandarts

"Het betreft een patiënt die uit volle gezondheid een empyeem van zijn knie krijgt met bèta-hemolytische streptokokken. De aanklacht is echter duidelijk: het infect zou ontstaan zijn door ondeugdelijk handelen van de tandarts.

Er bestaat echter geen bewijs voor een relatie tussen de tandheelkundige handeling en de knie-ontsteking. De patiënt was gezond en gebruikte geen immuniteitverminderende geneesmiddelen. De knie gaf van tevoren geen klachten en er was geen prothese in situ. Volgens de huidige opvattingen heeft de tandarts zijn werkzaamheden op dit punt lege artis verricht. In de briefwisseling wordt het niet-geven van antibioticaprofylaxe als oorzakelijk factor bestempeld. Deze is echter onder genoemde omstandigheden niet geïndiceerd. Integendeel: in het kader van het restrictieve antibioticabeleid zou het geven van profylaxe een kunstfout zijn.

Conclusie: Een relatie tussen uw endodontische behandeling en de infectie van de knie is zeer onwaarschijnlijk en het causaal verband is zeker niet aangetoond."

4.4 Claim op los zand

De verwekker

Het betreft een niet verder gedifferentieerde bètahemolytische streptococcus. Deze groep bacteriën komt zowel voor in de nasofarynx, in de mond als op de huid. In het algemeen gedragen ze zich als laaggradige opportunisten. Het zijn de veroorzakers van keel- en huidinfecties. Dit varieert van een licht geïrriteerde keel tot levensbedreigende afwijkingen. Waarom de ziektebeelden zo in ernst verschillen wordt aan genetische differentiatie van het individu geweten. Duidelijk is dat mensen met een verminderde immunologische afweer meer kans hebben op infecties van dit type en ook op ernstiger klinische beelden.

De meest bekende klachten zijn de faryngitiden bij kinderen, die in 15–30 % door streptokokken worden veroorzaakt. Verder de zeldzaam in Nederland voorkomende roodvonk, die in 10 % wordt veroorzaakt door bètahemolytische streptococci. Het exantheem bij roodvonk wordt veroorzaakt door het erytrogeen toxine dat ook verantwoordelijk is voor de immuniteit die ontstaat waardoor de ziekte zelden voor de tweede keer voorkomt (fig. 4.3). Andere mogelijkheden zijn de impetigo bij volwassenen en wondroos (erysipelas) secundair aan een huidwond. Ernstige minder frequente ziektebeelden zijn de necrotizing fasciitis, berucht bij diabeten met verhoogde bloedsuikers, longontstekingen en septische beelden. Het streptokokken toxische shock-achtige syndroom (STSS) wordt ook door een toxine veroorzaakt en kent door orgaanfalen een hoge mortaliteit (tab. 4.1).

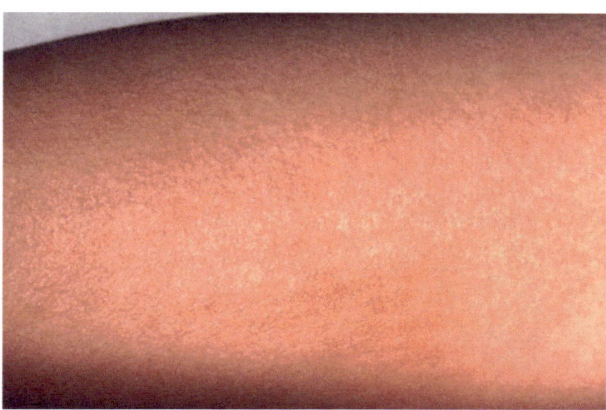

◘ **Figuur 4.3** Roodvonk exantheem

◘ **Tabel 4.1** Klinische beelden bij bèta-hemolytische streptokokken

regelmatig voorkomend
- impetigo
- cellulitis
- erysipelas (wondroos)
- faryngitis

zeldzaam
- septische artritis
- osteomyelitis
- vaginitis
- meningitis
- sinusitis
- longontsteking
- gewrichtsprotheseninfecties
- impetigo bullosa bij neonaten
- endometritis puerperalis
- erysipelas neonatorum
- toxische shock syndroom
- rode hond
- acuut reuma
- post-streptokokkale glomerulonefritis
- pediatrische auto-immuunneuropsychiatrische afwijkingen geassocieerd met streptococci
- necrotiserende fasciitis

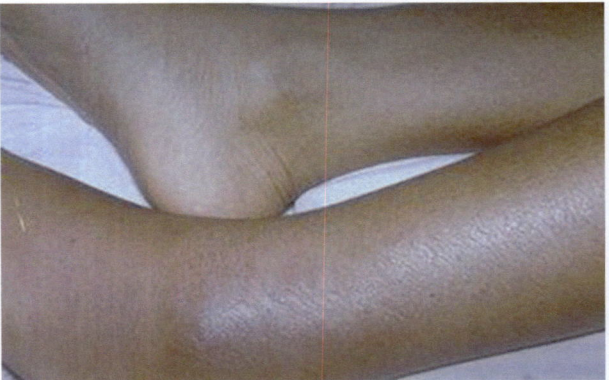

◘ **Figuur 4.4** Mono-artritis met rubor, calor, dolor, tumor en functio laesa (de enkel kan niet worden gestrekt)

◘ Tabel 4.2 Oorzaken mono artritis
– artrose
– *Borrelia burgdorferi* door teken
– bij systeemziekte (sarcoïdose, psoriasis, SLE/Sjögren, chronisch reuma) meestal polyartritis
– chondrocalcinose (meestal knie)
– gonokokken
– hemarthrose (hemofilie)
– jicht met uraatkristallen
– maligniteit (snel progressief)
– pseudojicht met calciumpyrofosfaatkristallen
– reactieve artritis na infectie
– septische artritis
– tbc
– na trauma
– viraal
– monosynovitis zonder aanwijsbare oorzaak

Klinisch beeld purulente artritis

De ontsteking begint als een synovitis, waarbij later door exsudaat (pusvorming) het karakteristieke klinische beeld ontstaat van een gezwollen gewricht met rubor, calor, dolor, tumor en functio laesa. Specifiek is dat het gewricht in een flexiehouding wordt gehouden en dat de patiënt niet bereid is om de knie te strekken (◘fig. 4.4). De diagnose wordt gesteld door punctie, het maken van een grampreparaat en het kweken met differentiatie- en resistentiebepaling (◘tab. 4.2).

Wegen van besmetting

Gewrichtsinfecties ontstaan langs directe en indirecte weg. De infectie kan direct ontstaan bij penetratie of per continuitatum vanuit de omgeving, via lymfebanen of hematogeen. Factoren waarbij het risico op een infectie verhoogd is, zijn een afwijkend gewricht (zoals na een operatie), ziekten van het gewricht (zoals bij reumatoïde artritis of artrose), de aanwezigheid van prothesemateriaal, en immuunsuppressie door ziekte of door medicijngebruik.

In onze casus zou het mogelijk zijn dat de infectie door penetratie of per continuitatum is ontstaan, zoals na een verwonding in de bouw. Vanuit een lokale huidinfectie zou verspreiding onder de huid (een vorm van cellulitis) naar het kniegewricht mogelijk zijn (erysipelas of wondroos). Ook valt te denken aan lymfogene verspreiding met een infectie in het drainagegebied, of een hematogene verspreiding bij een focus op afstand.

Aannemend dat het lichamelijk onderzoek in Duitsland *gründlich* is verricht, zou een litteken van een directe penetratie tijdens het consult in het ziekenhuis zichtbaar geweest moeten zijn. Dit wordt niet vermeld, zodat deze optie onwaarschijnlijk is. Erysipelas gaat gepaard met matig hoge koorts en vuurrode kleur van de huid, scherp afgegrensd en licht verheven. Ook dit wordt niet vermeld. Over de tijd voorafgaand aan de artritis is niets door de patiënt gemeld. Een lymfangitis zou gekenmerkt zijn door een rode streep lopend vanaf de geïnfecteerde wond richting knie. Door de gebrekkige informatie zijn echter alle opties die tot de klachten van de patiënt hebben geleid open en is het ondoenlijk met zekerheid de boosdoener aan te wijzen.

Hematogeenveroorzaakte infecties, dus op afstand vanuit de mond-keelholte, zijn extreem zeldzaam. Deze worden in drie situaties beschreven, namelijk bij een intensieve bacteriëmie c.q. sepsis, bij de aanwezigheid van een locus minoris resistentiae, en bij een ernstig verminderde afweer. Van geen van deze situaties is hier sprake. Daarbij komt dat deze bacteriële complicaties vrijwel altijd ontstaan in de eerste week tot weken na het primaire infect. Twee maanden is wel erg lang.

Daarbij leidt een lege artis uitgevoerde endodontische behandeling zonder aanwijzingen voor een lokaal infiltraat ter plaatse, niet intensiever tot een bacteriëmie dan de dagelijkse mondzorg (tab. 4.3). Dierexperimenteel is aangetoond dat hematogene gewrichtsinfecties in gezonde gewrichten pas dan geïnduceerd worden als de bacteriestroom (sepsis) zo overweldigend is dat deze veelal dodelijk is voor het proefdier. Bij een gezond individu wordt een bacteriëmie binnen een half uur geklaard via de milt.

Tijdens vijftig jaar klinische ervaring heb ik eenmaal een osteomyelitis na tandheelkundige behandeling gezien. Daarbij was voordat de abcesvorming aan de kaak was afgerond, een infiltraat geïncideerd zonder antibiotische bescherming. Op weg naar huis in de taxi kreeg betrokkene een koude rilling, was enkele dagen flink ziek, maar bezocht geen arts. Na enkele weken kreeg betrokkene rugklachten en bleek een osteomyelitis van een wervel te zijn opgetreden.

Artritis en immunologische reactie op infectie

Ziektebeelden op basis van een auto-immunologische reactie gaan niet gepaard met een empyeem. Tot deze ziekten behoren het acute reuma en de post-streptokokkale glomerulonefritis. In beide gevallen zorgen de gevormde antistoffen tegen de bètahemolytische streptococci voor een kruisreactie met weefsels van de patiënt die tot een ontstekingsreactie leiden.

◘ **Tabel 4.3** Incidentie van bacteriëmie bij tandheelkundige handelingen in procenten

– voor tandheelkundige behandeling (baseline)	0,0[b]–27[a]
– polishing[a]	24,5
– intraligamentaire anesthesie[a]	97
– infiltratie-anesthesie	16
– rubberdam aanbrengen[a]	29,4
– matrixbandjes/wiggen aanbrengen[a](verwijderen)	32,1 (5)
– extracties	10–100[c]
– implantologie	23[b]
– pocketdieptemeting met parodontitis	40–45
– pocketdieptemeting met gingivitis	10
– parodontale chirurgie	36–88
– scalen en rootplanen	8–88
– flossen	20–58
– flossen zonder parodontitis	41 (na 10 min. 14)
– flossen met parodontitis	40 (na 10 min. 27)
– endodontie	0–68
– tandenstokers	20–86
– tandenpoetsen (handmatig)	16–68
– (oral B 30)	19
– (braun elektrisch)	34
– (sonicare)	33–78
– kauwen	7,5–51

[a] Kinderen tussen 2–17 jaar. Deze bacteriëmie is niet geassocieerd met het aantal extracties, respectievelijk de plaque- of gingiva-index.
[b] Een half uur na plaatsing implantaat. Basis en na 24 uur geen bacteriëmie.
[c] Bij extractie onder algehele anesthesie liggen de getallen van een bacteriëmie het hoogst.

Acuut reuma of polyarthritis rheumatica acuta treedt gewoonlijk op 1 tot 4 weken na een tonsillitis, faryngitis of een oorontsteking. Deze streptokokkeninfectie veroorzaakt antilichaamproductie (antistreptolysinetiter) die bij daarvoor gepredisponeerde individuen een antigeen-antilichaamreactie geeft in het bindweefsel van hart en gewrichten (een soort moleculaire mimicry die tot een immunologische kruisreactie leidt). Het verantwoordelijke gen is nog niet bekend. De infectie in de keel geneest spontaan of door behandeling met penicilline(derivaten). Na drie weken wordt de patiënt dan wederom ziek, nu met het beeld van 'acuut reuma'.

De entree via de farynx lijkt van belang. Er zijn namelijk ook impetigo-epidemieën bekend met vergelijkbare streptokokken die wel ook op immunologische basis een glomerulonefritis veroorzaken, maar nooit een acuut reumatische reactie. Er lijkt dus een stamver-

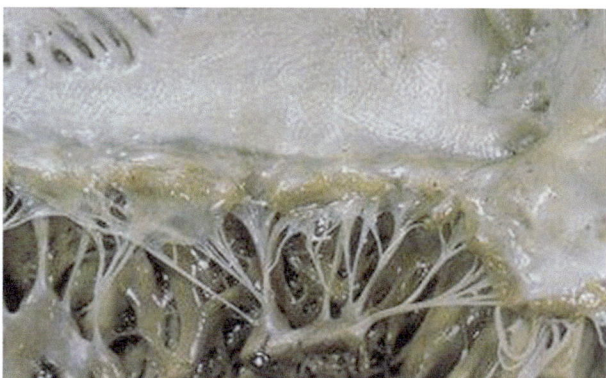

Figuur 4.5 Aantasting van de mitraalklep bij acuut reuma

schil te bestaan tussen streptokokken die de huid koloniseren en streptokokken die in de farynx voorkomen. Terwijl de incidentie in Europa afneemt, stijgt deze in Amerika, mogelijk door het in toenemende mate optreden van penicillineresistente streptokokkenstammen.

Het klinisch beeld wordt gekarakteriseerd door een polyartritis van de grote gewrichten die verspringt. De klachten verdwijnen na enkele weken spontaan zonder gevolgen.

Ongeveer een derde van de patiënten ontwikkelt hartklepbeschadiging, meestal van de mitraalklep en de aortaklep, bestaande uit een stenose of insufficiëntie (fig. 4.5). Ook een pericarditis (ontsteking van het hartzakje) en een myocarditis komen voor en zijn verantwoordelijk voor mortaliteit in de eerste fase van 1–2 % door hartfalen of door ritmeafwijkingen.

De glomerulonefritis door de immuunreactie op bètahemolytische streptococci begint na enkele dagen tot maximaal drie weken, als het oorspronkelijke infect allang genezen is. De grootste groep die het betreft zijn kinderen en jongvolwassenen, bij wie het verloop in 90 % goedaardig is. Waarschijnlijk wordt deze vaak niet eens herkend. Het is zeldzaam bij ouderen, maar heeft dan vaak een minder gunstig beloop. Complicaties zoals permanente nierfunctievermindering, hypertensie en vochtretentie met eventueel hartfalen zijn bekend.

Overigens: los van onze casus zijn er bacteriën, maar ook virussen, schimmels en wormen, die direct in het gewricht door kunnen dringen als elders in het lichaam infecties met deze micro-organismen bestaan. Berucht zijn de meningokokken-, tuberculose-, ziekte van Lyme-, lepra-, lues- en de gonokokkeninfectie.

De klok en de klepel

De verwarring met betrekking tot antibioticaprofylaxe van de behandelende collegae is mogelijk ontstaan door de in gang zijnde discussie over antibioticaprofylaxe bij gewrichtsprothesen. Er bestaat echter geen enkele indicatie voor antibioticumprofylaxe bij gezonde gewrichten bij patiënten met een normale immuniteit. Er was dus in dit geval geen enkele aanleiding om aan profylaxe te denken.

4.5 Claim

Het gemak waarmee zonder kennis van zaken door een arts en een juridisch adviseur conclusies worden getrokken, is schrikbarend. De belasting van deze zaak voor de tandarts gedurende ruim twee jaar is enorm. Het inschakelen van een bij de verzekeraar functionerende deskundige bleek in dit geval onvoldoende om de patiënt op andere gedachten brengen. Ondanks een onderbouwd verslag van deze instantie, is de patiënt verder blijven procederen. Dit mogelijk op basis van gratis juridisch ondersteuning. Je zult het maar moeten meemaken!

> Het vervolg van deze zaak leest u in het hierna volgende deel 2.
> Met dank aan de tandarts die ondanks de dreiging die uitging van de patiënt toch deze casus met ons wilde delen.

Chantage (2)

5.1　Een kritische blik op de verkregen gegevens – 52

5.2　De tandarts schrijft – 55

5.3　Slot – 56

　　　Literatuur – 57

© Bohn Stafleu van Loghum, onderdeel van Springer Media BV 2017
L. Abraham-Inpijn, *Tandarts in de knel*, DOI 10.1007/978-90-368-1442-3_5

> **Een chanterende patiënt (2)**
>
> Afloop en betekenis voor de tandheelkunde
> In deel 1 van deze casus schreef een tandarts me onder meer:
> *"De patiënt ken ik sinds juni 2012. Hij heeft een desastreuze dentitie en komt voornamelijk als hij klachten heeft, zo ook in maart 2013. Hij meldde zich in de weekenddienst met hevige kiespijn. Deze pijn bleek reeds enkele dagen aanwezig. Ik heb toen een zenuwbehandeling uitgevoerd aan de 36. Voorafgaande aan de behandeling heb ik, evenals in 2012, een EMRRH-afgenomen. Beide keren werd slechts hyperventileren als probleem gemeld. De medicatie bestond uit een pijnstiller en een maagzuurremmer. (…)*
> *Twee maanden later krijgt de patiënt een pijnlijke rechter knie waarvoor hospitalisatie in Duitsland volgt. Dit blijkt een infectie te zijn die met antibiotica wordt behandeld maar die niet ongecompliceerd verloopt. De patiënt heeft geen gewrichtsklachten in de anamnese gemeld en ook heeft betrokkenen geen knieprothese.*
> *De patiënt stelt mij in een procedure verantwoordelijk voor deze infectie en de gevolgen daarvan.*
> *De behandelend arts uit Duitsland steunt patiënt bij deze claim. Gesuggereerd wordt dat de endo niet lege artis is uitgevoerd is omdat geen antibioticum profylaxe is gegeven."*

Na twee jaar komt een eind aan de klachtenprocedure, waarbij arts en juridisch adviseur van de patiënt een schrikbarend gebrek aan kennis tonen. De feiten:

5.1 Een kritische blik op de verkregen gegevens

Kan de tandarts verweten worden een onbetrouwbare medische anamnese te hebben afgenomen?

Toen de tandarts op mijn aanraden aan de huisarts nadere informatie vroeg, weigerde deze medewerking uit angst voor juridische gevolgen aangekaart door de patiënt. Tijdens de klachtenprocedure kwam de huisarts toch met aanvullende informatie. Het bleek dat betrokkene al jarenlang klachten van de rechterknie had, dat deze reeds eerder geïnfecteerd was geweest en dat in verband daarmee twee operaties hadden plaatsgevonden. Ook was een sarcoïdose gediagnostiseerd, waarvoor op het moment dat het geheel zich afspeelde geen behandeling werd gegeven.

De conclusie moet dan ook zijn dat deze patiënt met een slecht onderhouden dentitie ten behoeve van de anamnese geen betrouwbare medische gegevens heeft verstrekt. Mag een gebrek aan intelligentie bij iemand met een eigen bouwbedrijf, zoals deze patiënt, worden uitgesloten? Dit verandert echter niets aan de stellingname dat antibiotische profylaxe niet geïndiceerd was. Dit was anders geweest als betrokkene voor zijn sarcoïdosis immunosuppressiva had geslikt. Bij het gebruik van methotrexaat of azathioprine en gelet op de voorgeschiedenis van deze patiënt had profylaxe wél overwogen kunnen worden. 'Kunnen worden', omdat hierover geen consensus bestaat. Bij het zoeken naar een richtlijn is er steeds sprake van gewrichtsprothesen. Het antibioticum van keuze is dan de combinatie amoxicilline met clavulaanzuur in één orale dosis van 2 tabletten van 500/125 mg 1 uur voor de ingreep (Amoxicilline/clavulaanzuur, Augmentin, Forcid, Amodan) [1–4]. Bij bestaande allergie kan één orale dosis clindamycine 600 mg gegeven worden eveneens 1 uur voor de ingreep (Clindamycine, Dalacin).

5.1 · Een kritische blik op de verkregen gegevens

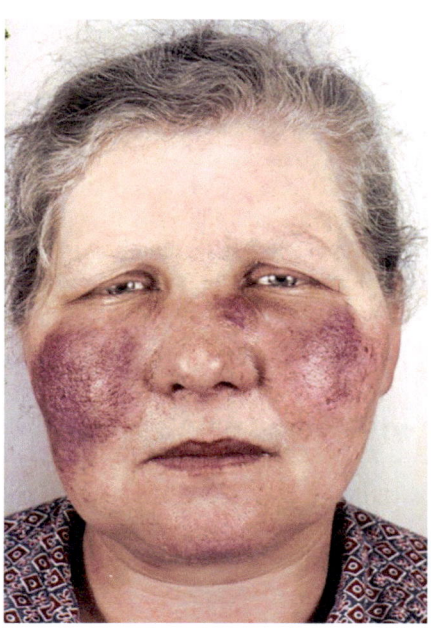

Figuur 5.1 Sarcoïdosis van de huid

Niet alleen een tandarts, maar iedere professional in de geneeskunde kan zich niet tegen dit type patiënten verdedigen. Het is altijd mogelijk dat de patiënt een niet-waarheidsgetrouwe EMRRH afgeeft. Ook de handtekening van de patiënt die sommige tandartsen vragen bij het afnemen van een medische anamnese, kan dit niet voorkomen. Je staat bij een schriftelijke medische anamnese overigens wel sterker in de bewijspositie.

> **Toelichting**
>
> Wat is sarcoïdosis? Sarcoïdose werd voor het eerst beschreven in 1877 door de Engelsman Jonathan Hutchinson als een huidziekte die rode, verheven laesies op armen, gezicht en handen gaf. Het is een granulomateuze ziekte voornamelijk gelokaliseerd in de longen en lymfklieren, maar theoretische kan elk orgaan aangedaan zijn. De oorzaak is niet bekend. Interactie wordt vermoed tussen genetische factoren, doorgemaakte infecties waarvoor als veroorzakers zowel bacteriën, virussen als schimmels in aanmerking komen en omgevingsfactoren. Naar de genetische factor is intensief onderzoek gaande.
> De sarcoïdosis geneest in veel gevallen spontaan. Bij anderen is de ziekte sluipend progressief. De ontsteking leidt door reparatie tot fibrose met bijvoorbeeld in de longen een steeds afnemende functie. Tevens produceren de granulomen 1 alfa, 25 (OH) 2D3: de belangrijkste oorzaak van hypercalciëmie. De behandeling bestaat uit ontstekingsremmers zoals ibuprofen. Bij progressie volgt behandeling met prednison of prednisolon. Bij onvoldoende resultaat komen methotrexaat of azathioprine in aanmerking) (fig. 5.1) [5–8].

Kan angst voor de patiënt een rol gespeeld hebben?

Een ander punt dat hier ter sprake komt is het handelen uit angst voor juridische of andere represailles door de patiënt. In dit geval leidde dit tot het weigeren van informatie door de huisarts aan een medebehandelaar, de tandarts. Het is zelfs mogelijk dat dit patiëntgedrag heeft meegespeeld in het niet-toepassen van rubberdam bij de endo. De vraag is of dit in een (tand)arts-patiëntrelatie een rol zou mogen spelen. Kan een tandarts zijn patiënt nog optimaal behandelen als dit onder druk moet plaatsvinden? In hoeverre deze verhouding ook kan en mag leiden tot het weigeren van een patiënt, is een juridisch probleem. Bij dit soort zaken is het een afweging. Is de angst terecht? Zijn er alternatieven? Zou bijvoorbeeld in geval van spoedhulp een beveiliger of een kennis stand-by kunnen zijn?

De medicatie bestond uit een pijnstiller en een maagzuurremmer

Hier zijn zowel tandarts als ondergetekende tekortgeschoten in de alertheid ten opzichte van de verstrekte gegevens door de patiënt. De EMRRH is opgezet als een controlesysteem. De positief beantwoorde vragen moeten in overeenstemming zijn met het opgegeven medicijngebruik. Dit is bij deze casus niet het geval. Voor hyperventileren is geen pijnstiller nodig. Bij controle van de ingevulde anamneselijst had de vraag gesteld moeten worden: *'Waarom gebruikt u pijnstillers?'* Dit was nog een mogelijkheid geweest om de waarheid te achterhalen. Overigens was de pijnstiller waarschijnlijk een non-steroidal anti-inflammatory drug (NSAID) geweest waarbij ter bescherming van de maagwand een maagzuurremmer is toegevoegd. Zeker op oudere leeftijd is dit een gangbare wijze van behandelen. Zo worden preventief maagwanderosies en eventuele maagbloedingen voorkomen.

> **Toelichting**
>
> Alle NSAID's onderdrukken de prostaglandinesynthese en hebben daardoor alle vier de effecten analgetisch, anti-inflammatoir, koortsremmend en aggregatieremmend. De intensiteit van de werking varieert per stof. Prostaglandinen zouden de gevoeligheid van de sensorische zenuwuiteinden voor pijn verhogen, veroorzaakt door producten die bij ontstekingsreacties worden gevormd. Mogelijk bestaat er een relatie tussen prostaglandinen en neurotransmitters, maar het werkingsmechanisme van deze functie is nog onbekend.
>
> Het anti-inflammatoir functioneren staat in relatie met het pijnproces, maar is soms ook doel op zich. De vaatverwijding en de permeabiliteitstoename van de vaten veroorzaken oedeem, dat op zich door lokale druk de pijnsensatie verhoogt. Vermindering van de ontsteking heeft dus niet alleen een positief effect op de zwelling, maar ook op de pijn. Onder invloed van NSAID's daalt het C-reactief proteïne (CRP)-gehalte in het bloed.
>
> Het antipyretisch effect is alleen nuttig bij zeer hoge temperaturen en heeft een negatieve impact bij infecties. Bij hogere temperaturen delen sommige micro-organismen zich minder goed. De functie van B- en T-lymfocyten neemt daarentegen toe. Experimenten met reptielen tonen aan dat deze dieren bij infecties de warmte opzoeken en daarmee hun afweer verhogen. Als met salicylaten de temperatuur bij deze dieren wordt verlaagd, is hun overlevingskans dramatisch slechter.

> De aggregatieremming was in de tandheelkunde lang een heet hangijzer, maar is voor het werk van geen belang. Ondanks de gunstige effecten wordt de toepassing van NSAID's beperkt door de vele gemeenschappelijke bijwerkingen. Deze bijwerkingen komen tot stand doordat NSAID's het enzym cyclo-oxygenase remmen. De frequentie en de ernst van de bijwerkingen is wel productafhankelijk. In het algemeen nemen de klachten met de dosering toe. Van enkele middelen zijn specifieke klachten bekend. Zo geeft indometacine bij 20-60 % van de patiënten een ernstig kloppende hoofdpijn.
> Alle NSAID's hebben nadelige effecten op de mucosa. Het lokale effect is afhankelijk van de zuurgraad en de oplosbaarheid van het gebruikte product in een zure omgeving. Het leidt veelal tot dyspepsie, erosies en de kans op bloedingen. Ernstiger is het systemisch effect door onderdrukking van de synthese van prostaglandinen die de maagwand beschermen. Dit effect is onafhankelijk van de wijze waarop de NSAID's worden ingenomen. Al bij lage doseringen acetylsalicylzuur, maar ook bij de andere producten, treden klachten op van maagpijn, bloedverlies, dyspepsie, misselijkheid en braken. Zo bestaat bij het gebruik van NSAID's een kans van 1 % op een ziekenhuisopname wegens maagulcera met of zonder complicerende bloeding of perforatie [9-18].

Overigens komt ook het omgekeerde voor: bijvoorbeeld bij een patiënt die meldt dat hij suikerziekte heeft en daarvoor geen medicatie gebruikt. Bij navraag blijkt dan vaak dat bij controle voor iets anders de bloedsuiker als parameter routinematig wordt meebepaald, zonder dat dit pathologie oplevert.

Het EMRRH-systeem bestaat uit drie delen: de op opbrengst getoetste medische vragenlijst, risicoscorebepaling gebaseerd op de Amerikaanse ASA-risicoscore, maar gewijzigd voor zes behandelingen onder lokale anesthesie, en met zes daarbij behorende voorzorgsmaatregelen. De medische anamneselijst bestaat uit vragen naar medische problemen die tot acute accidenten kunnen leiden en een deel dat naar medicijngebruik vraagt, zowel op recept als over de counter gekocht.

In een jaren durend proces is elk onderdeel van deze lijst in tien Europese landen getoetst totdat er consensus bestond en een optimaal resultaat werd verkregen. Het laten invullen van deze vragenlijst is voor de tandarts daarom de meest praktische en betrouwbare methode voor het opnemen van een medische anamnese. Er zijn echter voorwaarden aan verbonden, zeker als de patiënt deze lijst zelf invult:
- De patiënt moet bereid zijn de anamnese juist in te vullen.
- De patiënt moet de taal beheersen.
- De tandarts moet de ingevulde lijst verifiëren en de opgegeven medische problematiek moet in overeenstemming zijn met het opgegeven medicatiegebruik [19].

5.2 De tandarts schrijft

'De endo werd volgens de mij bekende standaardmethode uitgevoerd met uitzondering van het feit dat ik bij deze patiënt geen rubberdam heb gebruikt, zoals anders gebruikelijk is. De patiënt weigerde deze op een agressieve wijze uit angst dat hij bij het gebruik ervan zou gaan hyperventileren. Omdat het een heftige pijnklacht betrof en een endo geïndiceerd was, heb ik mij toen laten overtuigen door betrokkene'.

Hier bestaat een dilemma. De tandarts is zich ervan bewust dat behandelen onder rubberdam door velen, onder wie endodontologen, tot de professionele standaard wordt gerekend. Aan de andere kant zit in de stoel een patiënt met pijnklachten jegens wie de tandarts een behandelplicht heeft. Wettelijk mag men een patiënt geen pijn laten lijden. Als men het toepassen van een rubberdam als richtlijn bekijkt (wat deze formeel niet is) dan mag men daarvan afwijken als daarvoor gegronde redenen bestaan. Maar dan moet wel aangegeven worden dat in deze situatie het volgen van de richtlijn nadelig voor de patiënt is. Dit moet schriftelijk worden vastgelegd. In de huidige situatie echter, waarbij toepassing van rubberdam een advies is dat de toetsing van een formele richtlijn volgens de nieuwste definitie niet kan doorstaan, mag de tandarts een rubberdam niet aanleggen zonder toestemming van de patiënt. Tandartsen die vinden dat de rubberdam een 'must' is voor een goede behandeling, kunnen hun patiënten daar wel op wijzen.

Het is niet bekend of de tandarts pogingen heeft ondernomen om de patiënt van het nut van de rubberdam te overtuigen, eventueel met de afspraak deze bij de start van hyperventilatie direct te verwijderen. Nu blijft de vraag of het toepassen van de rubberdam geleid had tot hyperventileren (paniekreactie), met eventueel nadelige gevolgen.

> **Toelichting**
>
> Het hyperventilatiesyndroom/de paniekaanvallen blijkt typisch iets van onze contreien. Overigens lijkt de rage die enkele jaren geleden als een soort mode speelde ('je moest hyperventileren anders deed je niet mee') voorbij. Emoties, zowel positief als negatief, spelen in het ontstaan een rol. De preventie lijkt simpel, maar kan veel energie van de behandelaar vragen. Vooropstaat: de patiënt geruststellen. Vanaf de start van de behandeling periodiek met betrokkene mee-ademen. Bij hyperventileren wordt dit als onaangenaam herkend. Men moet proberen het hyperventileren zo snel mogelijk na het ontstaan te blokkeren, zodat klachten als prikkelingen en tintelingen in vingers en rond de mond of een licht gevoel in het hoofd niet ontstaan. Zijn deze klachten al aanwezig, dan is een blokkade van het hyperventileren al lastiger. Bijkomende klachten zijn hartkloppingen, pre-cordiale pijn vergelijkbaar met angina pectoris; duizeligheid, oorsuizing, stoornissen van de visus, kortademigheid en ten slotte spierpijn, tremoren en tetanie. De combinatie hartinfarct/hyperventileren is beschreven, maar de vraag blijft dan wat er eerder was: het hyperventileren of het hartinfarct (oorzaak en gevolg). De collaps wordt bereikt als de prodromen lange tijd niet worden herkend. In de fase van klachten in een zakje laten ademen. Tandheelkundige behandeling in overleg continueren. Denk aan de mogelijkheid van gewenning! De drempel om in situatie met angst/paniek te reageren wordt steeds lager.

5.3 Slot

Na ruim twee jaar spanning bij de betrokken tandarts, veroorzaakt door een patiënt met maar één doel, namelijk pogen een financiële tegemoetkoming te verkrijgen, werd geconcludeerd dat de klachten op alle onderdelen ongegrond waren!

> Wederom met dank aan dr. mr. W. Brands, die altijd bereid is om een Feedback Post juridisch te onderbouwen.

Literatuur

1. Abraham-Inpijn L. Antibioticaprofylaxe bij patiënten met een kunstgewricht. NTvT. 2005;112(3):90–103.
2. Nederlandse Orthopaedische Vereniging. Totale heupprothese. 2010 (cited 2012 november)
   ► www.kwaliteitskoepel.nl/kwaliteitsbibliotheek/richtlijnen.
3. Kaandorp C. Prevention of bacterial arthritis. Thesis Amsterdam Vrije Universiteit. 1998.
4. Walenkamp GHIM. Huidige richtlijnen voor antibioticaprofylaxe bij patiënten met een gewrichtsprothese zijn niet volmaakt. NTvT. 2013;120:589–893.
5. Cassella FJ, Allor M. The kidney in sarcoidosis. J Am Soc Nephr. 1993;3:1555–62.
6. Bennett, Elzinga, Porter. Tubulointerstitial disease and toxic nephropathy. In: Brenner BM, Rector JC, editors. The Kidney, 4th ed. Philadelphia: Saunders; 1991. pag. 1435–6.
7. Steenbergen TJ van, Winkelhof AJ van, Graaff J de, Duerden BI. Antibiotic susceptibilities of black-pigmented gram-negative anaerobes. FEMS Immunol Med Microbiol. 1993;6(2–3): 229–33.
8. Abu Fanas SH, Drucker DB, Hull PS, Reeder JC, Ganguli LA. Identification and susceptibility to seven antimicrobial agents of 61 gram-negative anaerobic rods from periodontal pockets. J Dent. 1991;19(1):46–50.
9. Deenstra M. Moet men bij aspirine overgevoeligheid altijd adviseren NSAID's te gebruiken? Internisten Vademecum. 1996:2.
10. Schalekamp T. Kan een NSAID veilig worden gecombineerd met een bètablokkers en met een ACE-remmer? Internisten Vademecum. 2002:21.
11. Shultz R, Waite DE. Multicenter clinical trial of ibuprofen and acetaminophen in the treatment of postoperative dental pain. JADA. 1990;121:257–63.
12. Petersen JK, Hansson F, Strid S. The effect of an ibuprofen-codeine combination for the treatment of patients with pain after removal of lower third molars. J Oral Maxillofac Surg. 1993;51:637–40.
13. Gopikrishna V, Parameswaran A. Effectiveness of prophylactic use of rofecoxib in comparison with ibuprofen on postendodontic pain. J. Endod. 2003;29(1):60–2.
14. Ciccinetti A, Bartoli A, Ripari F, Ripari A. Cox-2 selective inhibitors: a literature review of analgesic efficacy and safety in oral-maxillofacial surgery. Oral Surg Oral Med Oral Pathol Oral Radiol Endod. 2004;9(2):139–46.
15. Spink M, Bann S, Glickman R. Clinical implications of cyclo-oxygenase-2 inhibitors for acute dental pain management: benefits and risks. J Am dent Assoc. 2005;136(10):1439–48.
16. Klasser GD, Epstein J. Nonsteroidal anti-inflammatory drugs: confusion, controversy and dental implications. J Can Dent Assoc. 2005;71(8):575–81.
17. Farmacotherapeutisch Kompas. 2013.
18. BoerA de. Hoe nu verder met COX-2-remmers, Geneesmiddelenbulletin. 2005;39:11.
19. Abraham-Inpijn L, Russell G, Abraham DA, Bäckman N, Baum E, Bullón-Fernández P, Declerck D, Fricain JC, Georgelin M, Karlsson KO, Lamey PJ, Link-Tsatsouli I, Rigo O. A patient-administered Medical Risk Related History questionnaire (EMRRH) for use in 10 European countries (multicenter trial). Oral Surg Oral Med Oral Pathol Oral Radiol Endod. 2008;105(5):597–605.
20. American Dental Association/American Academy of Orthopaedic Surgeons. (ADA/AAOS). Advisory Statement, Antibiotic prophylaxis for dental patients with total joint replacements. J Am Dent Assoc. 2003;134:895–9.

Aangeklaagd

6.1 Moeheidsyndroom leidt tot claimgedrag – 60

6.2 Mijn antwoord aan de tandarts – 60

6.3 Het ME-syndroom – 61

Literatuur – 65

© Bohn Stafleu van Loghum, onderdeel van Springer Media BV 2017
L. Abraham-Inpijn, *Tandarts in de knel*, DOI 10.1007/978-90-368-1442-3_6

6.1 Moeheidsyndroom leidt tot claimgedrag

❓ *Een tandarts schrijft me een lange mail. Vanwege het belang citeer ik zijn gehele tekst.*
"Ik word aangeklaagd door een patiënte met een moeheidsyndroom. De patiënte meent dat zij tijdens de behandeling van de 36 een spasme van haar lichaam ontwikkelde welke zij toeschrijft aan de 1,8 ml anesthesievloeistof Septanest SP die als mandibulaire geleidingsanesthesie is gegeven. Zij refereert aan de bijsluiter van Septanest SP waarin tot voorzichtigheid wordt gemaand bij patiënten met epilepsie. De aanval trad op drie kwartier na de injectie en na het verwijderen van de oude kroon en het aanbrengen van cofferdam om het onder de kroon aanwezige amalgaam te verwijderen. Van een pijnsensatie was geen sprake. Bij de volgende behandeling, met toestemming van de patiënte, weer met mandibulaire geleidingsanesthesie met aspiratie, ontstonden vrijwel direct spasmen en rillingen. De pols was 120/min. Voordat wij de bloeddruk konden meten was de spasme over en in overleg werd de behandeling zonder verdere complicaties voortgezet. De krampen waren vergelijkbaar met een epileptisch insult, maar zonder tonische fase. Volgens de medische anamnese heeft betrokkene geen epilepsie maar spasmen die daarop lijken en die verband houden met haar ziekte ME/CVS (het chronische vermoeidheidssyndroom). Voor deze klacht heeft betrokkene 4 neurologen geconsulteerd. Geen van hen stelde de diagnose epilepsie. De door mij gedane zoekopdracht op PubMed leverde geen relatie op tussen ME/CVS en epilepsie. Wel is er een verband tussen stress en het ontstaan en verloop van de ziekte. Stressreductie leek mij dus essentieel. Het verwijt van betrokkene is erop gericht dat ondanks de spasmen bij de eerste behandeling, welke worden gezien als bijwerking van de Septanest, ook tijdens de tweede behandeling hetzelfde lokale anestheticum gebruikt is, zonder haar de 'gevaren' van Septanest mee te delen. Betrokkene geeft aan misleid te zijn over het gebruik van de term 'biologische tandheelkunde' op een subpagina van onze praktijkwebsite. Zij stelt in haar klachtbrief biologische tandheelkunde gelijk aan alternatieve therapieën (elektroacupunctuur, biotensor, vegatest) en het gebruik van specifieke hulpmiddelen (clean-up). Biologische tandheelkunde heeft in onze benadering echter geen relatie met alternatieve therapieën en zo profileert onze praktijk zich ook uitdrukkelijk niet."

❓ *Vragen:*
1. *Was er gezien de informatie die wij voorafgaand aan de eerste behandeling hadden, reden om af te zien van articaïne als anestheticum?*
2. *Was er na de eerste behandeling reden om bij de tweede behandeling af te zien van articaïne?*
3. *Is er een relatie bekend tussen Septanest en het optreden van spierspasmen?*
4. *Had ik voorafgaand meer informatie (bijvoorbeeld de bijsluiter) moeten geven over Septanest, terwijl betrokken zelf gemeld heeft bij de medische anamnese 'dat zij ook lijdt onder teveel uitleg'?*

6.2 Mijn antwoord aan de tandarts

▶ 1. Na vier consulten neurologie mag aangenomen worden dat betrokkene geen epilepsie in welke vorm dan ook heeft. Aanvallen van spasme zijn niet inherent aan het ME-syndroom. Ook bij Lareb zijn spasmen als bijwerking van lege artis gespoten articaïne niet bekend. Alleen bij toxische doseringen kan spasme optreden. Er bestond geen contra-indicatie tegen articaïne.

2. Vaak zijn patiënten angstig voor enige vorm van anesthesie. Er wordt gesuggereerd dat patiënten met het chronischevermoeidheidssyndroom heviger reageren op zowel lokale als algehele anesthesie. In de vakliteratuur zijn hier echter geen publicaties over. Ook over het gebruik van vasoconstrictiva is niets bekend. Bij de tweede behandeling werd voor het gebruik van de articaïne toestemming aan de patiënt gevraagd en verkregen. Er is zorgvuldig gehandeld, mede gezien het antwoord op vraag 1.
3. Gezien het feit dat van articaïne uiterst zelden bijwerkingen voorkomen (gegevens Lareb), de opmerking van de patiënt dat zij geen overmaat aan informatie wilde, lijkt het geven van de bijsluiter een stap te ver. Bij dit type patiënten dient rekening gehouden te worden met de neiging tot shoppen (vier neurologen) en de hang naar alternatieve wijzen van behandeling. Dit op basis van het gevoel miskend, niet serieus genomen te worden. Deze wijze van reageren vraagt om een omzichtige benadering met goede documentatie van de gemaakte afspraken en verrichtingen.

6.3 Het ME-syndroom

Geschiedenis

Dit syndroom heeft in de loop der jaren evenveel vragen opgeroepen als namen gekregen. In 1750 wordt het beschreven als *'little fever'*. Een eeuw later als het *Da-Costa's syndroom*. In 1889 wordt het beeld *neurasthenie* genoemd, en sinds een epidemische uitbraak in 1934 in Los Angeles *myalgische encefalomyelitis (ME-syndroom)*. Het heeft nu bekendheid gekregen als het *chronischevermoeidheidssyndroom* of *postviraal syndroom*. Vermoeidheid staat in de top tien van problemen in de huisartspraktijk [1].

De pathogenese van het syndroom is onbekend. Chronische moeheid is een veelvoorkomende klacht, waarvan slechts een klein deel tot het ME-syndroom gerekend wordt. Moeheid is een persoonlijke beleving van het individu zonder maat en getal. Men spreekt van chronische moeheid (CVA) bij een langer dan een half jaar bestaande invaliderende moeheid bij een patiënt zonder organisch lijden. Organiciteit aantonen door middel van het meten van de cerebrale doorbloeding met de *single photon emission computer tomography (SPECT)* blijft uiterst dubieus [2].

De vraag is zelfs of er sprake is van een syndroom, of dat het om verschillende beelden gaat die onder de noemer chronischevermoeidheidssyndroom worden samengebracht.

De prevalentie wordt geschat op 2 promille van de bevolking. In Nederland zouden naar schatting jaarlijks 3.000–10.000 patiënten worden gediagnosticeerd [3]. De enorme belangstelling voor het syndroom zowel professioneel als vanuit de lekenpers, gestimuleerd door de patiëntenvereniging, heeft duidelijk gemaakt dat er veel controversiële meningen zijn, gebaseerd op het ontbreken van objectieve kenmerken. In de loop van de jaren hebben diverse oorzaken de revue gepasseerd en zijn veelal even snel weer verlaten. Gespeculeerd wordt over een oorzakelijke rol van infecties, immunologische dysfunctie, endocriene-metabole oorzaken en neuropsychiatrische factoren. Tot de genoemde infecties behoren zowel bacteriële als virusinfecties. Genoemd worden brucellosis, *Helicobacter pylori*, Epstein-Barr, chronische candidiasis, xenotropic murine leukaemia virus-related virus (XMRV-virus,) maar van geen van alle is ooit een relatie bewezen [3−8].

Immunologisch zijn wisselend kleine verschillen gevonden ten opzichte van gezonde mensen. Ook wordt gedacht aan een abnormale immuunrespons na bepaalde infecties. Deze verschillen zijn echter van minimale aard en lijken vooralsnog niet van betekenis. In het kader van endocriene-metabole oorzaken zijn een laag cortisol genoemd en een te geringe secretie van het corticotropin-releasing hormoon. Deze bevindingen zijn aspecifiek en komen ook bij fibromyalgie en een depressie voor. Publicaties wijzen op een duidelijke of gemaskeerde depressie en op primair slaapstoornissen [9, 10].

De vraag is wat is '*post*' en wat is '*propter*'. Sommige onderzoekers zijn geneigd een oorzaak in afwijkende spiervezels te zoeken, anderen in het centraal zenuwstelsel, doch de gegevens zijn inconsistent en niemand heeft zijn hypothese onweerlegbaar kunnen bewijzen.

Vooral in de alternatieve geneeskunde wordt een rol toegedacht aan deficiënties en maakt men therapeutisch gebruik van diëten. Bekend is de vitamine B12- en carnitinesuppletie. Deficiënties zijn echter nooit aangetoond [11]. Hoewel (voor zover bekend) het geven van hoge doseringen vitamine B12 geen schade berokkent, bestaan er wel nadelen. Het geven van deze hoge doseringen is in Nederland niet geregistreerd. Zo werkt iedere 'behandeling' medicaliserend, en enkele keren per week een injectie en geen vergoeding door de ziektekostenverzekeraar is belastend. Daarbij is het placebo-effect groot, maar na een halfjaar uitgewerkt.

Essentieel is dat een wetenschappelijk aangetoonde en medisch aanvaarde behandeling wordt uitgesteld, terwijl het bewijs van de werkzaamheid van de alternatieve behandeling ontbreekt [12, 13]. Amalgaam ontbreekt niet in het rijtje mogelijke oorzaken [14]. Naar genetische oorzaken is zonder succes gezocht gezien het feit dat het meer voorkomt bij vrouwen. Ook tweelingstudies laten een predispositie zien [15].

Diagnose

De diagnose wordt bemoeilijkt door het ontbreken van elk objectiveerbaar symptoom. Zowel lichamelijke als laboratoriumtechnische bevindingen als beeldvorming zijn niet afwijkend van de norm [3]. Sinds 1988 is vrijwel elke twee jaar geprobeerd criteria op te stellen die het syndroom moeten karakteriseren. De laatste indeling van het *Center for Disease Control (CDC)* wordt weergegeven in ◘tab. 6.1 Er is veel overlap met of comorbiditeit door andere onverklaarde aandoeningen, zoals de fibromyalgie, prikkelbaredarmsyndroom, pijnstoornissen, burn-out, en depressie [10, 17]. Ook afwijkingen van het temperomandibulaire gewricht worden daarbij genoemd (◘tab. 6.2).

De symptomatologie is divers en wisselt per patiënt (◘tab. 6.3). De twijfels rond dit syndroom hebben de onzekerheid in de maatschappij doen toenemen. In 2010 heeft de staatssecretaris besloten om de CVS bij volwassenen niet als chronische ziekte te erkennen. Er is echter jurisprudentie uit 2008 door de Rechtbank in Almelo waarbij werd vastgesteld dat CVS een 'reële en invaliderende aandoening' kan zijn [18].

6.3 · Het ME-syndroom

Tabel 6.1 CDC-criteria voor het chronisch moeheidssyndroom [16]

of 1

onverklaarde, blijvende of recidiverende moeheid, niet gerelateerd aan voortdurende inspanning. Niet verbeterend door rust en resulterend in een vermindering van het oorspronkelijke niveau van betrokkenheid, opleiding, sociale en persoonlijke activiteiten

en 2

vier of meer van de volgende symptomen die persisteren of recidiveren gedurende zes of meer aansluitende maanden zonder voorafgaand moeheid

– zelf aangegeven afname van het korte geheugen of de concentratie

– pijnlijke keel

– palpabele of pijnlijke hals- of okselklieren

– pijnlijke spieren

– verspringende arthralgieën zonder zwelling of roodheid

– veranderde of in ernst gewijzigde hoofdpijn

– niet-verkwikkende slaap

– langdurige moeheid (>24 u) na inspanning die in de premorbide toestand goed verdragen zou zijn

Tabel 6.2 Differentiatie CVS, fibromyalgie en afwijkend temporomandibulair gewricht [9]

gemeenschappelijke symptomen

– voortdurende spierpijn

– in slaap vallen eventueel staande of te veel moe na slapen; niet verkwikt na voldoende slaap

– vergeetachtig, concentratiestoornissen

– buikpijn afhankelijk van darmbewegingen

– harde, weke tot waterige stoelgang

differentiatie CVS en fibromyalgie t.o.v. TMD

– duur langer dan 6 maanden

– moeheid leidt tot 50 % reductie normale activiteit

– spierslapte, spierpijn van wisselend karakter

– verspringende arthralgieën zonder zwelling of roodheid

differentiatie CVS t.o.v. fibromyalgie en TMD

– temperatuur tussen 37,5 °C en 38,6 °C of rillingen

– keelpijn

differentiatie fibromyalgie t.o.v. CVS en TMD

– pijn verbetert door warmte en massage

– pijn verergert door zitten en staan

differentiatie TMD t.o.v. CVS en fibromyalgie

– pijn in de kaken, temperomandibulair gewricht of oorpijn

Tabel 6.3 Percentage symptomen bij CVS-patiënten [17]

	percentage
extreme moeheid	100
hoofdpijn	90
keelpijn	90
weke lymfklieren	80
spierklachten	80
gewrichtsklachten	75
koortsig	75
slaapproblemen	70
psychiatrische klachten	65
allergie positief/rash	55/10
gewichtsverlies of -toename	20/5
snelle pols	10
pijn op de borst	5
nachtzweet	5

Behandeling

Het onduidelijke klinische beeld en het gebrek aan organische afwijkingen heeft er voor gezorgd dat vrijwel elk medisch specialisme bij de diagnostiek en behandeling betrokken wordt. Dit wordt gestimuleerd door het feit dat de patiënten zich regelmatig niet begrepen voelen en neigen tot shoppen, waarbij niet zelden het heil wordt gezocht bij de alternatieve 'geneeskunde'. De gevoelde miskenning in de werksituatie en in de behandelrelatie vormt regelmatig de aanleiding tot claimgedrag. Gemiddeld is de prognose dan ook niet goed. Alleen vroegtijdige herkenning en behandeling met een combinatie van cognitieve gedragstherapie (een vorm van psychotherapie) en *graded exercise training* (langzame opbouw van lichamelijke activiteiten), verbetert de prognose [19, 21]. Deze intensieve behandeling stuit echter op problemen. Ten eerste moet de patiënt de 'wil' hebben te genezen. In de tweede plaats levert de belangstelling en zorg van de omgeving de patiënt zoveel ziektewinst op, dat er weinig behoefte bestaat om 'gezond' te worden. De patiënt moet zich zowel bij de cognitieve therapie als bij de lichamelijke oefeningen inspannen. Velen beginnen dan de behandeling, maar breken deze vroegtijdig af. Dit verslechtert de prognose sterk. In de derde plaats is er door de behandeling door alternatieve genezers vaak veel tijd verloren gegaan. Pas als de patiënt deze drie hobbels overwonnen heeft, komt hij aan de enig empirisch getoetste en effectief gebleken therapie toe [3].

Deze behandeling sluit aan op predisponerende factoren van het CVS. Als risicofactoren worden gezien neurotische karaktertrekken en introversie bij inactiviteit op de kinderleeftijd. Psychiatrisch gezien is CVS geen ziekte [22].

De ME-patiënt vergt in de praktijk extra aandacht. Niet alleen met betrekking tot de orale gezondheid (energie ontbreekt soms voor goede eigen mondzorg), maar ook het opeisen van aandacht kost tijd. Desondanks is claimgedrag niet zeldzaam. Daartegen kan men zich alleen wapenen door een nauwkeurige, schriftelijke weergave van het besprokene, de gemaakte plannen en de uitvoering, met resultaat.

Literatuur

1. Korenromp IHE, Meeus M, Bleijenberg G. Nederlandstalige definitie van chronische vermoeidheid. NTvG. 2012;156(16):A4403.
2. Soetekouw PMMB, Swanink CMA, Meer JWM van der. Is er iets bekend over afwijkingen op de SPECT hersenscan bij het z.g. Chronische Vermoeidheidssyndroom. Vademecum interne ziekten. 1998;16.
3. Jonker K, Hemert AM van. Behandeling van patiënten met het chronisch-vermoeidheidssyndroom. NTvG. 2006;150(28):2067–8.
4. Editorial. XMRV-virus speelt geen rol bij CVS. Medisch Contact. 2011;66(1):37.
5. McClure M, Wessely S. Chronic fatigue syndrome and human retrovirus XMRV. BMJ. 2010;25(5):4–5.
6. Kuppeveld FJM van, deJong AS, Lanke KH, Verhaegh GW, Melchers WJG, Swanink CMA, Bleijenberg G, Netea MG, Gakama J, Meer JWM van der. Prevalence of xenotropic murine leukaemia virus-related virus in patients with chronic fatigue syndrome in the Netherlands: retrospective analysis of samples from an established cohort. BMJ. 2010;25(5):30–4.
7. Mevius L. Geen XMRV, maar ander virus bij chronisch vermoeide patiënten. NTvG. 2010;154(37):1704.
8. Hickie I, Davenport T, Wakefield D, Vollmer-Conna U, Cameron B, Vernon SD, Reeves WC, Lloyd A. Post-infective and chronic fatigue syndromes precipitated by viral and non-viral pathogens: prospective cohort study. BMD. 2006;333:575–8.
9. Aaron LA, Burke MM, Buchwald D. Overlapping conditions among patients with chronic fatigue syndrome, fibromyalgia, and temporomandibular disorder. Arch Intern Med. 2000;160(2):217–21.
10. Buchwald D, Garrity D. Comparison of patients with chronic fatigue syndrome, fibromyalgia. and multiple chemical sensitivities. Arch Intern Med. 1994;154:2049–53.
11. Soetekouw MMB, Wevers RA, Vreken P, Elving LD, Janssen AJM, Veen Y van der, Bleijenberg G, Meer JWM van der. Normal carnitine levels in patients with chronic fatigue syndrome. Neth J Med. 2000;57:20–4.
12. The GKH, Elving LD, Bleijenberg G, Meer JWM van der. Vademecum Interne Ziekten. 23 nov 2004;22(48).
13. Vermeulen RCW, Scholte HR. Exploratory open label randomized study of acetyl- and proprioncarnitine in chronic fatigue syndrome. Psychosom Med. 2004;66:276–82.
14. Michel I, Norback D, Edling C. An epidemiologic study of the relation between symptoms of fatigue, dental amalgam and other factors. Swed Dent J. 1989;13:33–8.
15. Prins JB, Meer JWM van der, Bleijenberg G. Chronic fatigue syndrome. The Lancet. 2006;367(9507):346–55.
16. CDC, 'Recognition and management of Chronic Fatigue Syndrome. A resource guide for health care professionals'. 2006.
17. Straus SE. The Chronic mononucleosis syndrome. J. Infect Dis. 1988;157(3):405–12.
18. Editorial. Busemaker: 'CVS geen chronische ziekte'. Medisch Contact. 2010;65(6):24.
19. Bolk JH. Report from the health council of the Netherlands on the chronic fatigue syndrome: moving away from the body-mind dichotomy with a view to effective prevention and treatment. NTvG. 2005;149(14):739–41.
20. Swanink C, et al. Het chronisch moeheidssyndroom I. Somatologische hypothesen. Ned T Gen. 1991;43:2005–9.
21. Prins JB, Blijenberg G, Bazelmans E, Elving LD, Boo TM de, Severens JL, Wilt GJ van der, Spinhoven P, Meer JWM van der. Cognitive behaviour therapy for chronic fatigue syndrome: a multicentre randomised controlled trial. The Lancet. 2001;357:828–41.
22. Tuijl JR. Het chronische vermoeidheidssyndroom/somatoforme stoornissen. Patiënt Care/psychiatrie. 2003;2(2):12–6.

Vlekjes

7.1 Mazelen, roodvonk, rodehond en 5e en 6e ziekte – 68

7.2 Antwoord – 68

7.3 Differentiële diagnose kinderziekten met vlekjes – 68

7.4 Conclusie – 78

Literatuur – 79

© Bohn Stafleu van Loghum, onderdeel van Springer Media BV 2017
L. Abraham-Inpijn, *Tandarts in de knel*, DOI 10.1007/978-90-368-1442-3_7

7.1 Mazelen, roodvonk, rodehond en 5e en 6e ziekte

? Een kind met vlekjes
"Geachte mevrouw Abraham-Inpijn, Mijn dochtertje (groep I) komt thuis met het bericht dat haar vriendinnetje de 'vlekjesziekte' heeft. Navraag bij de schoolleiding brengt mij niet veel verder. Er wordt iets geroepen van de vijfde of zesde ziekte, met daarbij de mededeling dat een aantal kinderen uit de klas hetzelfde heeft. Hoe is dit met de besmettelijkheid? Zijn er voorzorgen voor mijn tandartspraktijk nodig? Ik heb veel ouders met kinderen van school in mijn praktijk."

7.2 Antwoord

Het gaat hier om twee verschillende ziekten:
- De vijfde ziekte (erythema infectiosum) is een infectie met het parvovirus B19. De besmetting vindt plaats via druppelinfectie. De incubatietijd bedraagt tien dagen tot drie weken. De patiënten zijn al een week voorafgaand aan de eerste symptomen besmettelijk. Patiënten met symptomen van erythema infectiosum zijn per definitie niet meer infectieus. De besmettingsgraad op basisscholen en kinderdagverblijven bedraagt tussen de 10 en 60 %. Er bestaat nog geen vaccin tegen het virus. Individuen met een gestoorde immuniteit en zwangeren vormen een hoog risico. Het is onmogelijk om deze ziekte geheel uit praktijk te weren. Ik zou alleen risicopatiënten behandelen op tijden dat u in uw praktijk geen zwangeren of kinderen verwacht [1].
- De zesde ziekte wordt veroorzaakt door een humaan herpesvirus (HHV-6A en HHV-6B). Het stamt uit dezelfde groep als het cytomegalovirus. De incubatietijd bedraagt 10 dagen met een spreiding van 5–14 dagen. De besmetting verloopt via speeksel, de placenta, bloedtransfusies en/of orgaandonatie. Na het acute ziektebeeld is het onduidelijk hoe lang de patiënt besmettelijk blijft. Wel is bekend dat het virus latent aanwezig kan blijven en de patiënt daarmee potentieel levenslang besmettelijk is. Immunisatie is nog niet van toepassing. De preventie bestaat uit hygiënische maatregelen. Wering van het werk, school en kinderdagverblijven wordt als onnodig beschouwd. Ook voor deze ziekte geldt dat er kans is op een ernstig beloop bij immuunstoornissen, vooral bij een gestoorde cellulaire immuniteit (maligne bloedziekten, SLE, hiv en sommige immunosuppressiva, zoals glucocorticosteroïden en methotrexaat). Ook de zwangerschap is een hoog risico, met als gevolg abortus of een vroege geboorte. Wat het behandelen betreft geldt dus hetzelfde als bij de vijfde ziekte [2].

7.3 Differentiële diagnose kinderziekten met vlekjes

Kinderen zijn vaak een paar dagen hangerig en hebben dan plotseling 'vlekjes'. Maar de afspraak met de tandarts staat. In een tijd dat we dachten dat door het Rijksvaccinatieprogramma de besmettelijke kinderziekten zouden uitsterven, blijkt bij herhaling dat ziekten zoals mazelen en kinkhoest hun kop weer opsteken. Hoe onderscheidt men op basis van de symptomen (klinisch beeld) de verschillende infecties? Wat is hun impact op de tandheelkundige praktijk? (◻tab. 7.1).

7.3 · Differentiële diagnose kinderziekten met vlekjes

Tabel 7.1 Differentiaaldiagnose kinderziekten met vlekjes van de huid tisch email in het melk- en volwassen gebit (1 publicatie)

eigenschap	mazelen	roodvonk	rode hond	vijfde ziekte	zesde ziekte
oorzaak	morbillivirus	streptokok A	rubellavirus	humaan parvovirus B 19	Humaan herpesvirus 6
voorkeursleeftijd	½–4 jaar	2–10 jaar	6–12 jaar	4–10 jaar	3 maanden tot 3 jaar
incubatietijd	7–14 dagen	2–7 dagen	12–23 dagen	7–21 dagen	5–14 dagen
besmettelijkheid	4 dgn voor tot 4 dgn na begin exantheem	ongecompliceerd/onbehandeld 10–21 dagen. Met therapie 48 h	10 dgn voor-7 dgn na start exantheem	week voor symptomen	onbekend, mogelijk levenslang
besmettingsweg	aerosol	aerosol	aerosol	aerosol	aerosol
prodromen	conjunctivitis, rinitis, droge hoest, koorts >39°	Koorts tot 40°, keelpijn, braken	klieren achter oren en in nek, bovenste luchtweginfectie	aspecifiek beeld, milde koorts	enkele dagen hoge koorts zonder andere symptomen
exantheem	confluerend, ruw maculopapuleus, rood-livide. Begint op hoofd	klein vlekkerig, rode puntjes, op 'kippenvel' (ruw), later confluerend. Vooral in lichaamsplooien. Vervelling voetzolen en handpalmen na 1–3 weken	klein vlekkerig maculopapuleus exantheem, confluerend op romp en gezicht	vlindervormige exantheem in gezicht, dus vrij rode lichtverheven vlekjes opstrekzijde ledematen, soms op billen en romp. Later confluerend met centraal verbleken	na dalen temperatuur, 2 dagen kleine roze lenticulaire vlekjes. Begint op de romp laten armen
bijkomend	koplikse vlekjes 48 uur voor het ontstaan exantheem	farynxbogen/tonsillen ontstoken met beslag. frambozentong	kleine rode vlekjes op palatum molle	geen	geen
risicogroepen	kinderen<1 jr, zwangeren, congenitale of verworven immuunstoornissen	immuungecompromitteerde kinderen. Kinderen met anatomische afwijkingen in KNO-gebied. Bij downsyndroom	zwangere vooral in het eerste trimester	immuungecompromitteerde zwangeren. Patiënten met een chronische hemolytische anemie	immuungecompromitteerde patiënten

Mazelen

Ondanks dat de sterfte aan mazelen wereldwijd gehalveerd is door de toepassing van grootschalige vaccinatieprogramma's gefinancierd door de WHO, Unicef, het Amerikaanse Rode Kruis, de UN Foundation en de Centers for Disease Control and Prevention, komen er nog steeds epidemieën voor [3].

In Nederland doen epidemieën zich ongeveer om de 4–6 jaar voor [4]. De laatste dateert van begin mei 2013 tot eind februari 2014. Bij de vergelijking van de epidemie uit 1999–2000 en deze laatste valt een grote uniformiteit op. Tussen de 90–94 % ontstaat in gebieden met een lage vaccinatiegraad, zoals in de *bible belt*, waar men om godsdienstige redenen afziet van vaccinatie [5]. Van de bekend zieke kinderen (±2000 en 2636, exclusief importgevallen), had 12–16 % complicaties waarvoor ziekenhuisopname noodzakelijk was. Tijdens beide epidemieën overleed een kind aan de gevolgen. Waarschijnlijk bestaat er een onderrapportage [6–8] (fig. 7.1a, b).

Mazelen is een infectie veroorzaakt door een virus uit de paramyxovirusgroep. De besmetting verloopt via de nasofarynx. Het is een druppelinfectie die door aerosolen wordt overgebracht (praten, niezen). De ziekte is zeer besmettelijk. De patiënt is al drie dagen voor de eerste symptomen besmettelijk en blijft dat tot circa vijf dagen nadat het exantheem is ontstaan. In de praktijksituatie kan de besmetting dus al hebben plaatsgevonden voordat de ziekte gediagnostiseerd is. Kort voordat het exantheem ontstaat, zijn in de mond de Koplikse vlekjes te vinden (fig. 7.2).

Het gevaar voor de praktijkmedewerkers hangt af van de vaccinatiegraad van betrokkenen. Volwassenen die voor 1965 zijn geboren hebben vrijwel allemaal mazelen bewust of onbewust doorgemaakt en hebben hiertegen weerstand opgebouwd. Volwassenen geboren tussen 1965 en 1975 zijn ook alleen beschermd als zij mazelen hebben doorgemaakt. Vanaf 1976 worden kinderen tegen mazelen gevaccineerd. Voor een praktijk is derhalve duidelijk wie wel en wie geen gevaar loopt op besmetting. Als men niet zeker is van de vaccinatie omdat men het inentingsbewijs niet meer heeft, dan is het mogelijk dit na te gaan bij het RIVM-regiokantoor.

Als het nodig is kunnen nauwe contacten ook een vaccinatie tegen mazelen krijgen. Dit wordt uitgevoerd door de regionale GGD. In het algemeen wordt niet aangeraden ongevaccineerde volwassenen alsnog te vaccineren [4]. Voor mazelen geldt een meldingsplicht als infectieziekte B (tab. 7.2). (Voor meer informatie over mazelen, haar verloop en de complicaties zie de Feedback 'Kinderziekten in de thk-praktijk', TP 2013–8, pag. 44–50 [8, 9]).

Roodvonk of scarlatina

Deze kinderziekte wordt veroorzaakt door een streptokok A met als bronnen de neus, de keel en de huid. Het is één van een hele reeks streptokokken die eigenschappen gemeen hebben. Zo zijn stammen van de groep A altijd β-hemolytisch. Daarnaast zijn er bacteriespecifieke eigenschappen, zoals virulentiefactoren, factoren voor specifieke wijze van overbrengen en factoren van de gastheer zoals de algemene en specifiek afweer, het HLA-type van de patiënt en risicofactoren die het ziektebeeld bepalen. Als voorbeelden: bij een niet-intacte huid door waterpokken kan als secundaire infectie impetigo door streptokokken ontstaan (tab. 7.3).

7.3 · Differentiële diagnose kinderziekten met vlekjes

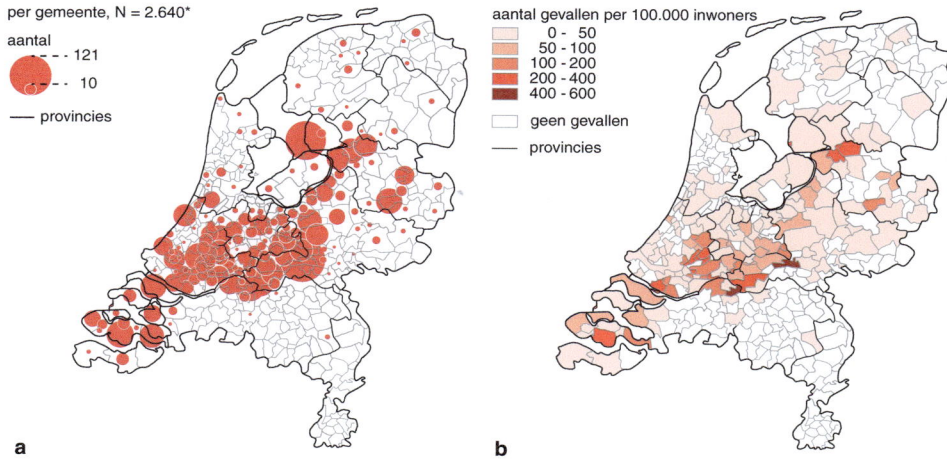

Figuur 7.1 **a, b** Mazelenepidemie 1 mei 2013–26 februari 2014. N = 2640. (Bron: RIVM). **a** Aantallen mazelenpatiënten per gemeente. **b** Mazelenincidentie

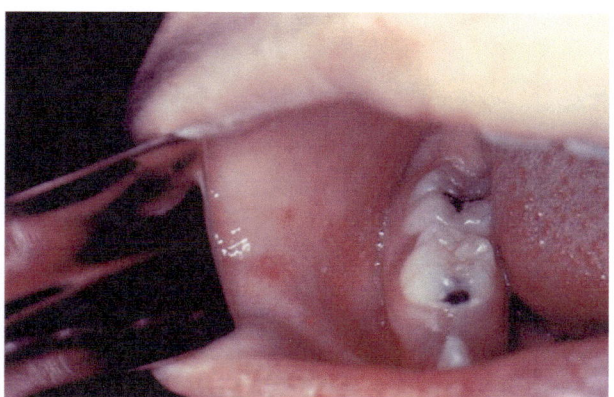

Figuur 7.2 Koplikse vlekjes

De immuniteit is een hoofdstuk apart. Omdat immuniteit bacteriespecifiek is, kan ieder type streptokok A een infectie geven. Hierbij wordt wel in toenemende mate tegen een of meer erytrogene toxinen afweer gevormd. De streptokokkentoxinen zijn goede immunogenen. Dit zorgt ervoor dat na het 6e levensjaar roodvonk minder voorkomt. Dit sluit echter een keelontsteking door streptokokken niet uit [10].

De incubatietijd bedraagt 2–7 dagen. Er zijn in verhouding veel bacteriën nodig wil het ziektebeeld tot stand komen; daarmee is de besmettelijkheid niet erg groot. Het begint met koorts en een keelontsteking, op de tweede dag gevolgd door een rode uitslag op de romp veroorzaakt door een toxine van de *Streptococcus pyogenes*. De uitbreiding van het exantheem over het hele lichaam laat een voorkeur voor de liezen en de oksels zien. Het gebied rond de neus en mond blijft altijd vrij ('narcosekapje'). Ook de slijmvliezen doen mee. Zo is

◘ **Tabel 7.2** Meldingsplicht infectieziekten [26]

groep A
- kinderverlamming
- pokken
- SARS
- virale hemorragische koorts
- MERS-coronavirus

groep B1
- difterie
- pest
- rabiës (hondsdolheid)
- tbc

groep B2
- buiktyfus
- cholera
- hepatitis A, B, C
- kinkhoest
- mazelen, rodehond
- paratyfus
- shigellose
- shigatoxineproducerende E. coli
- invasieve groep-A-streptococceninfectie
- voedselvergiftiging van twee contacthebbende personen

groep C
- anthrax (miltvuur)
- bof
- botulisme
- brucellose
- ziekte van Creutzfeldt-Jakob
- gele koorts
- invasieve *Haemophilus influenzae* type b
- hantavirus
- legionellose
- leptospirose
- listeriose
- malaria
- meningokokkenziekte
- MRSA-infectie
- invasieve pneumokokkenziekte <5 jr
- psittacose
- Q-koorts
- tetanus
- trichinose
- Westnijlvirus

Tabel 7.3 Infecties met streptokokken-groep A en complicaties

naam	ziekte	
respiratoir	sinusitis, otitis media, mastoïditis, lymfadenitis colli, peritonsillair abces angina	
huid	roodvonk	
	pyoderma	wondinfectie
	erysipelas	onderhuidse ontsteking vrnl lymfogeen
	streptokokkencellulitis	acute, snel progressieve cutane/subcutane infect na bijv. brandwonden, na chirurgie of trauma
	faciitis necroticans	snel ontwikkelende subcutane/fascie ontsteking, necrotisch/gangreneus, na vaak kleine trauma; berucht bij diabetes
	impetigo (krentenbaard)	vaak menginfectie met *Staphylococcus aureus*
genitaal/anaal	vaginitis, perianale dermatitis	
sepsis/met of zonder oppervlakkig focus	septische shock	
	puerperale sepsis (kraamvrouwenkoorts)	
complicaties	acuut reuma	
	glomerulonefritis	

de tong aanvankelijk wit, maar na drie dagen wordt deze dik en hobbelig ('frambozentong') (fig. 7.3). Het niet-jeukende exantheem bestaat uit rode puntjes op een rode ondergrond die ruw aanvoelt. Na 3-5 dagen daalt de temperatuur. Ook bij ernstiger verlopende beelden treedt, als het exantheem verbleekt, meestal na tien dagen herstel in. Twee tot drie weken later treedt vervelling op, het meest uitgesproken van de voetzolen en de handpalmen.

Predispositie voor een glomerulonefritis bestaat tussen de 2 en 6 jaar. Een verhoogde kans op acuut reuma bestaat bij een HLA-fenotype DR2 bij negroïden en een DR4 voor blanken, en dat alles bij een voorkeursleeftijd tussen 6 en 10 jaar [11]. Immunisatie is niet aan de orde.

Feneticilline als behandeling komt alleen in aanmerking bij ernstig zieken. De besmettingsduur is 10-21 dagen zonder therapie en met behandeling 2 tot 3 dagen [10]. De laatste jaren lijkt de roodvonk steeds minder ernstig te worden en nemen ook de complicaties af. Dit alles ondanks het feit dat er geen blijvende immuniteit optreedt [5].

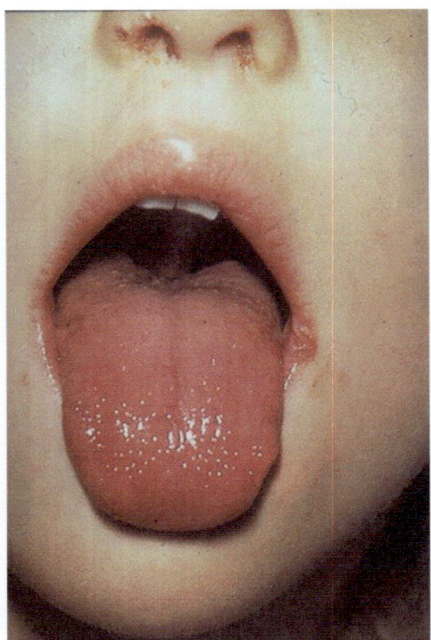

Figuur 7.3 'Frambozentong'

Rodehond

Het rubellavirus is een RNA-virus met enveloppe met maar één antigeentype dat twee ziektebeelden veroorzaakt:
1. Een mild verlopend ziektebeeld bij kinderen. Hoe jonger hoe minder symptomen.
2. Een aangeboren vorm die leidt tot kenmerkende afwijkingen.

Ad 1 De milde vorm wordt overgebracht door druppelinfectie of besmet handcontact. De incubatietijd bedraagt minimaal 12 dagen. De besmettelijkheid is groot. Waarschijnlijk verloopt 50 % van de besmettingen subklinisch [12]. De beginfase is soms identiek aan het beeld van roodvonk. Het verschil ligt in het feit dat kort voor het exantheem kenmerkende lymfklierzwellingen voelbaar worden achter de oren en in de nek ter hoogte van de aanhechting van de nekspieren aan het achterhoofd. Het exantheem begint in het gezicht. Binnen circa 2 dagen zijn de romp, armen en benen overdekt. Dit exantheem is rozerood en maculopapuleus, aanvankelijk vlekkig, maar in het gezicht vaak confluerend.

In zeldzame gevallen ontstaan complicaties, zoals een Guillain-Barré, artralgie of een artritis van vingers, polsen en knieën. De klachten verdwijnen spontaan maar kunnen een maand of langer duren.

◘ **Tabel 7.4** Afwijkingen bij congenitale rubella [12, 13, 16]

– hartafwijkingen (open ductus, ventrikelseptumdefect, coarctatio, pulmonaalstenose, myocarditis)

– oogafwijkingen (cataract, microphthalmie, retinopathie, glaucoom)

– verminderd gehoor tot doofheid

– groeiachterstand

– trombopenie met purpura en petechiën

– hepatosplenomegalie

– afwijkingen aan het centraal zenuwstelsel (microcefalie, meningo-encefalitis, psychomotore retardatie)

– botafwijkingen

– afwijkingen van de tractus urogenitalis

– paarse huidlaesies ('blueberry muffin spots')

– hypoplastisch email in het melk- en volwassen gebit (1 publicatie)

De afweer komt circa 4 dagen na het begin van het exantheem op gang (IgM) om levenslang (IgG) aantoonbaar te blijven, weliswaar met een afnemende titer. Bij een herhaald contact doet deze dienst als booster, waarbij de antistoftiter snel stijgt. In de praktijk beschermt dit systeem vrijwel altijd voldoende om een klinisch beeld later te voorkomen.

Ad 2 Bij meer dan 80 % van niet-immune zwangeren tegen rodehond vindt infectie van de foetus plaats [13]. In de eerste 16 weken is de kans op een viremie bij de foetus 8 %. In de praktijk blijken echter slechts sporadisch afwijkingen bij de pasgeborene aanwezig. Onderzoek in Canada naar het resultaat van vaccinatie vroeg in de zwangerschap was onbevredigend. Er bestond geen verschil in het type congenitale afwijkingen bij de kinderen van wel en niet gevaccineerde moeders [14]. Bij zwangeren zonder circulerende antistoffen wordt na de zwangerschap gevaccineerd.

In Nederland zit sinds 1974 de vaccinatie voor meisjes in het Rijksvaccinatieprogramma. Vanaf 1987 worden ook jongens geënt op de leeftijd van veertien maanden en negen jaar, samen met de bof en de mazelen. Daarmee is rubella in Nederland een zeldzame ziekte geworden. Dit geldt niet voor de bijbelgordel en immigranten. Zo was het mogelijk dat er in 2004–2005 nog een rubella-epidemie in Nederland ontstond onder niet-gevaccineerden [15]. De op papier gestelde routinescreening van zwangeren in Nederland wordt in de praktijk niet strikt gevolgd. De vaccinatie zit niet in het pakket van de WHO (Expanded Program on Immunization). In West- en Centraal Europa, Amerika en Australië bestaat een zekere routinevaccinatie. In de overige landen komt rubella nog wijdverspreid voor. De immuniteit van vrouwen in die landen bedraagt 30–96 % [12].

De congenitale rubellasymptomen zijn afhankelijk van het tijdstip waarop de besmetting van de foetus plaatsvindt. Bij 20 % resulteert de infectie in een spontane abortus. Bij vroege infecties worden die organen aangetast die op dat ogenblik worden aangelegd. Vanaf de 16e week in de graviditeit is de orgaanschade meer en meer beperkt. Hiermee is duidelijk dat een scala aan afwijkingen kan voorkomen (◘tab. 7.4).

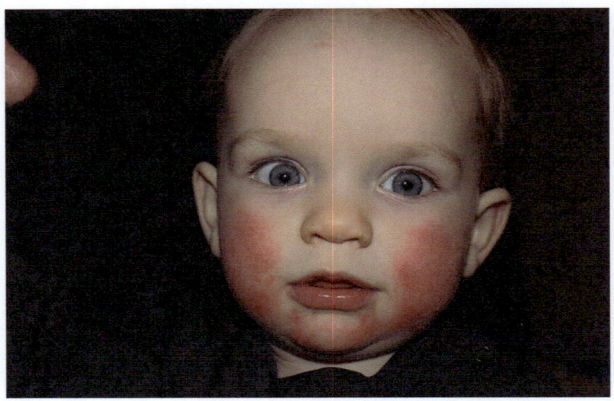

Figuur 7.4 'Slapped cheeks' of appelwangetjes bij de vijfde ziekte

Vijfde ziekte (erythema infectiosum)

De veroorzaker van de vijfde ziekte is het humaan parvovirus B19, overgebracht door druppelinfectie. De incubatieperiode kan uiteenlopen van 1–3 weken. De ziekte verloopt subklinisch of toont een bifasisch verloop. In het tweede geval ontstaat ongeveer een week na contact een viremie met symptomen passend bij een virale infectie, zoals algemene malaise, koorts, spierpijn, hoofdpijn en jeuk. Aan het eind van de viremie (5–7 dagen) ontstaan IgM- en IgG-antistoffen en verschijnt het exantheem en bij 5–10 % gewrichtsklachten. Het fijnmazig guirlande-achtig erytheem begint opvallend in het gezicht als rode wangen (slapped cheeks of 'appelwangen') (fig. 7.4). Er volgt uitbreiding over de romp en de extremiteiten, vooral aan de strekzijde. Het exantheem verdwijnt binnen een week, maar kan gedurende drie weken nog opvlammen door een warme douche, kou, stress of inspanning. De gewrichtsklachten spelen vooral bij volwassenen en wel bij vrouwen. Deze betreffen handen, voeten, knieën en polsen. De stijfheid, pijn of echte artritis verdwijnen meestal in 1–3 weken, maar sporadisch kan dit tot 2 jaar uitlopen, waarbij de differentiatie met chronisch reuma zich opdringt. Een risico vormen zwangeren en personen met een aangeboren of verworven immuunstoornis, zoals voorkomt bij een lymfatische leukemie. Risicogroepen waarbij ernstige tot levensbedreigende situaties kunnen optreden zijn patiënten met een hemolytische anemie, zoals de sikkelcelziekte en de thalassemie. Hierbij kan een levensbedreigende aplastische anemie optreden.

Besmetting van de moeder in de eerste weken van de zwangerschap kan leiden tot placentaire overdracht naar de foetus met een spontane abortus als gevolg, waarbij ernstige congenitale afwijkingen worden gevonden. In het tweede trimester tot 20 weken kan een intra-uterine-infectie een hydrops foetalis doen ontstaan. Deze afwijking kan van letaal tot reversibel verlopen. Bij kinderen die levend worden geboren is geen relatie gevonden tussen de parvovirus B19-infectie en congenitale afwijkingen [17].

Preventie tegen overdracht van het parvo B19-virus is niet mogelijk. Ook bestaat er geen gerichte medicatie. De ziekte is 'self limiting'. Als eenmaal symptomen van de ziekte zijn opgetreden, is de patiënt per definitie niet meer infectieus. Door dit feit ontbreekt de noodzaak om kinderen van school te houden of voor volwassenen om zich ziek te melden. Een eenmaal doorgemaakte infectie geeft levenslange immuniteit tegen reïnfectie.

Een vaccin ontbreekt op dit ogenblik [18]. Als een zwangere in contact is geweest met een patiënt, is een antistofbepaling mogelijk, zodat het risico voor foetale afwijkingen kan worden ingeschat.

Zesde ziekte (exanthema subitum, roseola infantum)

De zesde ziekte komt na mazelen, roodvonk, rodehond, waterpokken en erythema infectiosum. De humane *Herpes viridae* bestaan uit minstens acht stukken, onderverdeeld in de families alfa, bèta en gamma. Het zesde herpesvirus behoort met het cytomegalievirus tot de bètagroep (HHV-6A en HHV-6b). In 1990 werd nog een virus ontdekt, het zevende (HHV-7), dat ook de zesde ziekte kan veroorzaken [19].

De besmetting vindt plaats door druppelinfectie, via de placenta of direct via bloedtransfusies of transplantatie. De incubatietijd bedraagt 5 tot 14 dagen. Het virus heeft een affiniteit voor lymfocyten en zenuwweefsel.

De besmettelijke periode is niet bekend. Door de persisterende aanwezigheid van het virus is iemand met een doorgemaakte infectie potentieel ook levenslang besmettelijk. Het is vooral een ziekte van baby's (6–18 maanden). Na enkele dagen hoge koorts zonder andere klachten, daalt deze abrupt. Soms ontstaat daarna een enkele dagen durend exantheem dat verbleekt. Het lijkt op rodehond met vooral roodheid in de nek en op de romp (fijn maculopapulair exantheem dat niet jeukt) (◘ fig. 7.5). Bijkomende klachten kunnen zijn: bovenste-luchtweginfectie, een middenoorsteking, en/of lymfklieren in de nek en occipitaal. De ziekte is 'self limiting' [19].

De diagnose kan serologisch (PCR) en direct (viraal DNA in bloed of lichaamsvloeistoffen) worden vastgesteld, maar deze diagnostiek vindt in de praktijk maar zelden plaats, zeker niet bij subklinische of bij ongecompliceerde gevallen [20].

Na deze primaire infectie blijft het virus in verschillende organen aanwezig. Voor de tandheelkunde is van belang dat het virus zich in de speekselklieren vermenigvuldigt en periodiek uitgescheiden wordt. De antistoffen die gevormd worden beschermen tegen reïnfectie. Na het 2e levensjaar is vrijwel 100 % van de kinderen seropositief [5]. Een primaire infectie op oudere leeftijd geeft meer complicaties. Ook reactivering van het virus komt voor en een verhoogde kans op een ernstige beloop van de ziekte bij immuunstoornissen van het cellulaire type. Daarbij wordt gedacht aan hiv, SLE, behandeling met glucocorticoïden, ciclosporine, methotrexaat en antithymocytenglobuline. Reactivering bij ouderen is beschreven onder andere met een uveïtis en neuritis opticus [21–23]. Eén artikel beschrijft de integratie van het HHV-6 iris in chromosomen (Ci-HHV-6) bij 1 % van de populatie [23, 25].

Complicaties die worden genoemd zijn encefalitis na stamceltransplantatie en acute leverinsufficiëntie in relatie met een HHV 6 besmette lever na transplantatie [24]. Ook sommige neurologisch ziekten (MS, Guillain-Barré) zouden tot complicaties leiden; de interactie met de daarbij gebruikte medicatie is echter niet uitgesloten.

Als behandeling wordt paracetamol voorgeschreven om de koorts te drukken. Alleen in het geval dat men complicaties verwacht worden antivirale middelen toegepast. Ganciclovir

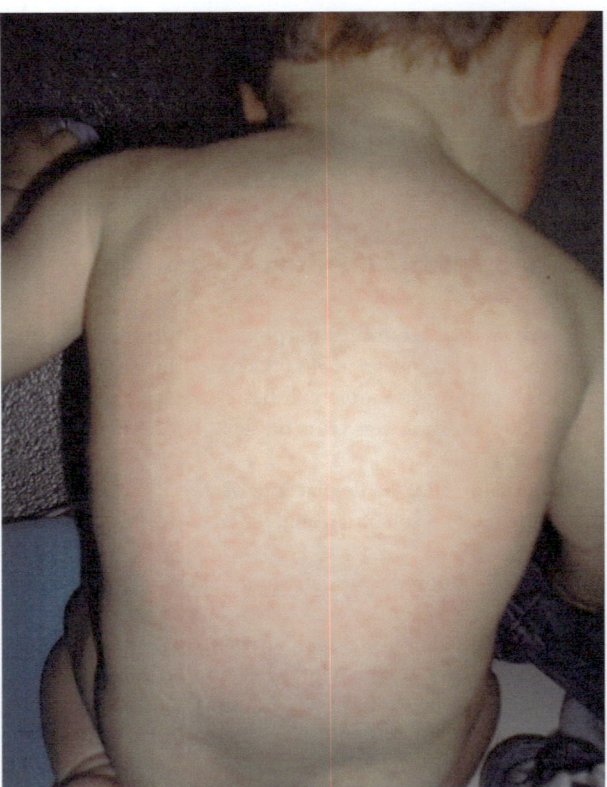

Figuur 7.5 Een fijn maculopapuleus, niet-jeukend exantheem bij de zesde ziekte

heeft de voorkeur, daarnaast foscarnet en cidofovir. Vaccinatie, zowel actief als passief, is niet voorhanden. De gebruikelijke hygiënische maatregelen in de tandheelkundige praktijk zijn voldoende als preventie [21].

7.4 Conclusie

De *Landelijke Coördinatie Infectieziektebestrijding* van het RIVM heeft in zijn richtlijnen opgenomen dat kinderen met een exanthemateuze kinderziekte gewoon naar school kunnen en ook de tandheelkundige praktijk kunnen bezoeken, omdat de besmettelijke periode al ruim ligt voordat de symptomen intreden. Ook het feit dat de ziekten soms moeilijk te onderscheiden zijn, speelt een rol. Het gaat in principe om self limiting, goedaardige ziekten. Bij roodvonk kan de GGD in overleg met de huisarts een kind dit pas toestaan na antibiotische behandeling. Voor rodehond en de vijfde ziekte geldt dat in overleg met de GGD zwangeren en schoolleidingen geïnformeerd moeten worden.

Literatuur

1. RIVM. richtlijn LCI- erythema infectiosum (vijfde ziekte). 2011.
2. RIVM richtlijn LCI zesde ziekte. 2011.
3. Berichten. Sterfte door mazelen gehalveerd. NTvG. 2006;150(13):755.
4. Melker HE de, Hof S van den, Conijn-van Spaendonck MAE. Moet een volwassene die niet tegen mazelen is gevaccineerd dit als nog laten doen? Vademecum huisartsen. 2001;19(22):29 mei.
5. Opstelten W, Ruijs WLMH, Warris A, Binnendijk RS van, Wolfs TFW, Hahné JM. Er heerst weer mazelen. NTvG. 2013;157(36):1729–34.
6. Hof S van den. Vlekjesziekten in de huisartspraktijk. Tijdschr huisartsgeneeskunde. 2003;20(12):313–7.
7. RIVM LCI-richtlijn mazelen (morbilli). 2011.
8. RIVM mazelenepidemie 2013-2014. Website 2014.
9. Abraham-Inpijn L. Kinderziekten in de THK-praktijk. TP. 2013:44–50.
10. RIVM LCI-richtlijn groep-A streptokokkeninfecties (GAS). 2011.
11. Dagnelie CF. Moet je na het stellen van de diagnose roodvonk altijd antibiotica geven? Vademecum Interne Geneeskunde. 2004.
12. RIVM LCI-richtlijn rodehond. 2011.
13. Cornel MC. Wacht u voor rodehond. Gerichte screening op rubella blijft nodig. Med. Contact. 2005;60(34):1027–30.
14. Josefson D. Rubella vaccine may be safe in early pregnancy. BMJ. 2001;322(9288):695.
15. Hahné SJM, Abbink F, Binnendijk RS van, Ruijs WLM, Steenbergen JE van, Melker HE de. Rubella-epidemie in Nederland in 2004/'05: alertheid op congenitaal rubellasyndroom vereist. NTvG. 2005;149(2):1174–8.
16. RIVM richtlijn LCI vijfde ziekte website. 2011.
17. RIVM vijfde ziekte website. 2015;28(2):313–35.
18. Stone C, Micali GA, Schwartz RA. Roseola infantum and its causal human herpesviruses. Int J dermatol. 2014;53(4):397–403.
19. Agut H, Bonnafous P, Gautheret-Dejean A. Laboratory and clinical aspects of human herpesvirus 6 infections. Clin Microbiol Rev. 2015;28(2):313–35.
20. Tremblay C, Brady MT. Roseola infantum (exanthem subitum). UpToDate juni 2016.
21. RIVM. Welke infectieziekten zijn meldingsplichtig? Website RIVM. 2016.
22. Bhatia SK, Goyal A, Dubey M, Kapur A, Ritwik P. Congenital rubella syndrome: dental manifestations and management in a 5 year old child. J Clin Pediatr Dent. 2012;37(1):71–5.
23. Ogata N, Koike N, Yoshikawa T, Takahashi K. Human herpesvirus 6-associated uveitis with optic neuritis diagnosed by multiplex PCR. Jpn J Ophthalmol. 2011;55(5):502–5.
24. Härmä M, Höckerstedt K, Lautenschlager I. The long-term outcomes of patients transplanted due to acute liver failure with hepatic human herpesvirus-6 infection. Transplant Proc. 2013;45(5):1910–2.
25. Hubácek P, Hrdlicková A, Zajac M. Chromosomal integration of the sixth human herpes virus (HHV-6). Epidemiol Mikrobiol Imunol. 2012;61(3):58–66.
26. RIVM. Welke infectieziekten zijn meldingsplichtig? Website RIVM. 2016.

Hersenen (1)

8.1 Verslag van een ervaring – 82

8.2 Mijn advies – 82

8.3 Achtergrond – 83

Literatuur – 87

© Bohn Stafleu van Loghum, onderdeel van Springer Media BV 2017
L. Abraham-Inpijn, *Tandarts in de knel*, DOI 10.1007/978-90-368-1442-3_8

> **Hersenabces na tandheelkundige behandeling?**
> Imagoschade speelt een rol.
> Regelmatig staat bij vragen het probleem centraal van de verdediging bij een (on)terechte verdachtmaking door de patiënt, een collega of de omgeving.

8.1 Verslag van een ervaring

❓ *Samengevat: Een mijnheer, niet bekend met medische afwijkingen en zonder enig medicatiegebruik, wordt na een eerste intake op 8 januari, op 19 februari en 5 maart mondhygiënisch behandeld. Op 11 maart wordt bij hem een 4–5 cm groot hersenabces geconstateerd. Veel informatie krijgt de tandarts en de mondhygiënist, ondanks herhaald aandringen bij de huisarts en de heren specialisten, niet. Via de dierbaren van de patiënt krijgen zij signalen die in ieder geval een onprettig en verontwaardigd gevoel geven:*
1. *Tegen de patiënt is gezegd dat hij het hersenabces in de tandartspraktijk heeft opgelopen.*
2. *In het abces zijn stafylokokken aangetoond.*
3. *De patiënt heeft bijna een maand aan het infuus op de IC gelegen en moest na thuiskomst ook nog wekenlang vier antibiotica gebruiken.*

In hoeverre is te verwachten dat bij een vitale, gezonde man van 49 jaar na een mondhygiënebehandeling een dermate groot hersenabces ontstaat, en wat zijn de overige locaties van waaruit dit kan ontstaan?
Er zijn door de kaakchirurg een fors aantal kiezen geëxtraheerd na het bekend worden van het abces. Mogelijk is hierna de spanning op het abces weer toegenomen en moest het weer ontlast worden. Waar de tandarts problemen mee heeft, is de stelligheid waarmee wordt verwezen naar de tandartspraktijk als bron van alle kwaad.
De vraag van de tandarts is: 'Welke actie moet hierop worden ondernomen? Het is ook imagobeschadigend als niets wordt gedaan. Graag suggestie in deze.'

8.2 Mijn advies

✅ Er is tegen de patiënt gezegd dat hij het hersenabces in de tandartspraktijk heeft opgelopen. Deze uitspraak is nergens op gestoeld. Er zijn stafylokokken in het abces aangetoond. Het feit dat er stafylokokken werden gevonden en geen mengflora, zoals vrijwel altijd bij orale origine het geval is, pleit sterk tegen.
Het valt niet te verwachten dat bij een vitale, gezonde man van 49 jaar na een mondhygiënebehandeling een zo een groot hersenabces ontstaat. De vraag is of er geen andere bron aanwezig is gezien de stafylokokken. De orale origine van een hersenabces is zeldzaam en nog meer bijzonder als het geen immuungecompromitteerde patiënt betreft of een patiënt met intracerebrale vaatafwijkingen, zoals bij de hereditaire hemorragische teleangiëctasieën.
'Welke actie ondernomen moet worden? Het is ook imagobeschadigend als niets wordt ondernomen.' Ik zou de patiënt voor hem begrijpelijke en reële informatie verstrekken – zowel mondeling als schriftelijk. De behandelende neurochirurg en eventueel de huisarts zou ik een kopie van deze Feedback sturen.

8.3 Achtergrond

Hersenabcessen zijn een zeldzame, levensbedreigende complicatie met een prevalentie van 1:100.000 en een mortaliteit van 0–24 %. De locatie in cerebro is meestal temporaal (42 %) of in het cerebellum (30 %) [1]. In 10–15 % komen multipele haarden voor [2, 3]. Het betreft voornamelijk mannen; bij kinderen is de diagnose zeer zeldzaam [4–7].

De literatuur over dit onderwerp is volledig casuïstisch. Hersenabcessen kunnen door drie wegen van verspreiding ontstaan.

- Infectie ingebracht bij trauma of bij chirurgische ingrepen (10–20 %).
- Per continuitatum uit hersenvliezen in 20 tot 50 % vanuit een geïnfecteerd middenoor, uit neusbijholten, het mastoïd of de mond-keelholte. Dit laatste ook met regelmatig een relatie tot de tandheelkunde, bijvoorbeeld bij een odontogene orbitale cellulitis of sinusitis [8–11]. Sporadisch wordt een continuïteit met een diep halsabces beschreven [12–13].
- Hematogene verspreiding van bacteriën (sepsis) vanuit een focus elders (20–30 %) [12–13]. Bij dit type verspreiding is regelmatig op meerdere plaatsen abcesvorming in het lichaam aanwezig, zoals long- en leverabcessen [14–15].
- De verspreiding per continuitatum kan ook als gevolg van een sinus cavernosus trombose optreden.

In 15–20 % wordt de bron van de infectie niet gevonden. De infectieweg vanuit de mond kan verlopen via de bloedbaan (arterie facialis, angularis, ophthalmica naar de sinus cavernosus), lymfogeen of per continuitatum [7]. Een hersenabces kan ook 'spontaan' optreden of ontstaan door een geïnfecteerd herseninfarct of een maligniteit [2, 14]. De 'spontane' abcessen gaan niet zelden samen met een verminderde weerstand door een immuundefect (ziekte of medicatie), zoals bij een ontregelde diabeet met hoge bloedsuikers.

Hersenabcessen worden wel geassocieerd met tandheelkundig handelen. Als bron worden dan genoemd extracties, parodontale chirurgie, scalen en rootplanen of maxillofaciale infecties, zoals abcessen en na lokale anesthesie in ontstoken gebied. Overall lijkt de range van infecties van het centraal zenuwstelsel van orale origine de 1–2 % niet te overstijgen. Doch ook zonder behandeling maar met een meer of mindere ernstig vorm van parodontitis of zeer ernstige cariës worden hersenabcessen gediagnosticeerd, ook zonder tandheelkundige behandeling. Er bestaat geen evidence-onderzoek met betrekking tot de pocketdiepte [7, 14]. In deze gevallen zou de dagelijkse mondzorg van de patiënt of mogelijk reeds het kauwen, de bacteriëmie kunnen veroorzaken [14, 16–18] (◘tab. 8.1). In de literatuur wordt bij herhaling het belang onderstreept van het cumulatieve risico dat de dagelijkse mondhygiëne van de patiënt met zich meebrengt. De plaats van behandeling of de plaats van de infectie in de mond lijken niet van belang voor de frequentie van het optreden van hersenabcessen [19]. ◘Tabel 8.2 geeft een inzicht in het type en de frequentie van de verdenking op een orale bron voor een hersenabces [1, 14, 15, 19–26]. Bewust wordt het woord 'verdenking' gebruikt, omdat maar zelden het bewijs wordt geleverd dat de verwekker zowel in de pus van het abces als in de mond wordt aangetoond. Bovendien bestaat de moeilijkheid om aan te tonen dat een infectie op afstand gerelateerd is aan een ingreep door een tandarts of mondhygiënist en niet door de dagelijkse verzorging van de mond (◘tab. 8.3) [27, 28]. In overzichten van Morgan en Brewer uit respectievelijk 1973 en 1975 bleek dat 5 van de 148 gediagnosticeerde hersenabcessen van orale origine waren [8, 29]. De diagnose hersenabces van orale origine berust meestal op het uitsluiten van andere infectiebronnen, dus per exclusionum. Mueller pleit voor het inzetten van orale kweken binnen 24 uur na het stellen van de diagnose hersenabces, zeker bij de aanwezigheid van een duidelijk mogelijk focus.

Tabel 8.1 Incidentie van bacteriëmie bij tandheelkundige handelingen in procenten [6, 16–19]

voor tandheelkundige behandeling[a] (baseline)	9,4
polishing[a]	24,5
intraligamentaire anesthesie[a]	96,6
rubberdam aanbrengen[a]	29,4
matrixbandjes en en wiggen aanbrengen[a]	32,1
extracties	51–100
extracties met amoxicillineprofylaxe	33
parodontale chirurgie	36–88
scalen en rootplanen	8–88
flossen	20–58
kauwen	7,5–51
endodontie	0–54
tandenstokers	20–86
tandenpoetsen (Sonicare)	0–68 (78)

[a] kinderen tussen 2–16 jaar.

De kans op hersenabcesvorming is groter bij immuungecompromitteerde patiënten. Daarbij is niet van belang op welke wijze de immuunsuppressie ontstaan is. Dit kan zijn ten gevolge van een ziekte, zoals diabetes en hiv, maar ook van medicamenteuze onderdrukking van het immuunsysteem, zoals bij getransplanteerde patiënten [2, 11, 14, 27, 28]. Ook patiënten met vaatafwijkingen waardoor de circulatie om de longen heengaat, zoals bij pulmonaire arterioveneuze fistels. Dit komt voor bij de ziekte van de Rendu-Osler of hereditaire hemorragische teleangiëctastieën met vaatafwijkingen in cerebro. Ook bij cyanotische congenitale hartafwijkingen en bij de portale hypertensie bestaat een verhoogde kans op hersenabcessen (tab. 8.3) [14, 28–36].

Als van een tandheelkundig focus wordt gesproken bestaat er vrijwel altijd een gegeneraliseerde parodontitis en/of periapicale pathologie. Uit een door orale bacteriën veroorzaakt hersenabces wordt in 30–60 % een mengflora gekweekt. In de regel zijn dit *Streptococcus*-species (60 %), vooral *viridans*, anaëroben zoals de *Bacteriodes*-species (30 %), of *Actinobacillus actinomycetemcomitans (AA)* [1, 2, 5, 6, 33].

Andere verwekkers zijn *Staphylococcus aureus* (12 %), facultatief anaëroben zoals de *Enterobacter*-species (25 %), bijvoorbeeld *Enterobacteriaceae* en *Escherichia coli*, die meest een andere oorsprong hebben. Schimmels (12 %) en protozoa en wormen (<1 %) worden minder gevonden [9]. Door de lage zuurstofdruk in het interstitium en omdat het abces focale infarcten veroorzaakt met nog eens extra zuurstofarmoede, treden in de hersenen regelmatig anaërobe infecties op [9]. Stafylokokken werden alleen in relatie tot een kaakabces en osteomyelitis gevonden. Corson stelt dan ook dat deze niet van intraorale origine waren [28]. De klinische symptomen zijn direct gerelateerd aan de locatie in cerebro en de grootte van het abces. Daarnaast bestaan klachten door een verhoogde hersendruk, zoals intensieve hoofdpijn of lethargie, misselijkheid en explosief of projectiel braken. Tevens kunnen epileptische aanvallen (33 %), afasie, paresthesieën en focale neurologische uitvalsverschijnselen

8.3 · Achtergrond

Tabel 8.2 Hersenabcessen mogelijk van odontogene origine [1, 14, 15, 20-28]

1e auteur	jaar	publicatie	verwekker
Hollin SA	1964	subduraal empyeem	?
Hollin SA	1967	intracraniaal abces	Haem influenzae S. viridans
Baddour HM	1979	frontaalkwababces	S. viridans
Schotland C	1979	hersenabces na odontogene infectie?	
Churton MC	1980	frontaal	AA, Fusobacterium
Aldous JA	1988	hersenabces	E. coli
Carver DD	1988	hersenabces	?
Marks PV	1988	occipetaal	S. viridans
Saal CJ	1988	frontopariëtaal	streptococci Bacteroides
Andrews M	1990	multipel pariëtaal	S. viridans
Renton TF	1996	pariëtaal	AA
Corson MA	2001	frontopariëtaal	S. milleri S. sanguis
Marques da Silva R	2994	frontotemporaal	S. constellatus
Pellacchia V	2006	frontaal ?	Aspergillus fumigatus
Wagner KW	2006	frontaal	S. intermedius
Mylonas AI	2007	pariëtaal	?
Mueller AA[a]	2009?		S. intermedius S. constellatus S. mitis S. oralis Fusobacterium nucleatum Micromonas micros Actinomyces turicensis Actinomyces meieri
Sakamoto H	2009	temporaal	Prevotella Fusobacterium

[a] 11 patiënten.

optreden. Karakterveranderingen treden op als de frontaalkwab bij het proces is betrokken. Hemiparesen en desoriëntatie ziet men bij temporale lokalisatie. In minder dan 50 % van de gevallen heeft de patiënt koorts [14].

De diagnose wordt gesteld met behulp van een CT-scan of een MRI. Bij vroegtijdige diagnostiek en adequate behandeling is de mortaliteit teruggedrongen van 36–90 % tot 0–24 % [38]. De behandeling bestaat uit een combinatie van neurochirurgie (naaldaspiratie en/of excisie) en

Tabel 8.3 Bronnen voor hersenabcessen [27, 28]

– orale infecties

– darminfecties

– osteomyelitis

– endocarditis

– pulmonaire arterioveneuze fistels

– cyanotische congenitale hartafwijkingen

– portale hypertensie

Tabel 8.4 Patiënten gepredisponeerd voor hersenabcesvorming [2, 21]

– cardiovasculaire afwijkingen

– aandoeningen van de luchtwegen

– reumatische pathologie

– diabetes

– psoriasis

– ernstige artritis

– chronische inflammatoire darmziekten

– maligniteiten

– immuunsuppressieve therapie

– chemotherapie

– na splenectomie

– na orgaantransplantatie

– ouderen met multipele pathologie

– aangeboren en verworven immuundeficiëntie

langdurig, 4 tot 6 weken intensieve (aanvankelijk per infusie) gerichte antibiotische therapie. Verhoogde hersendruk vraagt speciale behandeling.

Het tandheelkundige antwoord op deze ernstige complicatie hangt af van de orale status en de compliance van de patiënt. Daarbij zijn de reversibiliteit van de infectiebron en de instelling van de patiënt ten aanzien van mondhygiëne cruciaal. Vroeger was volledige extractie het motto, tegenwoordig is de opstelling aanzienlijk conservatiever ten aanzien van het orale beleid, mits de patiënt aan de gestelde eisen kan voldoen. De preventie van hersenabcessen moet primair zijn en geldt in het bijzonder voor patiënten met een verminderde weerstand (tab. 8.4). Goede mondzorg staat bij deze groep centraal. Het bewijs van een orale etiologie zal in de meeste gevallen een heet hangijzer blijven [37, 38].

Literatuur

1. Mylonas AI, Tzerbos FH, Mihalaki M, Rologis D, Boutsikakis L. Cerebral abcess of odontogenic origin. J Craniomaxillofac Surg. 2007;35(1):63–7.
2. Azenha MR, Homsi G, Garcia IR Jr. Multiple brain abscess from dental origin: case report and literature review. Oral Maxillofac Surg. 2012;16(4):393–7.
3. Pallesen LP, Schaefer J, Reuner U, Leonhardt H, Engellandt K, Schneider H, Reichmann H, Puetz V. Multiple brain abscesses in an immunocompetent patiënt after undergoing professional tooth cleaning. J Am Dent Assoc. 2014;145(6):564–8.
4. Jiménez Y, Bagán JV, Murillo J, Poveda R. Odontogenic infections. Complications. Systemic Manifestations. Med Oral Patol Oral Cir Bucal. 2004;9 Suppl:143–7;139–143.
5. Rahamat-Langendoen JC, Vonderen MG van, Engström LJ, Manson WL, Winkelhoff AJ van, Mooi-Kokenberg EA. Brain abscess associated with aggregatibacter actinomycetemcomitans: case report and review of literature. J Clin Periodontol. 2011;38(8):702–6.
6. Moskovitz M, Birenboim R, Katz-Sagi H, Perles Z, Averbuch D. A brain abscess of probable odontogenic origin in a child with cyanotic heart disease. Pediatr Dent. 2012;34(5):403–6.
7. Hibberd CE, Nguyen TD. Brain abscess secondary to a dental infection in an 11-year-old child: case report. J Can Dent Assoc. 2012;78:c49.
8. Lazow SK, Izzo SR, Vazquez D. Do dental infections really cause central nervous system infections? Oral Maxillofac Surg Clin North Am. 2011;23(4):565–9.
9. Yeh CH, Chen WC, Lin MS, Huang HT, Chao SC, Lo YC. Intracranial brain abscess preceded by orbital cellulitis and sinusitis. J Craniofac Surg. 2010;21(3):934–6.
10. Klatt J, Heiland M, Gröbe A, Westphal M, Schmelzle R, Pohlenz P. A hematogenous spread brain abscess invading the right damaged temporomandibular joint. J Craniomaxillofac Surg. 2012;40(8):e307–9.
11. Antunes AA, Santana Santos T de, Carvalho RW de, Avelar RL, Pereira CU, Pereira JC. Brain abscess of odontogenic origin. J Craniofac Surg. 2011;22(6):2363–5.
12. Trontstad X, Li L, Olsen I. Brainabcess caused by oral infections. Endod Dent Traumatol. 1999;3:95–101.
13. Sakamoto H, Karakida K, Otsuru M, Arai M, Shimoda M. A case of brain abscess extended from deep fascial space infection. Oral Surg Oral Med Oral Pathol Oral Radiol Endod. 2009;108(3):e21–5.
14. Mueller AA, Saldamli B, Stübinger S, Walter C, Flückiger U, Merlo A, Schwenzer-Zimmerer K, Zeilhofer HF, Zimmerer S. Oral bacterial cultures in nontraumatic brain abscesses: results of a first-line study. Oral Surg Oral Med Oral Pathol Oral Radiol Endod. 2009;107(4):469–76. Epub 2009 2004.
15. Wagner KW, Schon R, Schumacher M, Schmelzeisen R, Schulze D. Case report: brain and liver abscesses caused by oral infection with Streptococcus intermedius. Oral Surg Oral Med Oral Pathol Oral Radiol Endod. 2006;102(4):e21–3.
16. Roberts GJ. Dentists are innocent! "Everyday" bacteraemia is the real culprit: a review and assessment of the evidence that dental surgical procedures are a principal cause of bacterial endocarditis in children. Pediatr Cardiol. 1999;20:317–25.
17. Roberts GJ, Gardner P, Longhurst P, Black AE, Lucas VS. Intensity of bacteraemia associated with conservative dental procedures in children. Brit Dent J. 2000;188(2):95–9.
18. Lockhart PB, Brennan MT, Sasser HC, Fox PC, Paster BJ, Bahrani-Mougeot FK. Bacteremia Associated with toothbrushing and dental extraction. Circulation. 2008;117:3118–25.
19. Abraham Inpijn L. Prothesen en antibiotica profylaxe. Tandarts Praktijk. 2009:34–6.
20. Schuman NJ, Turner JE. Brain Abscess and dentistry: a review of the literature. Quintessence Int. 1994;25(6):411–3.
21. Renton TF, Danks J, Rosenfeld JV. Cerebral Abscess complicating dental treatment. Case report and review of the literature. Austr Dent J. 1996;41(1):12–5.
22. Churton MC, Greer ND. Intracranial abscess secondary on dental infection. New Zeeland Dent J. 1980;76:58–60.
23. Aldous JA, Powell GL, Stensaas SS. Brain abscess of odontogenic origin: report of case. JADA. 1987;115:861–3.
24. Marks PV, Patel KS, Mee EW. Multiple brain abscesses secondary to dental caries and severe periodontal disease. J Oral and Maxillofac Surg. 1988;26:244–7.
25. Andrews M, Farnhem S. brain abscess secondary to dental infection. Gen Dentistry. 1990;6:224–6.
26. Corson MA, Postlethwaite KP, Seymour RA. Are dental infections a cause of brain abscess? Case report and review of the literature. Oral Dis. 2001;7(1):61–5. Review.

27 Marques da Silva R, Caugant DA, Josefsen R, Tronstad L, Olsen I. Characterization of Streptococcus constellates strains recovered from a brain abscess and periodontal pockets in an immunocompromised patient. J Periodontol. 2004;75(12):1720–3.
28 Pellacchia V, Terenzi V, Moricca LM, Buonaccorsi S, Indrizzi E, Fini G. Brain abscess by mycotic and bacterial infection in a diabetic patient: clinical report and review of literature. J Craniofac Surg. 2006;17(3):578–84. Review.
29 Saal CJ, Mason JC, Cheuk SH, Hill MK. Brain abscess from chronic odontogenic cause: report of case. JADA. 1988;117:453–6.
30 Ulivieri S, Oliveri G, Filosomi G. Brain abscess and Rendu-Osler-Weber disease. Case report and review of the literature. J Neurosurg Sci. 2007;51(2):77–9.
31 St. Antonius Ziekenhuis Nieuwegein. Patiënten informatie: preventie hersenabces bij de ziekte van Rendu-Osler-Weber (ROW0). 2009.
32 Abraham-Inpijn L. Inwendige Geneeskunde voor de Tandheelkunde. Utrecht: Lemma; 2004.
33 Veldhuis EC, Veldhuis AH te, Dijk FS van, Kwee ML, Hagen JM van, Baart JA, Waal I van der. Rendu-Osler-Weber disease: update of medical and dental considerations. Oral Surg Oral Med Oral Pathol Oral Radiol Endod. 2008;105:38–41.
34 Haarmann S, Budihardja AS, Hölzle F, Wolff KD. Subcutaneous temporal abscess as a clinical manifestation of pulmonary arteriovenous malformations in a patient with hereditary haemorrhagic telangiectasia (Rendu-Osler-Weber disease). Int J Oral Maxillofac Surg. 2007;36:1211–4.
35 Corre P, Perret C, Isidor B, Khonsari RH. A brain abscess following dental extractions in a patient with hereditary hemorrhagic telangiectasia. Br J Oral Maxillofac Surg. 2011;49(5):e9–11.
36 Brady P, Bergin S, Cryan B, Flanagan O. Intracranial abscess secondary to dental infection. J Ir Dent Assoc. 2014;60(1):32–4.
37 Henig EF, Derschowitz T, Shalit M, Toledo E, Tikva P, Aviv T. Brain abcess following dental infection. Oral Surg Oral Med Oral Pathol. 1978;45(6):955–8.
38 Yang J, Liu SY, Hossaini-Zadeh M, Pogrel MA. Brain abscess potentially secondary to odontogenic infection: case report. Oral Surg Oral Med Oral Pathol Oral Radiol. 2014;117(2):e108–11.

Hersenabces (2)

9.1 Een tandarts mailt me de volgende vraag – 90

9.2 Eerste reactie naar de vraagsteller – 90

9.3 Antwoord aan de tandarts – 92

9.4 Advies – 93

9.5 Myasthenia gravis – 94

9.6 Diabetes mellitus – 96

9.7 Hersenabces – 98

Literatuur – 99

© Bohn Stafleu van Loghum, onderdeel van Springer Media BV 2017
L. Abraham-Inpijn, *Tandarts in de knel*, DOI 10.1007/978-90-368-1442-3_9

> **Hersenabces bij myasthenia gravis en diabetes mellitus**
> Antibioticaprofylaxe 'vergeten'?
> De vraag wel of geen profylaxe bij een scala aan afwijkingen is een steeds weerkerend thema per mail en telefoon.

9.1 Een tandarts mailt me de volgende vraag

❓ *Graag leg ik de volgende situatie aan u voor. Bij een patiënte, die 25 jaar in mijn praktijk is, heb ik een flapoperatie uitgevoerd in één interdentale ruimte. Een maand later heb ik haar voor nacontrole gezien. Alles was naar tevredenheid verlopen.*
Nu, zeven maanden later, blijkt dat zij vijf dagen na deze controle opgenomen is met een epileptische aanval. De oorzaak was een hersenabces waarvan de neuroloog/neurochirurg gezegd heeft dat dit abces het gevolg is van een bacteriëmie veroorzaakt tijdens mijn flapoperatie. Hij stelde dat patiënte AB profylaxe had moeten hebben en dat het dan niet was gebeurd!
De eventuele noodzaak van AB profylaxe is bij contact met de patiënt nooit aan de orde geweest, ook nooit door patiënte geopperd naar aanleiding van een mogelijk advies van de neuroloog die haar behandelt in verband met haar myasthenia gravis.
Behalve dat patiënte lijdt aan myasthenia gravis, heeft zij diabetes mellitus, is allergisch en heeft een hypertensie (mASA III). Deze patiënte wordt al jarenlang in mijn praktijk behandeld onder andere door de mondhygiëniste en altijd zonder AB-profylaxe.
In hoeverre had ik inderdaad AB profylaxe moeten geven voor een tandheelkundige, bloederige ingreep? Patiënt heeft na dit incident besloten om over te gaan naar een volledige prothese. Hiervoor zijn meerdere extracties noodzakelijk, waarbij zich nu de vraag voordoet of antibioticaprofylaxe noodzakelijk is. Daarbij moet vermeld worden dat patiënte overgevoelig is voor penicillines.

9.2 Eerste reactie naar de vraagsteller

1. Wilt u mij een volledig ingevulde medische anamnese, inclusief medicatielijst toesturen?
2. Van belang is dat u achterhaalt en mij laat weten welke bacteriën in het abces zijn aangetroffen.

9.2 · Eerste reactie naar de vraagsteller

Tabel 9.1 Medische anamnese zover van belang (deze casus)

hebt u nu of hebt u in het verleden een hoge bloeddruk gehad? Zo ja,	ja
wat is uw laatst gemeten bloeddruk?	
is de bovendruk meestal tussen 160 en 200?	
is de onderdruk meestal tussen 95 en 115?	
is de bovendruk meestal 200 of hoger?	
is de onderdruk meestal 115 of hoger?	
hebt u epilepsie? Zo ja,	ja
wisselt u regelmatig van medicijnen?	nee
– hebt u ondanks medicijnen regelmatig aanvallen?	nee
hebt u ooit een allergische reactie gehad op penicilline, aspirine, latex, tandheelkundige of medische materialen of iets anders? Zo ja,	ja
– bezocht u voor deze reactie een arts of ziekenhuis?	nee
– was het bij uw tandarts?	ja
– waarvoor bent u allergisch?	penicilline
overige ziekten	myasthenia gravis

Tabel 9.2 Medicatie voor incident

1. diabetes mellitus: *metformine*
2. bloeddruk: *Enalaprilmaleaat, Metoprololtartraat*
3. cholesterolverlager: *simvastatine*
4. preventief: *cardio-aspirine*
5. myasthenia: *Mestinon*

Medicatie na incident

1. diabetes: *glicazide, metformine*
2. bloeddruk: *enalapril, furosemide, metoprolol*
3. cholesterolverlager: *simvastatine*
4. preventief: *cardio-aspirine*
5. myasthenie: *Mestinon*
6. epilepsie: *Keppra*

Na aanvullende info op beide vragen

Opvallend is de gewijzigde medicatie naar aanleiding van de ziekte van de patiënte (tab. 9.1 en 9.2).

Uit het hersenabces zijn een *Streptococcus intermedius* en *Staphylococcus haemolyticus* gekweekt.

De neurochirurg formuleert zijn mening aldus: 'Focus onderzoek wees uit dat de kaakchirurgen twee maanden voor het ontstaan van de klachten een flapoperatie zouden hebben uitgevoerd bij patiënte L, zonder ter plaatse een actieve infectie te zien. Dit is geduid als directe oorzaak van het abces.'

Er is een flapoperatie uitgevoerd door de vraagstellende tandarts maar die wordt door de medisch specialist als 'kaakchirurg' aangeduid. Er wordt zwart op wit gesteld dat de flapoperatie de oorzaak is geweest van de vorming van het abces.

9.3 Antwoord aan de tandarts

Het is heel goed mogelijk dat de infectie door een bacteriëmie bij de flapoperaties is ontstaan (niet uitgevoerd door een kaakchirurg maar door u). De vondst van de *S. haemolyticus* is daarbij als verwekker niet direct te verwachten. De vraag is echter of u voor het hersenabces verantwoordelijk gesteld kan worden.

Betrokken patiënte had tijdens de ingreep een myasthenia gravis, een onbehandelde diabetes en was onder behandeling wegens hypertensie – afgaande op de gewijzigde medicatielijst. Myasthenia gravis is een auto-immuunziekte die geen vermindering van de weerstand van de patiënt veroorzaakt. Ook wordt geen immuunsuppressieve behandeling gegeven.

Blijft over als weerstandverminderend aspect de diabetes, waarvan aangenomen kan worden dat er zonder medicatie een te hoge bloedsuiker bestond mogelijk al op het moment van de flapoperatie. Deze situatie veroorzaakt een verhoogde infectiekans. Bekend is de relatie tussen parodontitis en een ontregelde diabetes en een lokale infectie op de plaats van een orale ingreep. Men probeert lokale infecties na extracties en andere ingrepen in de mond voor te zijn door frequenter en sneller nacontrole te adviseren. Het blijft echter vrijwel altijd een lokaal probleem in het zicht van de behandelaar. Antibioticaprofylaxe wordt alleen gegeven als er op basis van een locus minoris resistentiae, niet in zicht van de behandelaar, een kans op een infectie bestaat.

Hersenabcessen zijn zeer zeldzaam. Hematogene verspreiding vanuit de mond is een van de mogelijkheden. Dit verloopt dan via de bloedbaan (arterie facialis, angularis, ophthalmica naar de sinus cavernosus) en lymfogeen. Predisponerende factoren zijn een bestaande herseninfarcering, lokale vaatafwijkingen, zoals bij de ziekte van Rendu-Osler, bij cyanotische congenitale hartafwijkingen en bij de portale hypertensie in het geval van een ernstige levercirrose (tab. 9.3). De kans op hersenabcesvorming is groter bij immuungecompromitteerde patiënten; daarbij is niet van belang op welke wijze de immuunsuppressie ontstaan is. Als er van een tandheelkundig focus als oorzaak wordt gesproken, bestaat vrijwel altijd een ernstige, gegeneraliseerde parodontitis en/of periapicale pathologie.

Theoretisch zou men het nog kunnen verwachten bij een sepsis met hoge koorts, een algemeen ernstig zieke en bij sterk immuungecompromitteerde patiënten. Geen van deze zaken is bij uw patiënt aan de orde. De conclusie is gerechtvaardigd dat voor deze flapoperatie volgens de nu geldende normen antibioticaprofylaxe niet geïndiceerd was.

Tabel 9.3 Patiënten gepredisponeerd voor hersenabcesvorming [41]
– cardiovasculaire afwijkingen
– aandoeningen van de luchtwegen
– reumatische pathologie
– diabetes mellitus ontregeld
– psoriasis
– ernstige artritis
– chronische inflammatoire darmziekten
– maligniteiten
– immuunsuppressieve therapie
– chemotherapie
– na splenectomie
– na orgaantransplantatie
– ouderen met multipele pathologie
– aangeboren en verworven immuundeficiëntie

9.4 Advies

Het tandheelkundige antwoord op deze complicatie hangt af van de orale status en de compliance van de patiënt. In de brief van de neurochirurg wordt in maart 2014 nog gesproken van een restafwijking occipitaal. Hoewel geen zekerheid bestaat, zou dit als focus voor een verminderde weerstand kunnen functioneren.

Vroeger was totale extractie het motto, tegenwoordig is de opstelling ten aanzien van het orale beleid aanzienlijk conservatiever, mits de patiënt aan de gestelde eisen kan voldoen. De preventie van hersenabcessen moet vooropstaan. Essentieel zijn een goede instelling van de diabetes mellitus bij iedere tandheelkundige ingreep, zo mogelijk in overleg met de behandelaar, veelal de huisarts. Bloedige ingrepen zoveel mogelijk in één sessie afwerken. Hoewel hierover tegengestelde meningen bestaan, wordt voor alle gevallen waarbij men profylaxe overweegt geadviseerd kort voor de bloedige behandeling waarbij een bacteriëmie kan optreden, te spoelen met chloorhexidine 0,2 %. Deze oplossing reduceerde de bacteriëmie, afhankelijk van het type ingreep ten opzichte van een controlegroep, geheel of deels. Na 30 seconden blijkt dit te gebeuren met 17 % en na 15 minuten met 34 % van de flora. Het voordeel is dat tegen chloorhexidine geen resistentie optreedt, al wordt ook hieraan recent getornd [1–5].

In geval van een restafwijking in cerebro is bij bloedige tandheelkundige ingrepen, zeker die met een grote kans op een bacteriëmie, antibioticaprofylaxe geïndiceerd [4, 6–11]. Van belang is bij de huisarts na te gaan of de allergie voor penicilline een reëel probleem vormt.

Hoewel de patiënt meldt dat de allergische reactie bij de tandarts is opgetreden, is er in het dossier geen melding van gemaakt. Mocht de allergie op penicilline reëel zijn, dan kan volstaan worden met een orale dosis clindamycine 600 mg 1 uur voor de ingreep.

Zeker als betrokken patiënt in de toekomst mogelijk voor haar myasthenie immuunsuppressieve behandeling krijgt, blijft profylaxe van belang.

9.5 Myasthenia gravis

Het ziektebeeld werd voor het eerst beschreven in 1672 door Thomas Willis. Myasthenia gravis is een auto-immuunziekte en de meest voorkomende afwijking met betrekking tot de neuromusculaire overdracht. Auto-antilichamen (AChR-Ab) blokkeren en destrueren de receptoren van acetylcholine aan de postsynaptische spiermembraan. Ook kan een antistof specifiek tegen tyrosine-kinase aanwezig zijn (Musk). Op basis hiervan ontstaat een abnormale en versnelde uitputting van willekeurige spieren.

Het ziektebeeld komt in drie variaties voor. Een vorm begint in de pubertijd of op de volwassen leeftijd. De tweede vorm ontstaat congenitaal door diaplacentaire overgang van antilichamen van de moeder naar het ongeboren kind. Ten slotte is er de vorm die ontstaat door mutaties die componenten van de neuromusculaire overgang beïnvloeden, de zogenaamde 'congenitale myasthenie'.

De frequentie van myasthenia gravis is laag en wel 3–30 op 1 miljoen inwoners. De diagnose myasthenia gravis wordt gesteld op het ziektebeeld, spierstimulatie door elektrische impulsen en op serologisch onderzoek.

Het ziektebeeld

Het ziektebeeld wordt gekenmerkt door een fluctuerende graad van spierzwakte in een variabele combinatie spiergroepen bij lichamelijke inspanning. De symptomen kunnen op iedere leeftijd beginnen. Er is een voorkeur voor het vrouwelijk geslacht. De klachten beginnen geleidelijk. Bekende locaties zijn in de ogenleden (ptosis), de oogspieren (dubbelzien, scheelzien), de farynxspieren, waardoor de patiënt zich verslikt, moeizaam kauwt en dysartrisch wordt. Zwakte vooral proximaal van armen en beenspieren bemoeilijken het lopen. Een groot probleem vormt de zwakte van borstspieren, waardoor het ademhalen moeizamer gaat. Deze verschijnselen nemen in de loop van de dag toe en verbeteren in rust. De klachten worden versterkt door infecties, emoties en comorbiditeit.

Het percentage patiënten met myasthenia gravis dat thymusafwijkingen toont varieert in de literatuur, maar wordt algemeen geschat tussen de 60 en 70 %. De hyperplasie komt daarbij het meest frequent voor tussen de 60 en 70 %. In 10–15 % ontwikkelt zich een tumor (thymoom) die zich zelden ontwikkelt tot een invasief groeiend carcinoom. Patiënten die AChR-Ab negatief zijn maar Musk positief, hebben minder thymusafwijkingen [12, 13].

Doordat myasthenia gravis een auto-immuunproces is, komt deze ziekte regelmatig voor in combinatie met andere auto-immuunuitingen. Dat hoeven niet direct ziekten te zijn zoals chronisch reuma of SLE. Soms zijn alleen auto-antistoffen van een andere autoimmuunziekte aanwezig zonder klinische symptomen.

Elektrische stimulatie

Het elektromyogram (EMG) toont een vermindering van de spieractiepotentialen bij zenuwstimulatie.

Serologisch onderzoek

Er zijn verschillende serologische tests ontwikkeld om deze antilichamen aan te tonen. De antistof tegen acetylcholine en de antistof tegen een tyrosine-kinase kunnen samen of afzonderlijk bij patiënten aanwezig zijn. AChR-Ab wordt bij de gegeneraliseerde symptomen in 90 % gevonden en in 50 % bij mensen met alleen oogklachten. In 6–12 % komen ook patiënten voor met myasthenia gravis zonder enige serologische afwijking. Deze patiënten hebben vaak een zuiver oogheelkundig gelokaliseerde vorm.

Behandeling en prognose

In de eerste plaats symptomatische behandeling met anticholinesterasen, waaronder pyridostigminebromide (Mestinon). Deze behandeling is vrijwel altijd onvoldoende. De bijwerkingen interacteren niet met tandheelkundig handelen.

De meeste mensen hebben een of andere vorm van immuunmodulerende behandeling nodig in de vorm van corticosteroïden of een andere immunosuppressivabehandeling. Middelen die daarvoor in aanmerking komen zijn azathioprine en cyclosporine. Er worden hoge doseringen corticosteroïden gegeven, maar dan is het remissiepercentage circa 30 %. Vaak wordt in verband met de hoge doseringen klinisch gestart. Voor de tandarts betekent dit dat er 12 bijwerkingen zullen optreden waarvan verschillende zijn behandelingen zullen beïnvloeden.

Een snelle immunologische behandeling is de plasmaferese (plasma van de patiënt vervangen door gezond plasma), waardoor de antistoffen worden weggespoeld. De klinische verbetering correleert met de afname van de antistoftiter. Ten slotte behoort intraveneuze toediening van gammaglobuline tot de mogelijkheden.

Tandheelkundigen hebben niet alleen te maken met de ziekte, maar ook met de bijwerkingen van medicatie. Vroeger werd tandheelkundige behandeling beschouwd als een provocatie voor verslechtering van het ziektebeeld. De huidige opvatting is: aangepast behandelen. Frequente, korte afspraken vroeg in de morgen maken, door een sterkere spierkracht op dat moment is behandeling mogelijk. Orale medicatie anderhalf uur voor de geplande behandeling verhoogt de maximale spiersterkte. Desnoods kan de patiënt voor de behandeling nog enige tijd rusten in de wachtkamer. Onverwachte, verrassende emoties of stress dienen zoveel mogelijk te worden voorkomen. De halfzittende houding wordt aanbevolen omdat het de longfunctie verbetert en de kans of aspiratie iets verkleint. Het gebruik van rubberdam wordt aanbevolen. Als we eenzijdig werken is het gebruik van een mouth prop ook een optie.

Amide lokale anesthesie veroorzaakt geen problemen. Lokale anesthesie van het estertype wordt afgeraden door de verminderde werking, maar wordt in Nederland toch niet gebruikt. Mepivacaïne wordt als middel van eerste keus aangeraden. De dosis van de lokale anesthesie kan worden verminderd door lokale infiltratie en intraligamentaire toepassingen. Bilaterale lokale sessie moet worden vermeden. De patiënt mag de praktijk pas verlaten als het niet meer nodig is het speeksel af te zuigen. Antibiotica met een zekere spierrelaxerende werking, zoals tetracycline, aminoglycosiden en erythromycine, moeten worden vermeden. Penicillinen, ook de derivaten, worden goed verdragen. Effectieve pijnbestrijding is essentieel. Terwijl lachgas wel bruikbaar lijkt, moet de toepassing van sedativa en hypnotica, zoals benzodiazepinen, barbituraten en morfine-achtigen, sterk wordt afgeraden – speciaal bij patiënten die al ademhalingsproblemen kennen. Bij al deze aanbevelingen staat een goede preventieve mondzorg voorop met regelmatige zowel mondhygiënische als tandheelkundige controles. Voor de dagelijkse mondzorg is een elektrische tandenborstel ideaal. Als een meer ingrijpende orale behandeling nodig is, zoals meerdere extracties of een implantaat, is overleg met de medisch behandelaar zinvol. Overlegd kan worden of de medicatie mogelijk tijdelijk kan worden uitgebreid. Het zal duidelijk zijn dat een vaste constructie bij dit type patiënten de voorkeur geniet.

Myasthenische crise is een levensbedreigende situatie gekarakteriseerd door het tekortschieten van de ademhaling. Tegelijkertijd kan een dysfagie met aspiratie optreden op basis van een sterk toegenomen en gegeneraliseerde spierzwakte [12, 13].

9.6 Diabetes mellitus

Met betrekking tot de diabetes zijn er bij deze patiënt twee mogelijkheden.

Ten eerste: de diabetes II was bekend, maar werd om onduidelijke redenen niet behandeld. Het komt nog steeds voor dat artsen menen dat zij hun patiënt moeten beschermen tegen de frustratie van chronisch ziek te zijn en dan afzien van behandeling. Vaak wordt gemeend dat met het inzetten van de behandeling de patiënt 'gestigmatiseerd' wordt, of dat bij een 'oudje' een hoge bloedsuiker er niet meer toe doet. Het aantal diabeten dat op 1 januari 2011 bij de huisartsen bekend was, bedroeg 834.100. Dit is maar een deel van de populatie omdat onder andere verpleegtehuizen niet meegerekend worden. Daarnaast bedroeg het geschatte aantal onbekende diabeten in 2010 nog circa 25 %. Van alle diabeten heeft 90 % type II [14].

De tweede mogelijkheid is dat betrokkene een prediabetes (*impaired glucose tolerance* of *impaired fasting glucose*) heeft. In het laatste geval is de bloedsuiker tijdens gezonde perioden normaal. In fasen van stress, infecties, ongevallen, operaties, et cetera neemt de gevoeligheid voor insuline af en stijgt de bloedsuiker tot pathologische waarden. De provocatie bij deze casus zou de flapoperatie kunnen zijn (◘ tab. 9.4).

Gezien de medicatie die na het incident werd gegeven zijn de bloedsuikers bij de patiënte van de vraagstellende tandarts te hoog geweest, zodat twee medicamenten noodzakelijk waren om de bloedsuikerwaarde binnen de norm te houden (◘ tab. 9.5).

De verminderde weerstand op basis van een hoge bloedsuiker komt mede tot stand door een verminderde leukocytenfunctie.

Fysiologisch wordt bij acute infecties de eerste linie gevormd door granulocyten die snel gemobiliseerd worden naar het gebied van de bacteriële invasie om hun fagocyterende functie te kunnen uitoefenen. Dit geldt ook voor de bacteriëmie na de flapoperatie. Bij normale bloedsuikers en dus ook bij goed ingestelde diabetici, blijkt dit verdedigingsmechanisme normaal te functioneren. Bij een verhoogde bloedsuiker is de mobilisatie van granulocyten vertraagd (verminderde chemotaxis) en de fagocyterende functie geremd. Deze vertraging in het opgang komen van de afweer tegen micro-organismen, biedt deze extra tijd en daarmee gelegenheid tot vermenigvuldiging. Ook blijkt dat de lymfocyten van diabetici minder sterk op de toediening van stafylokokkenantigeen reageren dan normale lymfocytenpopulaties.

9.6 · Diabetes mellitus

Tabel 9.4 Diagnostische testen met waarden voor prediabetes en diabetes mellitus [42]

Oude waarden		
diagnostische test	prediabetes	diabetes mellitus
nuchtere glucosewaarde	≥6,1–<7,0 mmol/l	≥7 mmol/l
willekeurige meting		≥11,1 mmol/l
orale glucosetolerantietest	6,1–11,1 mmol/l	≥11,1 mmol/l
geglycosileerd hemoglobine (HbA$_{1c}$)	39–48	≥48
Nieuwe waarden		
diagnostische test	*prediabetes*	*diabetes mellitus*
nuchtere glucosewaarde	±40–53 mmol/mol	≥53 mmol/mol
willekeurige meting		≥97 mmol/mol
orale glucosetolerantietest	±60–97 mmol/mol	≥97 mmol/mol
geglycosileerd hemoglobine (HbA$_{1c}$)	39–48	≥48

Tabel 9.5 Hersenabcessen mogelijk van odontogene origine [40, 41]

1e auteur	jaar	publicatie	verwekker
Hollin SA	1964	subduraal empyeem	?
Hollin SA	1967	intracraniaal abces	Haem influenza
			S. viridans
Baddour HM	1979	frontaalkwab-abces	S. viridans
Schotland C	1979	hersenabces na odontogene infectie?	
Churton MC	1980	frontaal	AA, Fusobacterium
Aldous JA	1988	hersenabces	E.coli
Carver DD	1988	hersenabces	?
Marks PV	1988	occipetaal	S. viridans
Saal CJ	1988	frontopariëtaal	streptococci, Bacteroides
Andrews M	1990	multipel pariëtaal	S. viridans
Renton TF	1996	pariëtaal	AA
Corson MA	2001	tandheelkundige infecties oorzaak hersenabcessen	
Mylonas AI	2007	pariëtaal	?

Ten slotte is bij ontregelde diabeten ook het collageenmetabolisme, belangrijk voor de wondreparatie, veranderd. Dit veroorzaakt een vertraagde wondgenezing en samen met een vertraagde afweer neemt de kans op secundaire infecties toe. Dit was hier niet aan de orde omdat controle na een maand geen bijzonderheden liet zien.

Tevens heeft iedere diabeet een vetstofwisselingsstoornis, die zich bij deze patiënte uitte in een verhoogd cholesterolgehalte waarvoor zij behandeling ontving. Zonder behandeling is de lipidestoornis verantwoordelijk voor het vervroegd ontstaan van atherosclerose in de aorta en zijn eerste vertakkingen.

Overigens komt de flapoperatie waarschijnlijk niet 'uit hemel vallen'. Hoge bloedsuikers vormen de basis voor infecties, in casu een parodontitis die niet alleen wordt onderhouden maar ook accelereert. Dit drijft de bloedsuikerspiegel op doordat deze infectie op zich de gevoeligheid voor het effect van insuline vermindert. Wil de tandarts succes hebben met zijn behandeling dan moet hij de spiraal doorbreken van hoge bloedsuikers, meer ontsteking, gevolgd door hogere bloedsuiker en nog meer ontsteking, et cetera. Het doorbreken van deze vicieuze cirkel kan alleen als patiënt, tandarts en huisarts samenwerken. Normaliseren van de orale status moet parallel gaan met steeds bijstellen van de bloedsuikers binnen de normale grenzen [15–17]. Een systematisch literatuuronderzoek en een meta-analyse toonde in 2010 al een verbetering van de glucoseregulatie aan bij behandeling van de parodontitis.

Bij hoge bloedsuikers en een volledige prothese is de kans groot op een schimmelinfectie. Door de toename van het aantal candidaspecies en het optreden van menginfecties zijn deze niet meer zo onschuldig als vroeger altijd werd aangenomen. Deze gedachte kan mogelijk de patiënt anders tegen een volledige prothese doen aankijken [18–20].

9.7 Hersenabces

De prevalentie van hersenabcessen is 1:100.000. Deze kunnen optreden na een trauma (10–19 %), na chirurgische ingrepen, door hematogene verspreiding van bacteriën (sepsis) vanuit een infectiehaard ergens in het lichaam, zoals bij een bestaande endocarditis (9 %), en per continuitatum. De verspreiding per continuitatum kan ook als gevolg van een sinus cavernosus trombose plaatsvinden. In 20 % wordt nooit een bron gevonden.

De helft van de hersenabcessen ontstaat vanuit een geïnfecteerd middenoor (19 %), uit neusbijholten, het mastoïd, of de mond-keelholte. Hersenabcessen worden wel geassocieerd met tandheelkundig handelen, zoals extracties, na parodontale chirurgie, na scalen en rootplanen of maxillofaciale infecties, zoals abcessen, en na lokale anesthesie in ontstoken gebied. De plaats van behandeling of de plaats van de infectie in de mond lijken niet van belang voor de frequentie van het optreden van hersenabcessen [21–22].

Predisponerende factoren blijken vooral een ontregelde diabetes (bloedsuiker boven de norm) en een ernstige levercirrose [22].

In een overzicht van Morgan en Brewer bleek dat 5 van de 148 gediagnosticeerde hersenabcessen een orale oorsprong hadden [23–24]. In de regel zijn de veroorzakers *Streptococcus*-species (60 %), vooral *viridans*, anaëroben zoals de *Bacteriode-* species (30 %) of *Actinobacillus actinomycetemcomitans (AA)*. Andere verwekkers zijn *Staphylococcus aureus* (12 %); facultatief anaëroben zoals de *Enterobacter*-species (25 %), bijvoorbeeld *Enterobacteriaceae en Escherichia coli*, hebben meest een andere oorsprong. Schimmels (12 %) en protozoa en wormen (<1 %) worden minder gevonden [25, 26]. Stafylokokken worden in de literatuur alleen in relatie tot een kaakabces en osteomyelitis beschreven. Corson [27] stelt dan ook dat deze niet van intraorale origine zijn (◘tab. 9.5). In de casus van de vraagsteller, waar mogelijk het abces een lokaal infarct heeft veroorzaakt omdat de neurochirurg aangeeft dat een restsituatie persisteert, kan dit in de toekomst een locatie met verminderde weerstand blijken. Door de lage zuurstofdruk in het interstitium kan ter plaatse zuurstofarmoede ontstaan: een voorkeurslocatie voor anaërobe bacteriën om zich te hechten. Extreem goede mondhygiëne blijft voor deze patiënte ter voorkoming van een dentaal hersenabces essentieel [28–39].

Literatuur

1. Tomás I, Alvarez M, Limeres J, Tomás M, Medina J, Otero JL, Diz P. Effect of a chloorhexidine Mouthwash on the risk of postextraction Bacteremia. Infect Control Hosp Epidemiol. 2007;28(5):1–9.
2. Vissink AJ. Geneesmiddelen bulletin. Geneesmiddelen bij aandoeningen in de Tandheelkunde. 2012;46(10):109–20.
3. Segers P, Speekenbrink RGH, Ubbink DT, Ogtrop ML van, Mol BAMJ de. Preventie van ziekenhuisinfecties na hartoperaties door decontaminatie van de naso- en farynx met chloorhexidine; prospectief, gerandomiseerd onderzoek. Ned Ts Geneesk. 2008;152(13):768–70.
4. Eick S, Goltz S, Nietzsche S, Jentscg H, Pfister. Efficacy of chloorhexidine digluconate- containing formulations and other mouthrinses against periodontopathogenic microorganisms. Quintessence. 2011;42(8):687–700.
5. Winkelhoff AJ van, Rijpkema A, Raangs E, Kunnen A, Wekema-Mulder G. Antimicrobial activity of oral rinses. An in vitro study. Clin Oral Invest submitted 2013.
6. Roberts GJ, Gardner P, Longhurst P, Black AE, Lucas VS. Intensity of bacteraemia associated with conservative dental procedures in children. Br Dent J. 2000;188(2):95–8.
7. Lucas VS, Gafan G, Dewhurst S, Roberst GJ. Prevalence, intensity and nature of bacteraemia after toothbrushing. J Dent. 2008;36(7):481–7.
8. Roda RP, Jiménez Y, Carbonnell E, Galvaldá C, Muñoz MM, Pérez GS. Bacteremia originating in the oral cavity. A review. 2008;13(6):E355–62.
9. Barbosa M, Carmona IT, Amaral B, Limeres J, Alvarez M, Cerqueira C, Diz P. General anaesthesia increases the risk of bacteraemia following dental extractions. Oral Surg Oral Med Oral Pathol Oral Radiol Endod. 2010;110(6):706–12.
10. Roberts GJ. Dentists are innocent! "Everyday" bacteraemia is the real culprit: a review and assessment of the evidence that dental surgical procedures are a principal cause of bacterial endocarditis in children. Pediatr Cardiol. 1999;20:317–25.
11. Piñeiro A, Tomás I, Blanco J, Alvarez M, Seoane J, Diz P. Bacteraemia following dental implants' placement. Clin Oral Implants Res. 2010;21(9):913–8.
12. Patil PM, Singh G, Patil SP. Dentistry and the myasthenia gravis patient review of the current state of art. Oral Surg Oral Med Oral Pathol Oral Radiol. 2012;114:e1–8.
13. Allan W. Pathogenesis of myasthenia gravis. UpToDate int. 2015 Feb 10.
14. RIVM. Hoe vaak komt diabetes mellitus voor en hoeveel mensen sterven eraan? Nationaal Kompas Volksgezondheid 2014 november 27.
15. Teeuw WJ, Coelho L, Silva A, Palen CJ van der, Lessmann FG, Velden U van der, Loos BG. Validation of a dental image analyzer tool to measure alveolar bone loss in periodontitis patients. J Periodontal Res. 2009;44(1):94–102.
16. Teeuw WJ, Gerdes VEA, Loos BG. Effect of Periodontal Treatment on Glycemic Control of Diabetic Patients. A systematic review and meta-analysis. Diabetes Care. 2010;33(2):421–7.
17. Ahdi M, Gerdes VEA, Hoekstra JBL, Meesters EW. Diabetes mellitus. Ned Ts Tandheelk. 2012;119:65–71.
18. Pellacchia V, Terenzi V, Moricca LM, Buonaccorsi S, Indrizzi E, Fini G. Brain abscess by mycotic and bacterial infection in a diabetic patient: clinical report and review of literature. Review. J Craniofac Surg. 2006;17(3):578–84.
19. Sastrowijoto SH. Peridontal condition in impaired glucose tolerance and diabetes mellitus. Thesis UvA. 1989.
20. Abraham-Inpijn L. Diabetes mellitus en de Tandheelkundige Praktijk. MT. 2008;5:22–5.
21. Schuman NJ, Turner JE. Brain Abscess and dentistry: a review of the literature. Quintessence Int. 1994;25(6):411–3.
22. Kao PT, Tseng HK, Liu CP, Su SC, Lee CM. Brain abscess: clinical analysis of 53 cases. J Microbiol Immunol Infect. 2003;36(2):129–36.

23. Morgan H, Wood MW, Murphey F. Experience with 88 consecutive cases of brain abscess. J Neurosurg. 1973;38:698–704.
24. Brewer NS, McCarty CS, Wellman W. Brain abscess: a review of recent experience. Ann Intern Med. 1975;82:571–6.
25. Li X, Tronstad L, Olsen I. Brain abscesses caused by oral infection. Endod Dent Traumatol. 1999;15(3):95–101.
26. Müller-Richter UD, Bele S, Roldán JC, Grün B, Driemel O, Brawanski A, Reichert TE. The importance of dental-based treatment shown on the case report of a pontineabscess caused by Streptococcus viridans. Mund Kiefer Gesichtschir. 2007;11(3):161–6.
27. Corson MA, Postlethwaite KP, Seymour RA. Are dental infections a cause of brain abscess? Case report and review of the literature. Oral Dis. 2001;7(1):61–65. Review.
28. Renton TF, Danks J, Rosenfeld JV. Cerebral Abscess complicating dental treatment. Case report and review of the literature. Austr. Dent J. 1996;41(1):12–5.
29. Saal CJ, Mason JC, Cheuk SH, Hill MK. Brain abscess from chronic odontogenic cause: report of case. JADA. 1988;117:453–6.
30. Aldous JA, Powell GL, Stensaas SS. Brain abscess of odontogenic origin: report of a case. JADA. 1987;115:861–3.
31. Marks PV, Patel KS, Mee EW. Multiple brain abscesses secondary to dental caries and severe periodontal disease. J Oral Maxillofac Surg. 1988;26:244–7.
32. Andrews M, Farnhem S. Brain abscess secondary to dental infection. Gen Dentistry. 1990;6:224–6.
33. Churton MC, Greer ND. Intracranial abscess secondary to dental infection. New Zealand Dental journal. 1980;76:58–60.
34. Mylonas AI, Tzerbos FH, Mihalaki M, Rologis D, Boutsikakis L. Cerebral abcess of odontogenis origin. J Cranio-Maxillofac Surg. 2007;35(1):63–7.
35. Jiménez Y, Bagán JV, Murillo J, Poveda R. Infecciones odonogénica. Complicaciones. Manifestaciones sistémicas. Med Oral Patol Oral Cir Bucal. 2004;9:137–47.
36. Haarmann S, Budihardja AS, Hölzle F, Wolff KD. Subcutaneous temporal abscess as a clinical manifestation of pulmonary arteriovenous malformations in a patient with hereditary haemorrhagic telangiectasia (Rendu-Osler-Weber disease). Int J Oral Maxillofacial Surg. 2007;36:1211–4.
37. Ulivieri S, Oliveri G, Filosomi G. Brain Abscess and Rendu-Osler-Weber disease. Case report and review of the literature. J Neurosurg Sci. 2007;51(2):77–9.
38. Veldhuis EC, Veldhuis AH, Dijk FS van, Kwee ML, Hagen JM van, Baart JA, Waal I van der. Rendu-Osler-Weber disease: Update of medical and dental considerations. Oral Surg Oral Med Oral Pathol Oral Radiol Endod. 2008;105:38–41.
39. Mueller AA, Saldamli B, Stübinger S, Walter C, Flückiger U, Merlo A, Schwenzer-Zimmerer K, Zeilhofer HF, Zimmerer S. Oral bacterial cultures in nontraumatic brain abscesses: results of a first-line study. Oral Surg Oral Med Oral Pathol Oral Radiol Endod. 2009;107(4):469–76.
40. Abraham-Inpijn L. Hersenabces na Tandheelkundige behandeling. Tandartspraktijk. Feedback post 2010 juli: 35–40.
41. Abraham-Inpijn L. Antibiotica E-wise: I-learning. 2013.
42. Nederlands Huisartsen Genootschap. NHG-Standaard Diabetes mellitus type 2. 2016.

Parodontitis

10.1 Overwegingen en adviezen – 102

10.2 Vraag en antwoord – 103

10.3 Eind goed al goed? – 104

10.4 Enige achtergrond – 104

Literatuur – 110

© Bohn Stafleu van Loghum, onderdeel van Springer Media BV 2017
L. Abraham-Inpijn, *Tandarts in de knel*, DOI 10.1007/978-90-368-1442-3_10

❓ Parodontitis apicalis en mASA-score III-IV

Verwijzen naar een ziekenhuis kan wijs zijn

Een tandarts schrijft mij:

Ik heb vanochtend een mevrouw van 37 jaar gezien waarbij ik vanwege een pijnklacht een endodontische behandeling moet starten. Zij heeft een hartoperatie ondergaan en heeft na veel complicaties nu twee mechanische hartkleppen. Zij is onder controle van een cardioloog. Voor een SLE bezoekt zij de reumatoloog. Zij zegt allergisch te zijn voor alle antibiotica die ik opnoem, waaronder amoxicilline en mogelijk clindamycine. Daarnaast loopt ze bij een infectioloog.

Tenslotte wordt ze door een internist en huisarts behandeld voor een hyperthyreoïdie.

Haar klachten zijn kortademigheid bij plat op bed liggen en bij inspanning, naast gewrichtsklachten. Voor dit alles heeft zij de volgende medicijnen: fenprocoumon, strumazol (schildklier), plaquenil (reuma), prednison, bumetanide (plaspil) en omeprazol.

De streefwaarde voor de INR ligt tussen de 3–4. Patiënt meet zelf haar INR en haar laatstbekende waarde is 3,3.

Van de cardioloog mag: ultracaïne en clindamycine als profylaxe. Over het aanpassen van de INR zegt hij niets. Hij wil liever geen paracetamol/codeïne als pijnstiller, maar zegt niet waarom en adviseert Tramadol.

De trombosedienst meldt dat ik bij de huidige INR (3,3) geen endodontische behandeling moet doen en dat ik met Vitamine K tot een lagere waarde moet komen. Ik heb echter geen idee welke waarde mevrouw wél mag hebben.

Volgens de huisarts is claritromycine veilig en heeft ze daarvoor een recept in het geval van een infectie (kuur van 7 dg 2x 500 mg). De huisarts verwijst mij naar de behandelend internist. Daar word ik verwezen naar de infectioloog. De infectioloog geeft aan dat hij de patiënt 2 jaar geleden voor het laatst heeft gezien en juridisch gezien geen uitspraken durft te doen. Als ik aangeef dat mevrouw van hem claritromycine voorgeschreven heeft gekregen, zegt hij dat hij niet weet waarom en ook niet of ze allergisch is voor clindamycine.

Hier word ik niet wijzer van.

Ik wil graag weten:

1. *Welke pijnstillers mag ik voorschrijven?*
2. *Wat zijn de voorwaarden om de kanaalbehandeling te starten (profylaxe, AB-schild)?*
3. *Mag er verdoofd worden met speciale anesthesie?*

10.1 Overwegingen en adviezen

- Het gaat om een 37-jarige vrouw met twee mechanische hartkleppen en gezien de kortademigheid bij platliggen mogelijk links gedecompenseerd. Heeft de patiënte dikke voeten of benen 's avonds? Zo ja, haar niet platliggend behandelen maar iets hellend (30°) en de benen af laten hangen bij een behandeling van een uur of langer.
- Hyperthyroïdie behandeld met Strumazol. Goed ingesteld? Bij een versterkte schildklierfunctie bestaat het risico voor idiosyncrasie en cardiale complicaties. Bij onvoldoende instelling niet zelf behandelen maar doorsturen naar een ziekenhuis met een tandarts.
- SLE behandeld met prednison waarvan we de dosering nog niet kennen en Plaquenil? De prednisondosering ongemoeid laten, behalve bij extreem hoge doseringen.

- Waarom de Regionale Trombosedienst de INR naar beneden wil hebben, is mij een raadsel. Zoals u misschien bekend is, bestaat er de zogenaamde ACTA-richtlijn: 'Hoe om te gaan met antistolling'. Deze richtlijn, die eigenlijk geen richtlijn mag heten, heeft nogal wat complicaties gegeven omdat voor sommige ingrepen de aangegeven waarde van 3,5 te hoog is. Het kan zijn dat uw trombosedienst dat wil voorkomen. Antistolling zelf controleren: moet onder de 3,5 zijn.

Er zal wel een drupje bloed komen, maar de patiënte zal er geen last van hebben. Ik zou geen vitamine K geven omdat het niet zeker is hoeveel de patiënt resorbeert. De kans bestaat dat de INR te laag wordt met kans op complicaties. Gezien de interactie met het antibioticum moet de patiënt wel dagelijks de INR controleren.

- Allergisch voor amoxicilline, onbekend voor clindamycine, niet voor claritromycine. Claritromycine kán, al is er een geringe kans op kruisovergevoeligheid met clindamycine. Ik zou tweemaal daags een tablet van 500 mg voorschrijven, met het eten in te nemen. Te starten twee uur voor de behandeling. Aanvankelijk dacht ik dat 1-maal voldoende moest zijn (in geval van pulpitis), maar gelet op de kennelijke uitbreiding van het proces (parodontitis apicalis met uitbreiding) is de aanbevolen therapeutische dosis 1000 mg per dag gedurende 5–7 dagen. De dosering is berekend bij een normale nierfunctie. Als die niet normaal is, moet de dosering nog worden aangepast. Bij onzekerheid ten aanzien van allergisch reageren kan preventief clemastine (Tavegil) 2 tabletten à 2 mg/per os worden gegeven. Als de patiënt allergisch zou reageren op het toegepaste middel, dan is met clemastine deze reactie vertraagd en minder heftig, maar blokkeert het allergisch reageren niet helemaal. Het nadeel is dat profylactisch gebruik een allergie kan maskeren. De patiënt kan na toediening niet met eigen vervoer naar huis in verband met slaperigheid en een vertraagde reactiesnelheid.
- Pijnstilling zo mogelijk met paracetamol/codeïne (3×1000 paracetamol met 3×20 codeïne elke acht uur). Als dit onvoldoende is: Tramadol 50 mg. Zowel de klinisch farmacoloog met wie ik nog even heb overlegd als ik kennen geen probleem met paracetamol/codeïne onder deze omstandigheden.
- Lokale anesthesie: ultracaïne alleen bij de zekerheid dat het niet intravasaal gaat. Als er een ontsteking in de buurt is met wijd openstaande vaten en intensieve circulatie, adviseer ik Citanest bij deze patiënt.

Blijft staan dat u verantwoordelijk bent en blijft voor wat u doet. Het is geen schande om te besluiten het niet zelf te doen en de patiënt door te verwijzen naar een ziekenhuis. Zeker als daaraan een tandarts verbonden is en niet alleen een kaakchirurg.

10.2 Vraag en antwoord

» Als ik morgenochtend de kanaalbehandeling start, is dat dan veilig?

Ja. Mevrouw heeft dan een voldoende bloedspiegel opgebouwd en de bacteriën hebben nog weinig kans gekregen om resistent te worden.

» Ik heb een recept paracetamol/codeïne voorgeschreven en de patiënt prikt haar INR-waarde vlak voor de behandeling. De inname prednison is de ene dag 5 mg en de volgende 2,5. Vandaag heeft zij op advies van de apotheek 7,5 ingenomen en dat hielp tegen de pijn.

Ik begrijp waarom de apotheek de prednison heeft verhoogd, maar zij kennen de tandheelkundige literatuur niet! Verhoging van de prednisondosering bij regulaire tandheelkundige ingrepen is niet nodig, ook niet bij chronisch gebruik. Het is mogelijk dat de apotheek het zekere voor het onzekere heeft willen nemen in verband met de bestaande infectie. Prednison doet niets tegen pijn, behalve dat men zich wat prettiger voelt ('rozebril-effect'). Zeg het niet tegen de patiënt, maar waarschijnlijk is het een placebo-effect.

10.3 Eind goed al goed?

Desgevraagd meldde de tandarts mij nadien:

- Ik heb mevrouw eergisterochtend behandeld. De INR was aanvankelijk 3,8, een uur later echter al 3,6. Ik heb daarom het ziekenhuis, afdeling SBT, gebeld en een behandelend tandarts gesproken (ze konden de patiënt niet behandelen omdat ze een wachtlijst hebben): die wist het allemaal ook niet. (Typisch, dat heb ik de afgelopen dagen vaker gehoord).
- Uiteindelijk bleek het element avitaal en heb ik geen bloeding gekregen. Terwijl ik bezig was, belde de cardioloog met de mededeling dat er inderdaad clindamycineprofylaxe gegeven moest worden, eenmalig 1 uur voor de behandeling. Hij had nooit van een AB-scherm gehoord en zijn collega's ook niet (ik had hem gisteren gevraagd of ik mevrouw onder een AB-scherm moest behandelen of met een eenmalige profylaxe). Toen ik aangaf dat de wang gezwollen was en dat een eenmalige dosis daarvoor geen effect heeft, zei hij verder niet te weten wat ik moest doen.
- De patiënt is met tranexaminezuurmondspoeling vertrokken en maakte het ook de volgende dag goed.

Antibioticumprofylaxe wordt gedefinieerd als een 6–24 uur durende bescherming tegen infecties op afstand. Met de profylaxe wordt bij voorkeur 1 uur, maar in ieder geval niet langer dan 2 uur vóór een behandeling of een risicoperiode begonnen. De geneesmiddelen met een zo smal mogelijk spectrum worden gegeven om kolonisatie van endogene of exogene micro-organismen op een specifieke plaats te voorkomen en dus primair niet om de bacteriëmie tegen te gaan!

Een antibioticumscherm wordt gegeven om door infectie bedreigde perioden bij patiënten met een verminderde afweer te overbruggen. Een antibioticumscherm wordt in overleg met de behandelend medisch specialist of de huisarts 'blind' gestart gedurende een beperkt aantal dagen.

Antibiotische therapie is gericht op de bestrijding van een infectie met een bekend micro-organisme. Als de kweek en resistentiebepaling niet kan worden afgewacht, dient voor de start van de behandeling materiaal voor kweek te worden afgenomen.

10.4 Enige achtergrond

Een dergelijk conglomeraat aan afwijkingen vindt men meestal bij oudere patiënten. Vier onafhankelijke ziekten spelen een rol:
- cardiale problemen (etiologie onbekend);
- allergie (antibiotica);
- auto-immuniteit (systemische lupus erythematodus, SLE) en de hyperthyreoïdie;
- daarnaast de medicatie immuunsuppressie, antistolling en/of thyreostatica (◘tab. 10.1).

Ter toelichting enkele opmerkingen over het samenspel tussen tandheelkunde en geneeskunde.

10.4 · Enige achtergrond

Tabel 10.1 EMRRH-opbrengst (deze casus)

hebt u een hartgeruis of hartklepgebrek?	ja
hebt u een kunsthartklep?	ja
hebt u korter dan 6 maanden geleden een hart- of vaatoperatie ondergaan?	nee
hebt u een pacemaker?	nee
hebt u uw activiteiten moeten verminderen?	ja (mASA III)
hebt u last van hartzwakte (hartfalen)	ja
wordt u bij platliggen kortademig?	ja
slaapt u met meer dan twee kussens omdat u anders kortademig wordt?	(mASA IV?)
is bij u een bloedingsneiging vastgesteld?	ja (mASA II)
bloedt u langer dan 1 uur na bij verwondingen of ingrepen?	nee
krijgt u zonder stoten blauwe plekken?	nee
hebt u ooit een allergische reactie gehad op penicilline, aspirine, latex, tandheelkundige- of medische materialen of iets anders?	ja
bezocht u voor deze reactie een arts of ziekenhuis?	ja (mASA III)
was het bij uw tandarts?	nee
waarvoor bent u allergisch?	bijna alle antibiotica
hebt u een schildklierziekte?	ja
is dit een vertraagde functie?	nee
is dit een versterkte functie?	ja? (mASA IV)
gebruikt u op dit moment medicijnen op recept of zelf gekocht?	
voor het hart?	ja
loopt u bij de trombosedienst of gebruikt u bloedverdunnende middelen?	ja
tegen hoge bloeddruk?	nee
aspirine of andere pijnstillers?	nee
voor suikerziekte?	nee
voor allergie?	nee
prednison, corticosteroïden of andere afweerremmende middelen?	ja
tegen huid-, darm-, of reumatische ziekten?	ja
medicijnen tegen kanker of bloedziekten?	nee
penicilline of antibiotica?	ja, zonodig
kalmerende middelen, slaaptabletten, antidepressiva, verdovende middelen?	nee
gebruikt u drugs?	nee
andere medicijnen?	maagzuurremmer

Hyperthyreoïdie

De versterkte schildklierfunctie veroorzaakt een verhoogd metabolisme waardoor alle organen versterkt en versneld functioneren, wat een extra belasting betekent. Alle symptomen zijn hiervan een uiting, zoals:
- een goede eetlust maar toch vermagering;
- een versnelde darmpassage met diarree;
- kortademigheid en hartkloppingen met grote polsdruk.

Het hoge risico voor tandarts en mondhygiënist wordt veroorzaakt door bovenstaande overbelasting, maar ook door acute en chronische complicaties die vooraf niet zijn in te schatten.
Acuut: ritmestoornissen; angina pectoris; intravasculaire toediening van lokale anesthesie met vasoconstrictiva vergroot de kans op een thyreotoxische crise en idiosyncrasie. Bij dit laatste reageert de patiënt met de reactie op een geneesmiddel die niet gerelateerd is aan de werking of aan bekende bijwerkingen.
Chronisch: decompensatio cordis; osteoporose als gevolg van het calciumverlies via de darm door de snelle darmpassage en diarree; moeizame behandeling door motorische onrust, de beweeglijkheid van de tong en het vaak obstinate gedrag;
Als advies geldt: Wacht met een electieve behandeling tot de functie van de schildklier, op welke wijze ook, genormaliseerd is [1-4].

Allergie type I en antibiotica

Reacties die doen denken aan allergie komen regelmatig in de tandartspraktijk voor. Een enquête onder 3577 tandartsen, met een respons van 65 %, leverde in 30,5 % een positief antwoord op de vraag of men in de afgelopen 5-10 jaar een allergische reactie had meegemaakt. Slechts 6 tot 10 % van deze zogenaamde allergische reacties worden in de praktijk immunologisch bepaald. Allergische reacties op antibiotica komen meer voor bij parenterale dan bij orale toediening.
De meeste patiënten zijn al eerder geconfronteerd met een of andere allergische reactie, zoals een allergische rhinitis (hooikoorts), conjunctivitis, astma bronchiale, constitutioneel eczeem (dauwworm), jeukende uitslag, urticaria (netelroos, galbulten) of ernstigere anafylactische reacties. Ook in de familie zijn in de regel allergische reacties bekend. De beste preventie is een goede medische anamnese om de provocerende factor helder te krijgen.
Antibiotica die het meest verantwoordelijk zijn voor een type I allergische reactie zijn penicilline, amoxicilline, ampicilline en cefalosporine. De gevreesde dodelijke anafylactische reactie op penicilline treedt slechts in 0,0002 % op.
Doordat allergische reacties niet geluxeerd worden door de chemische eigenschappen, maar door de externe vorm van een stof, komen kruisreacties voor die men niet verwacht. Van de generatie cefalosporinen die met huidtesten werden onderzocht, blijkt 0,3-29,2 % een kruisreactie te geven met penicilline. Het hoogste percentage vindt men voor de eerste generatie, maar ook de derde generatie ceftriaxon geeft een kruisreactie met cefalexine en ampicilline [5-14].

Kunstklep en profylaxe

Hierbij kunnen we terugvallen op de richtlijn van de Nederlandse Hartstichting uit 2008. Hoewel enkele twijfels beginnen te rijzen rond deze richtlijn is deze in Nederland nog steeds van kracht (◘ tab. 10.2, 10.3 en 10.4). De toenemende resistentie van orale bacteriën tegen

Tabel 10.2 Richtlijnen Nederlandse Hartstichting

profylaxe alléén geïndiceerd bij

1. eerder doorgemaakte endocarditis
2. hartklepprothese (incl. bioprothese, allograft en conduit)
3. bepaalde aangeboren hartafwijkingen
    – onbehandelde cyanotische afwijkingen
    – met shunts/conduits behandelde cyanotische hartafwijkingen
    – 6 maand na volledige correctie als prothesemateriaal is gebruikt
    – restafwijkingen bij patch of device die endothelialisatie belemmert

Tabel 10.3 Nieuwe richtlijnen endocarditisprofylaxe 2008

endocarditisprofylaxe bij ingrepen in de mondholte

– behandelingen met manipulatie van de gingiva.
– wortelkanaalbehandelingen waarbij met instrumentarium door foramen apicale wordt gegaan.
– extracties of verwijderingen van wortelresten.
– alle overige operatieve ingrepen in de mond, inclusief abcesincisie, parodontale chirurgie.
– operatieve ingrepen ten behoeve van implantaten, inclusief botankers ten behoeve van orthodontische behandelingen

amoxicilline en de geadviseerde tandheelkundige indicaties worden in twijfel getrokken. Dat in onze casus afgeweken is van deze richtlijn, is te onderbouwen. De bekende allergie tegen amoxicilline, de vermeende overgevoeligheid tegen clindamycine, maakte dat gekozen moest worden voor een preparaat waarmee waarschijnlijk geen kruisallergie bestond – en in dit geval gesteund door het feit dat de patiënt al over dit preparaat beschikte als preventieve maatregel bij infecties.

Dat daarnaast niet gekozen is voor preventie maar voor een scherm, werd ingegeven door het feit dat het proces, gelet op de zwelling van de wang, zich al had uitgebreid.

Een en ander zal duidelijk in het dossier vastgelegd moeten worden.

SLE en corticosteroïden

In dit geval lijkt de systemische lupus erythematodes (fig. 10.1) niet van belang voor de behandeling, omdat de patiënt geen gerelateerde orgaan afwijkingen aangeeft (tab. 10.5). De corticosteroïden blijken laag gedoseerd. Ondanks dit chronisch gebruik is uit onderzoek bij tandheelkundige behandelingen gebleken dat ophogen van de dosering niet noodzakelijk is. Chronisch gebruik van corticosteroïden remt de functie van de bijnierschors af, waardoor deze in situaties als stress, infecties en traumata niet meer adequaat met een toename van de hormoonproductie kan reageren. Deze factoren blijken bij gebruikelijke tandheelkundige behandelingen onvoldoende om suppletie nodig te maken. Anders is dat bij kaakchirurgische ingrepen.

Mogelijk heeft de infectie de apotheker doen besluiten toch de dosering iets op te voeren [15–16].

Tabel 10.4 Voorschrift profylaxe

	medicatie	tijd
volwassenen	amoxiciline 3 gram per os	1 uur voor de ingreep
	bij voorkeur in dispersvorm	
kinderen	amoxicilinesuspensie	1 uur voor de ingreep
	50 mg/kg per os, max 3 gram	
volwassenen	amoxiciline 2 gram i.v.	30 min voor de ingreep
kinderen	amoxiciline 50 mg/kg i.v.	30 min voor de ingreep
Bij overgevoeligheid voor penicilline of behandeling met penicilline in de 7 dagen voor de ingreep		
volwassenen	clindamycine 600 mg per os i.v.	1 uur voor de ingreep
		30 min voor de ingreep
kinderen	clindamycine per os	1 uur voor de ingreep
	<10 kg: 150 mg	
	10–30 kg: 300 mg	
	>30 kg: 450 mg	
	clindamycine i.v.	30 min voor de ingreep
	20 mg/kg, max 600 mg	

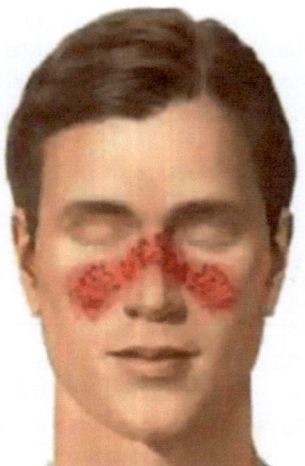

Figuur 10.1 De vlindervormige uitslag is een van de kenmerken van systemische lupus erythematodes

Tabel 10.5 Klinische manifestaties van de SLE in %

manifestatie	symptoom	%
– aspecifiek	moeheid	90
	koorts	80
	gewichtsverlies	60
	atralgie/myalgie	95
– huidafwijkingen	vlindervormig exantheem	50
	discoïde LE	20
	fotosensitiviteit	58
	muceuze ulcera	30
	alopecia	71
	raynaudsyndroom	30
	purpura	15
	urticaria	9
– nierafwijkingen	algemeen	50
	nefritis	18
– maagdarmpathologie	algemeen	38
	slikklachten	25
	pancreatitis	8
– longafwijkingen	algemeen	50
	pleuritis	45
	longontsteking	29
– hartklachten	algemeen	46
	pericarditis	48
	klepafwijkingen	23
	ECG-afwijkingen	34
– lymfkliervergroting	algemeen	50
– miltvergroting	algemeen	20
– leververgroting	algemeen	25
– klachten centrale zenuwstelsel	algemeen	75
	insulten	20
	psychiatrische afwijkingen	20
– hematologische afwijkingen		
	algemeen	90
	bloedarmoede	50
	leukopenie ≤ 4000	17
	trombopenie $\leq 50 \times 10^9$ l	10
	stollingsafwijkingen	25

> Een Feedback Post is veelal geen eenmansexpeditie meer. In dit geval was overleg met klinisch farmacoloog collega dr. M. Mulder en de kritische blik van tandarts-endodontoloog Marga van Ree van grote waarde.

Literatuur

1. Abraham-Inpijn L. Handboek Interne Geneeskunde voor de Tandheelkundige professie. Lemma. 2003.
2. Young ER. The Thyroid gland and the dental practitioner. J Can Dent Assoc. 1989;55(11):903–7.
3. Perusse R, Goulet JP, Turcotte JY. Contraindications to vasoconstrictors in dentistry: part II Hyperthyroidisms, diabetes, sulfite sensitivity, cortico-dependent asthma and pheochromocytoma. Oral Surg Oral Med Oral Pathol. 1992;74(5):687–91.
4. Muralidharan D, Fareed N, Pradeep PV, Margabandhu S, Ramalingam K. Ajith Kumar BV. Qualitative and quantitative changes in saliva among patients with thyroid dysfunction prior to and following the treatment of the dysfunction. Oral Surg Oral Med Oral Pathol Oral Radiol. 2013;115(5):617–23.
5. Rijnders BJA, Ceuppens JL, Peetermans WE. Beleid en antibioticakeuze bij patiënten met een allergie voor penicilline. NTvG. 1999;143(7):336–42.
6. Gruchalla RS. Drug allergy. J Allergy Clin Immunol. 2003;111(2 Suppl):548–59.
7. Reisman RE. Acute anafylaxie. Patient Care. 1990;9:9–23.
8. Park MA, Li JT. Diagnosis and management of penicillin allergy. Mayo Clin Proc. 2005;80(3):405–10.
9. Sogn DD, Post D. Is er sprake van penicilline allergie? Patient-Care. 1986:31-39.
10. Mulder Mieke. Allergie. Maarssen Benecke: Voordracht; 2013.
11. Holgate ST. Science, medicine and the future. Allergic disorders. BMJ. 2000;320(7229):231–4.
12. Atanaskovic-Markovic M, Gavrovic-Jankulovic M, Velickovic TC, Vuckovic O, Todoni D. Type-I hypersensitivity to ceftriaxone and cross-reactivity with cefalexine and ampicilline. Allergy. 2003;58(6):537–8.
13. Die Atanaskovic-Markovic M, Velickovic TC, Gavrovic-Jankulovic M, Vuckovic O, Nestorovic B. Pediatr Immediate allergic reactions to cephalosporins and penicillins and their cross-reactivity in children. Allergy Immunol. 2005;16(4):341–7.
14. Abraham-Inpijn L. Niet alles blijkt allergie. Tandartspraktijk. Feedback. 2000:39–43.
15. Abraham-Inpijn L. Systemische lupus erythematodes. Tandartspraktijk. Feedback. 2003:25–8.
16. Abraham-Inpijn L. Gevolgen van corticosteroïd-therapie. Tandartspraktijk. Feedback. 2003.

Waterpokken

11.1 Onderbouwing anno 2016 – 113

11.2 Epidemiologie – 113

11.3 Waterpokken (chicken-pox) – 113

11.4 Complicaties – 114

11.5 Herpes zoster – 114

11.6 Behandeling – 115

11.7 Vaccinatie en preventie – 116

Literatuur – 118

© Bohn Stafleu van Loghum, onderdeel van Springer Media BV 2017
L. Abraham-Inpijn, *Tandarts in de knel*, DOI 10.1007/978-90-368-1442-3_11

> **Zwanger en waterpokdreiging**
> Waterpokken alleen bij kinderen relatief onschuldig.
> Twee feedbackposten werden in de loop van de jaren aan dit onderwerp gewijd (in 2002 en 2015). In 2002 was vaccinatie nog niet aan de orde. In 2015 behoorde dit tot de norm … Een reden om oude literatuur naar de prullenmand te verwijzen?

? **Twee casus**
2002: Een patiënt bezoekt zijn tandarts met een huidontsteking aan één zijde van zijn voorhoofd. De roodheid met wat blaasjes is al deels ingedroogd en de patiënt deelt dan ook mee dat het allemaal op zijn 'retour' is. Echt ziek is hij niet geweest en de huisarts heeft ook niet gezegd dat hij thuis moest blijven. Vandaar dat hij toch maar gewoon op de controleafspraak komt. De tandarts heeft het zeker al herkend? Het is gordelroos! Of de tandarts wist dat je dat ook aan je hoofd kon krijgen?
Het verhaal loopt nog even door, maar door het hoofd van de tandarts speelt de vraag: hoe zat het ook nog weer met waterpokken en gordelroos?

> **Advies**
> De meeste betrokkenen bij de tandheelkundige behandeling zullen in hun jeugd waterpokken hebben doorgemaakt met of zonder zichtbare blaasjes. De afweer blijft levenslang bestaan. Een patiënt die bij de tandarts komt met waterpokken of een herpes zoster is al besmettelijk voordat de ziekte merkbaar wordt en blijft dat totdat alle laesies bedekt zijn met een korst, of liever: aan het genezen zijn. Het wel of niet behandelen is derhalve niet aan de orde. Dit geldt ook voor de besmettingskans door een aerosol. Overigens blijven derhalve alleen hygiënische maatregelen over.

? *2015 Geachte mevr. Abraham-Inpijn, ik weet dat u geen persoonlijke vragen beantwoordt, maar ik weet niet waar ik met deze vraag terecht moet! Op de crèche heerst waterpokken. Ze zeggen dat mijn kind het ook zal krijgen. Heeft dat betekenis voor mijn praktijkvoering als tandarts? Bovendien: ik ben zwanger. Vraagt dat om aparte aandacht of maatregelen?*

> **Antwoord**
> *U hebt gelijk, ik houd mij verre van persoonlijke vragen. Maar er zijn uitzonderingen. In uw geval is dat de urgentie van uw vraag.*
> De kans dat uw kind waterpokken in een of ander vorm zal krijgen is in een crèchesituatie inderdaad bijna 100 %. In dit geval bent ú echter belangrijker dan uw praktijk. Als u zelf geen waterpokken hebt gehad behoort u als zwangere tot de risicogroep. Dat niet alleen: via de placenta kunt u ook uw ongeboren kind besmetten. Ik raad u aan uw huisarts te bezoeken als u niet zeker weet of u als kind waterpokken hebt gehad. Als u dit niet weet, ga dan zeker naar de huisarts. Er zijn dan twee opties:
> 1. Eerst bloedafname voor het bepalen of u antistoffen hebt tegen het varicella-zostervirus.
> 2. Direct, zonder controle, passief vaccineren met immunoglobuline. Dit werkt preventief, maar kan ook een gemodificeerd beloop induceren. De werkingsduur is ongeveer twee weken. Dit is voldoende om de tijd te overbruggen van een eventuele besmetting van uw kind [1]. Voor uw praktijkvoering is de vaccinatie ook gunstig: u bent dan beschermd. Maar uw kind mag in de fase van besmettelijkheid geen contact met de praktijkruimte hebben.

11.1 Onderbouwing anno 2016

Het varicella-zostervirus (VZV) is de oorzaak van twee ziektebeelden. Ten eerste de kinderziekte waterpokken als primaire infectie zonder aanwezige immuniteit. Ten tweede de herpes zoster waarbij het virus, dat latent in de dorsale ganglia na de primo-infectie aanwezig blijft, gereactiveerd wordt. Pas in 1997 werd vastgesteld dat het waterpokkenvirus en het gordelroosvirus identiek zijn [2, 3].

11.2 Epidemiologie

De incidentie die door huisartsen wordt gerapporteerd is het hoogst op de leeftijd tussen 0 en 4 jaar met 20,8 per 1000 per jaar. Waarschijnlijk worden tijdens epidemieën lang niet alle gevallen van waterpokken bekend, zodat dit alleen het topje van de ijsberg is. Ook volwassenen die deze infectie als kind niet hebben gehad, kunnen waterpokken krijgen. De incidentie van waterpokken bij volwassenen bedraagt slechts 2 per 1000 per jaar [4]. De besmettingskans als kind op het krijgen van waterpokken na contact is 90 %. De besmettingskans op het krijgen van waterpokken na contact met herpes zoster bedraagt circa 25 %.

11.3 Waterpokken (chicken-pox)

De overdracht van het virus vindt alleen van mens op mens plaats via direct contact met de inhoud van de blaasjes of via de aerosol bij spreken, hoesten, enzovoort, uit de nasofarynx. Een afstand van minder dan 2 meter en een contact van ten minste 5 minuten is voldoende voor het overbrengen van een infectie. Hetzelfde geldt voor 1 uur samen met een patiënt in een ruimte verblijven [1].

De incubatietijd na contact bedraagt 14 tot 21 dagen. De ziekte begint met algemene malaise, hoofdpijn en koorts. Soms is de huid een dagje rood. De vlekjes beginnen op het hoofd en de romp, daarna ontwikkelen zich de jeuk en de karakteristieke blaasjes waardoor laboratoriumwerk overbodig wordt. De blaasjes hebben een rode hof en een heldere inhoud. In golven ontstaan steeds nieuwe blaasjes. Ook de blaasjes in de mond kunnen kapotgaan, waardoor pijnlijke laesies ontstaan [5]. Na enkele dagen drogen de blaasjes in, waarna de korstjes na 7–10 dagen afvallen. Littekens kunnen zeker na krabben blijven bestaan.

De besmettelijke periode van varicella in welke vorm dan ook begint 48 uur voordat de eerste symptomen zich voordoen, en blijft tot alle huidlaesies tot korsten zijn geworden. De korstjes zijn niet besmettelijk. Omdat de huidafwijkingen zich in verschillende stadia bevinden, duurt dit vaak langer dan op het eerste gezicht lijkt. Bij kinderen betreft het meestal een onschuldige infectie (◘ fig. 11.1).

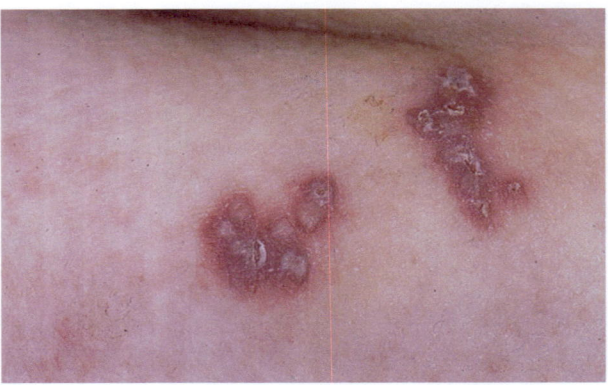

◘ **Figuur 11.1**   Waterpokken (varicella)

11.4 Complicaties

Complicaties bestaan uit een pneumonie of afwijkingen aan het centrale zenuwstelsel, zoals een (meningo)encefalitis en hypercoagulabiliteit met kans op trombosevorming en embolie [6–9]. Secundaire bacteriële huidinfecties vormen een frequenter probleem.

Zoals bij de meeste kinderziekten die men op latere leeftijd krijgt, zijn ook bij de waterpokken de complicaties bij volwassenen ernstiger. Deze kunnen bestaan uit acute cerebellaire ataxie met evenwichtsstoornissen, dronkenmansgedrag en dysartrie, maar met een goede prognose.

Ook een artritis, trombopenie, hepatitis en glomerulonefritis zijn mogelijk.

De grootste risico's vormen de immuungecompromitteerde patiënten en gravidae [10]. Zwangeren hebben bij een primaire infectie kans op ernstige complicaties. Hoe verder de zwangerschap is gevorderd des te hoger het percentage complicaties. De ongeboren vrucht wordt eveneens besmet. Het aangeboren varicellasyndroom bestaat uit huidafwijkingen, oogafwijkingen, afwijkingen aan de ledematen, al of niet in combinatie met afwijkingen aan het centrale zenuwstelsel. De overall mortaliteit voor waterpokken wordt bepaald door de sterfte bij volwassenen.

11.5 Herpes zoster

Herpes zoster (◘fig. 11.2) komt veel meer voor dan algemeen wordt gedacht. Tussen de 10 en 25 % van de bevolking krijgt het wel eens in zijn leven. De frequentie neemt toe met de leeftijd.

Door reactivatie verplaatst zich het virus vanuit de dorsale ganglia via perifere zenuwen naar het huidoppervlak, waar het zich dermatoomgewijs manifesteert.

Het ziektebeeld verloopt in drie fasen:

- Voordat er huidlaesies zichtbaar worden toont de patiënt algemene malaise en koorts. De huid ter plaatse kan branderig of pijnlijk zijn.
- Na 12 tot 24 uur volgen in dit gebied pijnlijke rode papels. De papels vormen kort daarop geclusterde blaasjes met helder vocht.
- Binnen een week ulcereren deze en genezen via korstvorming. De huid herstelt zich in 2 tot 4 weken, veelal met littekenvorming.

11.6 · Behandeling

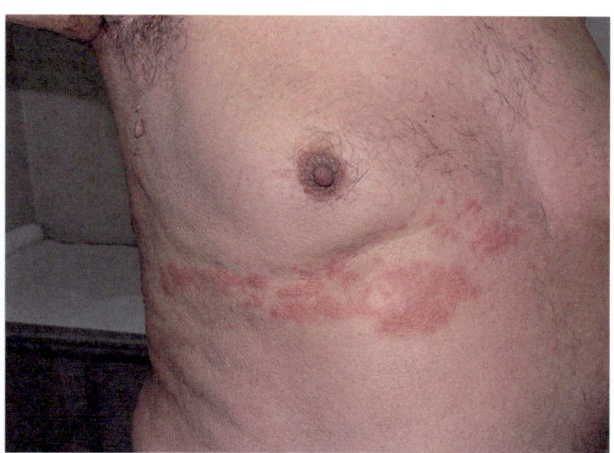

Figuur 11.2 Gordelroos (herpes zoster)

Tabel 11.1 Complicaties bij herpes zoster [15, 21]

complicatie	frequentie %
meningitis	0,5
motorische neuropathie	0,9
post-herpetische neuropathie	7,9
oogcomplicaties – conjunctivitis – optische neuritis – uveïtis	1,6
herpes zoster oticus	0,2
secundair bacterieel infect	2,3
gedissemineerde herpes zoster	
vasculitis van het centrale zenuwstelsel	

De meest frequente complicatie bij herpes zoster is de *post-herpetische neuralgie*. De pijn bij een herpes zoster in het trigeminusgebied kan kiespijn simuleren (tab. 11.1). Frequente recidieven en uitbreiding over meer dan één dermatoom komen niet uitsluitend, maar wel vaker voor bij immuundeficiënties, zoals bij patiënten met een hiv-infectie. Ook wordt devitalisatie en exfoliatie van gebitselementen beschreven met alveolaire botnecrose als gevolg van neurovasculaire veranderingen bij een mandibulair gelokaliseerde zosterinfectie. Deze beelden zijn beschreven bij volwassenen en bij een kind waarvan de moeder tijdens de zwangerschap waterpokken had doorgemaakt [11–15].

11.6 Behandeling

Behandeling met antivirale middelen kan zijn aangewezen bij patiëntengroepen die neigen tot complicaties. De voorkeur gaat zowel bij waterpokken als bij de herpes zoster uit naar

Tabel 11.2	Indicaties voor antivirale medicatie	
waterpokken		– boven de 13 jaar
		– bij verminderde immuniteit
		– kinderen met verhoogd complicatierisico
herpes zoster		– bij 50-plussers
		– bij verminderde immuniteit

aciclovir, daarnaast worden genoemd valaciclovir en famciclovir. De medicatie dient zo vroeg mogelijk in het beloop te starten, maar zeker binnen 48 uur na het ontstaan van de eerste laesies en kan afhankelijk van de indicatie oraal of intraveneus worden toegediend (tab. 11.2) [16, 17]. Bij bacteriële secundaire infecties kunnen antibiotica geïndiceerd zijn. Pijnklachten reageren op NSAID's. De post-herpetische neuralgie is therapieresistent. Evidence based-onderzoek met betrekking tot de behandeling ontbreekt [18].

11.7 Vaccinatie en preventie

Zoals eerder gezegd: er zijn twee manieren van vaccineren mogelijk:
1. Na contact en met een blanco voorgeschiedenis, en zeker bij een verhoogd risico, zoals immuungecompromitteerde patiënten en zwangeren: passief vaccineren met immunoglobulinen (tab. 11.3 en 11.4). Dit werkt preventief, maar kan ook een gemodificeerd beloop induceren. De werkingsduur is ongeveer twee weken [19].
2. Actieve immunisatie is mogelijk met levend verzwakt vaccin. (Tabel 11.5) Eenmalige vaccinatie geeft 70–90 % bescherming voor een periode van 7–10 jaar. Herhaling van vaccinatie na 4–8 weken geeft meer dan 98 % bescherming. De vaccinatie van deze tweede generatie kent weinig bijwerkingen, zoals koorts bij 10–15 % en een enkel blaasje bij 3 % die zich na 8–19 dagen ontwikkelen. Op 2,3 miljoen vaccinaties is tienmaal een anafylactische reactie geregistreerd [1].

Varicella is niet in het *Rijksvaccinatieschema* voor 2015 bij kinderen opgenomen. Weliswaar zou de frequentie aan waterpokken bij vaccinatie dalen, maar ook de daarmee de immuniteitsgraad van de bevolking. Omdat het toch, zeker voor kinderen, een veelal ongevaarlijke ziekte is en de kosten-batenafweging meeweegt, is men tot dit besluit gekomen [20, 21].

Tabel 11.3 Risicogroepen bij waterpokkeninfectie

- zwangeren
- prematuren
- aangeboren of verworven immuundeficiënties zonder antistoffen
  (na orgaantransplantatie, patiënten met maligne systeemziekte van de witte reeks, na behandeling met cytostatica, corticosteroïden, andere immuunsuppressie of radiotherapie)
- verzwakten
- kinderen boven de 12 jaar in verband met pneumonie

Tabel 11.4 Congenitaal varicellasyndroom

- dermatoomgelokaliseerde huidlaesies
- neurologische afwijkingen, zoals mentale retardatie, microcefalie, hydrocefalus, trekkingen, Horner's syndroom
- oogafwijkingen, zoals nervus opticus atrofie, cataract, chorioretinitis, nystagmus
- afwijkingen van de extremiteiten
- maag-darmafwijkingen, zoals gastro-oesofageale reflux, atresie of darmstenose
- laag geboortegewicht

Tabel 11.5 Indicaties/contra-indicaties voor vaccinaties met verzwakt levend vaccin [2]

indicaties

- volwassenen werkzaam met kinderen of in de verloskunde en seronegatief
- fertiliteitsbehandeling bij seronegatieve vrouwen
- geïndiceerde immunosuppressieve bij seronegatieven
- wachtenden voor hart-, lever- en niertransplantatie
- seronegatieve kinderen met leukemie of hiv
- directe familieleden van seronegatieve kinderen met leukemie of hiv
- gezonde seronegatieve volwassenen als post-expositie profylaxe tot vijf dagen na het contact

contra-indicaties

- allergie tegen een bestanddeel van het vaccin
- vrouw met zwangerschapswens of die zwanger is
- patiënten met immunosuppressie door ziekte of therapie – risico-afweging in overleg met medisch behandelaar

Literatuur

1. Swamy GK, Heine RP. Vaccinations for pregnant women. Obstet Gynecol. 2015;125(1):212–26.
2. RIVM. Varicella zoster en herpes zoster. LCI-Richtlijn waterpokken en gordelroos. 2014.
3. Weller TH. Varicella-herpes zoster virus. In: Evans AS, Kaslow RA, editors. Viral Infections of Humans. Epidemiology and control. 4th ed. New York: Plenum; 1997. pag. 865–92.
4. Choo PW, LaRussa P, Seward J, Weber D. Behandeling en preventie van varicella-zoster. Patient Care. 1999;1:15–22.
5. Padovani MC, Barbosa PS, Baeder F, Sant'Anna GR de, Santos MT, Guaré RO. Oral manifestations of systemic alterations in early childhood. J Contemp Dent Pract. 2013;14(2):327–31.
6. Weerkamp NJ, Keizer K, Boel CHE, Rijk MC de. Meningo-encefalitis door varicella-zostervirus. NTvG. 2010;154(11):505–9.
7. Mérelle ME, Visser LFA, Bokma JA, Melker HE de, Winter JP de. Waterpokken: soms complicaties bij voorheen gezonde kinderen. NTvG. 2006;150(48):2625–30.
8. Laarman ARC, Schoor SRD van der, Verhoeven BH, Gemke RJBJ, Well DThJ van. Purpura fulminans, een zeldzame complicatie van waterpokken. 2008;152(46):2526–30.
9. Teeninga N, Willemze AJ, Emonts M, Appel IM. Acuut ziek bij waterpokken: miltinfarcten als complicatie van varicella-zoster infectie. 2011;155(28):1270–3.
10. Manten GTR, Derks JB, Lon AN van, Gerards LJ, Bruinse HW. Waterpokken bij een zwangere met ernstige gevolgen voor moeder en kind. NTvG. 2003;147(41):2029–33.
11. Smith S, Ross JW, Scully C. An unusual oral complication of herpes zoster infection. Oral Surg. 1984;57:388–9.
12. Rudd T, Chai BY, Gurunluoglu R, Glasgow M. Mandibular osteonecrosis and Ramsay Hunt syndrome following a case of herpes zoster. J Oral Maxillofac Surg. 2014;72(10):1974.e1-6. ►doi:10.1016/j.joms.2014.05.004. Epub 2014 May 21.
13. Pushpanshu K, Kaushik R, Srivastava S, Punyani SR. An unusual complication of tooth exfoliation and osteonecrosis following herpes zoster infection of trigeminal nerve: a case report and literature review. Minerva Stomatol. 2013;62(6):241–5.
14. Lambade P, Lambade D, Saha TK, Dolas RS, Pandilwar PK. Maxillary osteonecrosis and spontaneous teeth exfoliation following herpes zoster. Oral Maxillofac Surg. 2012;16(4):369–72.
15. Jain MK, Manjunath KS, Jagadish SN. Endodontology unusual oral complications of herpes zoster infection: report of a case and review of literature. Oral Surg Oral Med Oral Pathol Oral Radiol Endod. 2010;110(5):e37–41.
16. Farmacotherapeutisch Kompas. 2014.
17. Briggs GG, Freeman RK, Yaffe SJ. Drugs in pregnancy and lactation. 8th ed. Wolters Kluwer, Lippincott: Williams & Wilkins; 2007.
18. Zuurmond WWA, Perez RSGM. Beperkte mogelijkheden voor evidence-based behandeling en preventie van postherpetische pijn. NTvG. 2006;150(48):2633–7.
19. Kuter B, Matthews H, Shinefield H, Black S, Dennehy P, Watson B, Reisinger K, Kim LL, Lupinacci L, Hartzel J, Chan I. Study group for varivax. Ten year follow-up of healthy children who received one or two injections of varicella vaccine. Pediatr Infect Dis J. 2004;23(2):132–7.
20. Rümke HC, Groot R de. Waterpokken: voldoende redenen voor invoering van vaccinatie. NTvG. 2006;150(48):2630–3.
21. Albrecht MA. Clinical manifestations of varicella-zoster virus infection: Herpes zoster. UpToDate Intern. 2015 april.

Kinkhoest

12.1 Toelichting pathologie – 120

12.2 Epidemiologie – 120

12.3 Symptomen – 122

12.4 Diagnostiek – 123

12.5 Complicaties – 123

12.6 Preventie – 124

12.7 Behandeling – 125

Literatuur – 126

© Bohn Stafleu van Loghum, onderdeel van Springer Media BV 2017
L. Abraham-Inpijn, *Tandarts in de knel*, DOI 10.1007/978-90-368-1442-3_12

❓ Kinkhoest (pertussis)

Ondanks hoge vaccinatiegraad toch opportuun.

Een lezer mailt mij de volgende vraag:
Onlangs bleek bij de medische anamnese dat de manlijke patiënt van 59 jaar in de stoel kinkhoest had. Hierop heb ik de huisarts gebeld met de vraag of deze ziekte besmettelijk was. Dit werd bevestigd.
De huisarts durfde echter geen uitspraak te doen over het al dan niet behandelen, waarop ik besloten heb een nieuwe afspraak na de zomer te maken. Was dit een noodzakelijke beslissing? Graag uw antwoord.

▶ Antwoord

1. De patiënt is besmettelijk vanaf het begin van de catarrale fase tot circa 4 weken daarna. Dus ook tijdens de fase van de hoestbuien.
2. Het is voor een behandelaar niet goed mogelijk om het contact met pertussis-patiënten te voorkomen, omdat de klachten in de eerste maar besmettelijk fase zo aspecifiek zijn.
3. Behandeling tijdens de tweede fase is af te raden, ook al omdat manipulaties in de mond een hoestbui kunnen provoceren.
4. Er bestaat geen bezwaar tegen behandeling in de reconvalescentiefase.
5. Ondanks vaccinaties als kind is re-infectie mogelijk van tandarts, mondhygiënist en hulppersoneel, al krijgt men meest waarschijnlijk alleen een forme fruste.

12.1 Toelichting pathologie

Kinkhoest of pertussis wordt veroorzaakt door *Bordetella pertussis* en is voor niet-gevaccineerden een gevaarlijke ziekte. In een minderheid van de gevallen wordt de ziekte veroorzaakt door *Bordetella parapertussis*. De micro-organismen worden overgebracht door druppelinfectie en inhalatie. De incubatietijd bedraagt 1–2 weken, maar nooit langer dan 21 dagen. Na contact hechten deze bacteriën zich aan het trilhaarepitheel van de luchtwegen. De *Bordetella pertussis* produceert een toxine, hierdoor ontstaat lokale weefselnecrose. De *Bordetella parapertussis* maakt geen toxine. De bacterie is niet invasief.

De patiënt is zeer besmettelijk vanaf het begin van de catarrale fase tot circa 4 weken daarna. Deze periode kan door antibiotische therapie worden bekort tot 5–7 dagen.

12.2 Epidemiologie

Kinkhoest staat de laatste jaren weer in de belangstelling. De ziekte blijft namelijk, ondanks de hoge vaccinatiegraad tegen pertussis van 97 %, in toenemende mate in Nederland epidemisch voorkomen (◘ fig. 12.1) [1]. Het doormaken van kinkhoest veroorzaakt een zekere immuniteit gedurende 4–12 jaar. Vaccinatie beschermt ook 4–12 jaar. Een hernieuwd contact

12.2 · Epidemiologie

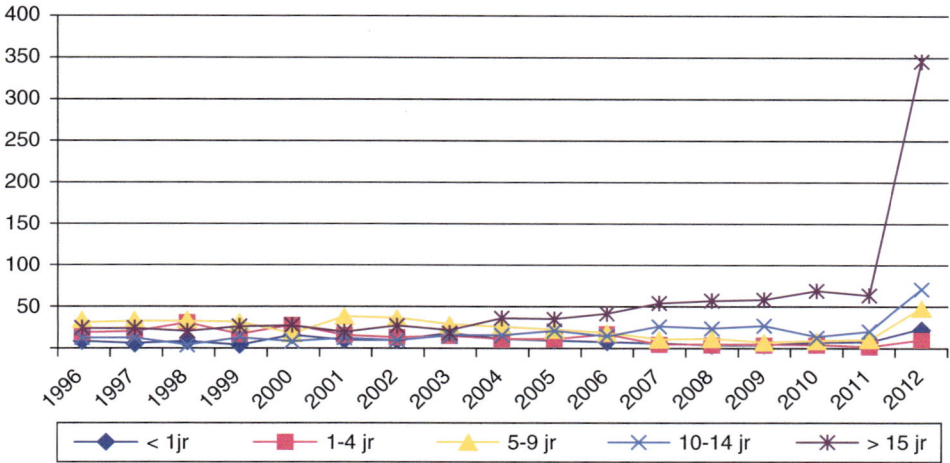

◘ **Figuur 12.1** Meldingen van kinkhoest naar leeftijdscategorie (in percentages) 1996–2012, afdeling Infectieziekten GGD Amsterdam

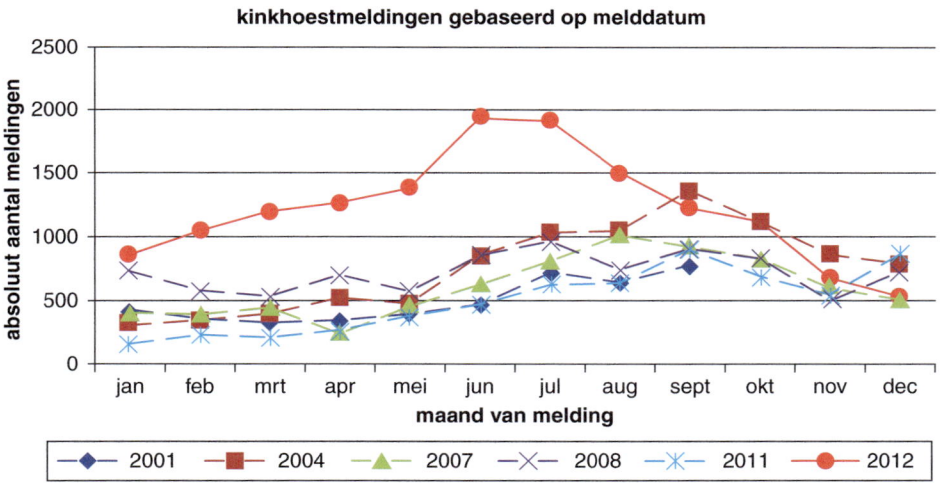

◘ **Figuur 12.2** Kinkhoestmeldingen gebaseerd op melddatum

werkt als een booster met toename van de immuniteit. Transplacentaire overdracht van antistoffen heeft voor de pasgeborenen geen betekenis.

In tegenstelling tot het poliovirus, het mazelenvirus en de difteriebacterie blijft *B. pertussis* in de maatschappij voorkomen. Het aantal gevallen varieert in de laatste jaren in Nederland van 4000-8000. Sinds 1996 neemt het aantal kinkhoestgevallen bij volwassenen toe (◘fig. 12.2) [2].

Eenmaal in de 4-5 jaar wordt een epidemie vastgesteld. Een verklaring kan zijn dat onder druk van de vaccinatie een verandering in de virulentiefactoren is opgetreden, onder andere door wijziging van het membraaneiwit pertactine [3]. Een andere mogelijkheid daarbij is de onderrapportage bij volwassenen. Deze ongediagnostiseerden vormen een continue bron van verspreiding [1], [4], [5].

12.3 Symptomen

De symptomen van kinkhoest verlopen in drie fasen. Een catarrale fase met niet meer of minder dan algemene malaise en een gewone neusverkoudheid, gevolgd door de paroxismale fase met de karakteristieke 'blafhoest' in aanvallen, vooral 's nachts, die eindigen met een klassieke, lange, gierende inspiratoire stridor (Engels: *whooping cough*) en verscheidene respiratoire hoeststoten, 5-15-maal achtereen. De hoestaanvallen hebben een frequentie van 20 tot wel 50 keer per 24 uur. Kenmerkend voor het ziektebeeld is een periode van meer dan 4 weken met deze heftige blafhoest.

Het hoesten gaat gepaard met het opgeven van helder, taai sputum, waarbij de patiënt soms braakt. De ergste fase kan ruim twee weken duren. Daarna volgt een aflopende of reconvalescentiefase van enkele weken tot maanden.

In de herstelfase van de ziekte kan de patiënt door geringe prikkels, bijvoorbeeld een neusverkoudheid, een recidiefhoestfase krijgen. Zo'n recidief op korte termijn is geen herinfectie met *Bordetella pertussis* of een opvlamming van achtergebleven bacteriën, maar een gevolg van de doorgemaakte kinkhoest waarvan het mechanisme ('sensibilisatie') niet is opgehelderd.

De ernst van het ziektebeeld is sterk afhankelijk van de leeftijd van de patiënt. Men onderkent twee pieken in de frequentie van voorkomen: een bij de zuigeling en een tussen 5-14 jaar. Bij zuigelingen is de ziekte gevaarlijk doordat bij de hoestbuien apneu en cyanose (hypoxie) kan optreden en episoden met een langzame pols. Deze apnoe-aanvallen kunnen ook zonder hoesten ontstaan als atypisch beloop. Tijdelijke beademing kan zelfs noodzakelijk zijn. Zuigelingen worden meestal door hun moeder besmet die niet als kinkhoestpatiënt met een forme fruste wordt herkend. In het geval van een hoestende zwangere of een jonge moeder wordt laagdrempelige behandeling met macroliden dan ook aangeraden [6].

Grotere kinderen worden tijdens een hoestbui eerst rood en daarna blauw en kunnen zó hypoxisch raken dat zij hierdoor hersenletsel oplopen. Het aantal sterfgevallen wordt bepaald door de groep ongevaccineerde baby's (jonger dan een half jaar) als gevolg van cerebrale schade door hypoxie of door een pneumonie, respectievelijk hartschade [6, 7].

12.4 Diagnostiek

Bij de laboratoriumdiagnostiek valt een (zeer) hoog leukocytenaantal op (tot $60 \times 10^9/l$) met meer dan 60 % lymfocytaire cellen. Een röntgenfoto van de thorax is bij slechts 20 % van de patiënten afwijkend en is dus niet van diagnostisch belang.

De diagnose wordt gesteld op de kweek vanuit de nasofarynx die niet sensitief is en speciale voedingsbodems vereist. In de praktijk wordt dit dan ook zelden toegepast. De specificiteit van deze methode is wel hoog.

Een andere methode is gebruik te maken van een tweepuntswaarneming. Daarbij wordt de hoogte van twee antistoftiters in serummonsters met ten minste twee weken tussenruimte vergeleken. Bij kinderen onder de leeftijd van één jaar wordt liefst zes weken gewacht met het afnemen van een tweede serummonster. De stijging van de antistoftiter bepaalt de diagnose. De serologie is bij kleine kinderen minder betrouwbaar, daar het immuunsysteem pas rond de leeftijd van 5 jaar een behoorlijke IgA-respons genereert.

De polymerasekettingreactie (PCR) is een meer gevoelige diagnostische methode dan de kweek. Bij deze methode geldt dat het materiaal zo vroeg mogelijk in de ziekteperiode moet worden afgenomen.

12.5 Complicaties

De complicaties van kinkhoest waren frequent vóór de introductie van het vaccin. Een van de complicaties is de collaps. Tijdens de hoestaanval wordt in de thorax een verhoogde druk opgebouwd. Deze drukgradiënt kan het terugstromen van het bloed naar de rechterharthelft blokkeren. Door de instroombeperking ontstaat een zodanig verminderde doorstroming van de long dat uiteindelijk de uitstroom uit de linkerventrikel acuut daalt, de bloeddruk daalt en de patiënt bewusteloos raakt.

Bloedingen tijdens hoestaanvallen uit neus, oren, conjunctivae komen voor. De grootste zorg ligt bij de pasgeboren en zeer jonge kinderen in verband met de ademhalingsproblematiek (tab. 12.1).

Tabel 12.1 Verhoogde kans op ernstig tot fataal beloop bij kinkhoest

– zeer jonge kinderen (<1 jaar) niet of deels gevaccineerd

– pasgeborenen van moeders die niet gevaccineerd zijn en die ook geen kinkhoest hebben doorgemaakt

– volwassenen: toenemend met de leeftijd

– patiënten met een verminderde weerstand

– ondervoede mensen en zwangere vrouwen: mazelen veroorzaakt bij het kind geen aangeboren afwijkingen, maar kan in zeldzame gevallen tot een miskraam of vroeggeboorte leiden

Tabel 12.2 Therapie-advies [7]

volwassenen	azitromycine 500 mg 1 dd gedurende 3 dagen
kinderen >4 weken	azitromycine 10 mg/kg 1 dd, maximaal 500 mg gedurende 3 dagen
kinderen <4 weken	claritromycine wordt geadviseerd bij een kind <1 week en >2000 gram; een kind ouder dan 1 week: 15 mg/kg per 24 uur, verdeeld in 2 doses, gedurende 5 dagen
bij zwangerschap	erytromycine 500 mg 4 dd gedurende 7 dagen

De behandeling heeft twee aspecten: de preventie en de behandeling tijdens de 2e fase. Het is namelijk onduidelijk of antibiotica in de catarrale fase de ziekteduur verkorten (tab. 12.2) [7].

12.6 Preventie

Nederland is tussen 1952 en 1954 begonnen met vaccineren tegen kinkhoest. Er zijn twee typen voorhanden.

De acellulaire vaccins bevatten 1–5 antigene componenten van de bacterie, waaronder het pertussistoxine [8, 9]. Deze vaccins hebben minder bijwerkingen dan het van oudsher gebruikte cellulaire vaccin, dat uit een homogenaat van bacteriecultuur bestaat *(whole cell-vaccin)*. De acellulaire vaccins kennen niet de complicaties van het volledige pertussisvaccin dat verantwoordelijk is voor lokale klachten (pijn, roodheid, zwelling) en de algemene bijwerkingen (koorts en eventueel koortsconvulsies). De keerzijde is dat de nieuwe vaccins kostbaar zijn en relatief een geringe en beperkte antilichaamreactie geven.

Zo zijn de nieuwe vaccins minder werkzaam tegen *Bordetella parapertussis*. Hetzelfde geldt voor genetische variaties die zijn opgetreden in de bacterie.

Deze vaccinatie tegen kinkhoest is sinds 1953 opgenomen in het *Rijksvaccinatieprogramma*. Het kinkhoestvaccin wordt gecombineerd met difterie, tetanus en polio (DKTP) gegeven. Kinderen kregen tot 2005 het cellulaire vaccin met 3, 4, 5 en circa 11 maanden, diep intramusculair. Sinds 2005 wordt in het eerste jaar het acellulaire vaccin gegeven. Op het 4e jaar volgt een herhaling.

De vaccinaties hebben geleid tot een aanzienlijke daling van de incidentie. Dit is vooral van belang voor zuigelingen die vóór vaccinatie niet beschermd zijn door maternale antistoffen.

Preventief beschermt het vaccin gedurende drie jaren optimaal, daarna neemt in de volgende tien jaar de afweer af. Op dit ogenblik komen er meerdere typen vaccins op de markt. Het RIVM startte in 2014 onderzoek naar de werkzaamheid van de verschillende mogelijkheden [10].

In de jaren tachtig is de effectiviteit van de vaccinatie treffend geïllustreerd. In het Verenigd Koninkrijk en Zweden daalde de vaccinatiegraad respectievelijk tot 30 % en 0 % uit angst voor de bijwerkingen van het vaccin. Het gevolg was een drastische stijging van het aantal gevallen van kinkhoest in beide landen met een aanzienlijke morbiditeit en mortaliteit. Deze verhoogde incidentie is ook in Nederland de aanleiding geweest tot een heroverweging van het vaccinatiebeleid.

Omdat kinkhoest nog regelmatig voorkomt in volledig gevaccineerde populaties, zoals Nederland, wordt algemene hervaccinatie overwogen. Maar voorlopig is dat nog niet gebeurd omdat een recidiefziekte meestal niet ernstig verloopt en omdat men geen pool van gezonde dragers van de bacterie wil creëren. Het doorslaggevende argument is echter dat men niet weet of herhaald vaccineren geen nadelen heeft. Als het al wordt gedaan, dan met het acellulaire vaccin wegens de bijwerking van de cellulaire vorm.

Als een individu binnen enkele jaren na vaccinatie wordt besmet met *Bordetella pertussis* is de kans groot op een symptoomloze infectie, omdat er nog 'memory'-cellen zijn die een snelle stijging van de immuniteit (boostering) geven. Hoe latere de besmetting optreedt bij de wegebbende immuniteit, hoe groter de kans is op herinfectie, maar zelden met de typische symptomen. Kennelijk is er meestal voldoende 'memory'-immuniteit van de eerste infectie, waardoor de immuunrespons snel is en ernstige klachten worden voorkomen [11, 12].

12.7 Behandeling

De consequentie voor de dagelijkse praktijk is dat bij patiënten die langdurig hoesten of hoestparoxismen tonen, aan een re-infectie met *Bordetella pertussis* moet worden gedacht.

Volgens de Infectiewet van 1999 behoort kinkhoest tot de B-ziekten en bestaat er een meldingsplicht. Dit wil zeggen dat de arts die een infectieziekte van groep B vaststelt dit binnen 24 uur aan de GGD moet melden (melding na vaststelling). In een onderzoek naar de praktijk van de aangifte bleek dat slechts een vijfde van de kinkhoestpatiënten was gemeld (tab. 12.3). Bronopsporing wordt achterwege gelaten [7].

Bij de behandeling met antibiotica nadat met zekerheid de diagnose is gesteld, dient in de eerste plaats de bron te worden behandeld. Als in het gezin of een daarmee vergelijkbare situatie (kinderdagverblijf, instellingen, kindercrèches) risicopersonen aanwezig zijn, moet iedereen in het gezin of de instelling worden behandeld om de infectieketen te doorbreken. Tot de risicogroepen behoren kinderen jonger dan vijf jaar die onvoldoende zijn gevaccineerd, zwangeren die binnenkort zullen bevallen en personen met een ernstige onderliggende ziekte. Voor deze laatste groep wordt geadviseerd contact op te nemen met kenniscentra,

◘ **Tabel 12.3** Meldingsplicht infectieziekten[a]

indeling
groep A
mogelijk wettelijke maatregelen: gedwongen opname tot isolatie of thuisisolatie, gedwongen onderzoek, gedwongen quarantaine (inclusief medisch toezicht), verbod van beroepsuitoefening
groep B1
mogelijk wettelijke maatregelen: gedwongen opname tot isolatie of thuisisolatie, gedwongen onderzoek, verbod op beroepsuitoefening
groep B2
mogelijk wettelijke maatregelen: verbod op beroepsuitoefening
groep C
dwingende maatregelen kunnen niet opgelegd worden. Maar melding en persoonsgegevens zijn nodig om de inzet van vrijwillige/te adviseren maatregelen rondom de patiënt of anderen in de gemeenschap mogelijk te maken [13]

zoals het RIVM. De profylaxe van familieleden dient alleen te gebeuren als er risicopatiënten in het gezin zijn.

Bij een voorkomen in de tandartspraktijk geldt de verscherpte surveillance om vroegtijdig patiënten op te sporen. Met een vroegtijdige behandeling vermindert men de besmettelijkheid en daarmee de kans op verspreiding.

Literatuur

1. Niessen WJM, Broer J, Schellekens JFP. Meldingsplicht voor kinkhoest niet effectief om ongevaccineerde kinderen te beschermen. Ned Tijdschr Geneeskd. 2008;152(2):86–90.
2. RIVM. Kinkhoest. 2012. Website gegevens.
3. Pronk E. Een kink in het vaccin. Med Contact. 2005;60(17):726–9.
4. Kievits F, Adriaanse MT. Aantal kinkhoestpatiënten blijft stijgen. Ned Tijdschr Geneeskd. 2002;146(24):1152.
5. Greeff SC de, Schellekens JFP, Mooi FR, Melker HE de. Effect van vaccinatie tegen kinkhoest op de incidentie van kinkhoest in Nederland, 1996-2003. Ned Tijdschr Geneeskd. 2005;149(17):937–43.
6. Nooitgedagt JE, Warris A, Liem KD, 't Hek L van, Henriet SS. Kinkhoest bij jonge zuigelingen. Ned Tijdschr Geneeskd. 2013;157(4):155–60.
7. RIVN LCI-richtlijn Pertusis. 2011.
8. Maas NA van der, David S, Kemmeren JM, Vermeer-de Bondt PE. Safety surveillance in the national vaccination programme; fewer adverse events with the DTP-IPV-Hib vaccine after the transition to an acellular pertussis component in 2005. Ned Tijdschr Geneeskd. 2007;151(49):2732–7.
9. David S, Vermeer-de Bondt PE, Maas NA van der. Reactogenicity of infant whole cell pertussis combination vaccine compared with acellular pertussis vaccines with or without simultaneous pneumococcal vaccine in the Netherlands. Vaccine. 2008;26(46):5883–7.
10. Editorial. Kinkhoest blijft zorgenkindje. Med Contact. 2014:1167.
11. Abraham-Inpijn L. Kinkhoest. Feedbackpost Tandartspraktijk. 2002.
12. Veiligheidsbewaking van Rijksvaccinatie programma; minder bijwerkingen van DKTP-Hib-combinatievaccin sinds overgang in 2005 naar vaccin met acellulair kinkhoestcomponent. Ned Tijdschr Geneeskd. 2007;151(49):2732–7.
13. RIVM. Welke infectieziekten zijn meldingsplichtig? Website RIVM. 2016.

Ehlers-Danlos

13.1 Antwoord aan beiden – 128

13.2 Achtergrond – 129

13.3 Villefranche-classificatie – 130

13.4 Eind goed al goed – 134

Literatuur – 134

> **Vaatpathologie vereist goede voorbereiding ingrepen**
> Tweemaal Ehlers-Danlos op de zelfde dag:
> De afwijking Ehlers-Danlos komt niet frequent voor; de meeste tandartsen zullen er ook nooit mee geconfronteerd worden. Deze twee vragen echter vormden toch de aanleiding voor een Feedback Post.
> Een tandarts mailt mij:
> *Een patiënt van mij heeft het syndroom van Ehlers-Danlos, het vasculaire type. Dit betekent dat ze naast hypermobiliteit van de gewrichten een afwijkende vaatstructuur heeft, waardoor lokale anesthesie nauwelijks werkt. Ik ken haar nu 2 jaar. Ze heeft vroeger bij haar tandarts wel eens verdoving gekregen, maar die werkte totaal niet. Sinds die tijd heeft ze altijd behandelingen zonder verdoving gekregen, waarbij de tandarts de laatste jaren de cariës deels liet zitten en overkapte met een glasionomeervulling. Nu heb ik bite-wings gemaakt, waarbij een diepe caviteit in de 26 zichtbaar is. Enige vorm van lokale anesthesie zou toch wel prettig zijn. Buccaal verdoven heeft geen zin, daar is de anesthesie binnen een paar tellen weg. Wellicht dat palatinaal iets langer zal blijven zitten, maar ook daar zal het snel wegvloeien. Nu vraag ik mij af of het zin heeft intraligamentaire anesthesie te geven. Haar vorige tandarts had destijds besloten om alles maar zo lang mogelijk te rekken en dan eventueel een keer onder algehele anesthesie het gebit te laten behandelen. Maar het zou prettiger zijn in de dagelijkse praktijk goede zorg te bieden, zeker gezien het feit dat de caviteit in de 26 al erg dicht bij de pulpa komt en het de vraag is of men onder een 'roesje' een endo lege artis kan en wil uitvoeren. Ik verdoof normaal gesproken met Ultracaïne.*
> Even later heb ik een mondhygiënist aan de telefoon:
> *Mijn patiënt met Ehlers-Danlos meldt nabloeden. Wat is dat voor een ziekte? Kan ik wel behandelen? De tandarts kent de ziekte ook niet en zegt dat ik u maar moet bellen of mailen.*

13.1 Antwoord aan beiden

> Volgens uw informatie zou uw patiënt een type IV Ehlers-Danlos tonen (het vasculaire type). Het syndroom van Ehlers-Danlos bestaat uit een groep erfelijke afwijkingen, gekarakteriseerd door verschillende collageentypen, leidend tot verschillende syndromen (◘ tab. 13.1) [1].
> Ook deze vorm van het syndroom heeft geen invloed op de pijnsensaties en men is *niet ongevoelig voor lokale anesthesie!* Vanzelfsprekend heb ik ook in de literatuur gezocht naar steekhoudende argumenten, echter zonder resultaat. Het anamnestisch probleem moet door iets anders komen.
> De vraag blijft: wat en hoe heeft de oude tandarts gespoten. Intraligamentair spuiten is, als dit voor de behandeling adequaat is, altijd een optie, mede gezien de bloedingsneiging die bij sommige patiënten met het syndroom van Ehlers-Danlos (EDS) op basis van vaatpathologie aanwezig is. Atraumatisch extraheren van 1–3 elementen in een sessie is, afhankelijk van het aantal wortels (altijd hechten), mogelijk. Eventueel worden scleroseren en het toepassen van Spongostan aangeraden. Lokale anesthesie: zonder vasoconstrictie of met adrenaline (1:100.000 of 1:200.000). Alleen in uiterste nood regionale blokanesthesie met aspireren toepassen. Bij voorkeur worden vooraf lokale infecties behandeld. Bevorder lokale hemostase door compressie (20–30 min) met een gaastampon gedrenkt in fysiologisch zout, trombine (concentratie: 5000 u/ml), of tranexaminezuur. Spoelen met tranexaminezuur blijf ik aanbevelen in situaties met een versterkte bloedingsneiging waarbij een wondoppervlak wordt gecreëerd.

◘ Tabel 13.1   De zes belangrijkste typen Ehlers-Danlos syndroom (EDS) [1, 6]

naam	EDS-type	hoofdsymptomen
klassieke vorm	I (gravis) II (mitis)	Overstrekbare gewrichten met (sub)luxaties; hyperelastische, zachte huid, atrofische littekens; molluscoïde pseudotumoren; hematomen; spierhypotonie als klein kind
hypermobiliteit	III	Hypermobiliteit en (sub)luxaties gewrichten; artralgie met chronische pijn; vermoeidheid; gladde, hyper-elastische, zacht aanvoelende huid
vasculair	IV	Dunne, doorschijnende huid; hematomen, varices; broze vaten en darmen, scheuren van pezen en spieren; karakteristiek gezicht; congenitale klompvoeten
kyfoscoliose	VI	Gegeneraliseerde hypermobiliteit; progressieve kyfoscoliose; weefselzwakte, atrofische littekens, hypotonie; snel hematomen; lichaamsbouw als van Marfan; osteoporose
artrochalasie	VII A en B	Ernstige gegeneraliseerde hypermobiliteit met aangeboren dubbelzijdige heupluxatie, hypotonie, kyfoscoliose; weefselzwakte, atrofische littekens.
dermatosparaxis	VII C	Zeer kwetsbare, als deeg aanvoelende huid, extra huidplooien, zacht en pafferig; navel- en/of liesbreuk, vroeggeboorte; snel hematomen

Tranexaminezuur is via de apotheek verkrijgbaar als mondspoeling 50 mg/ml, 200 ml flacons mondspoeling. Dosering: 4dd 10 ml. Beginnen de avond voor de ingreep en 6 dagen volhouden. Na openen 6 maanden (!) in de koelkast houdbaar.
Lokale anesthesie kan dus worden uitgevoerd zonder vasoconstrictie of met een lage concentratie adrenaline (1:100.000 of 1:200.000). Voor de toedieningswijze wordt soms een beperking geadviseerd tot infiltratie-anesthesie of de intraligamentaire methode. Bij voorkeur geen regionale blockanesthesie – maar als dit noodzakelijk is: mét aspireren. Over het niet-functioneren van lokale anesthesie bij deze patiënten zijn, in door mij onderzochte literatuur over een periode van 20 jaar, 2 publicaties gevonden, beide zonder wetenschappelijke basis. Een van deze handelt over huidanesthesie en alleen bij type III Ehlers-Danlos [2].

13.2   Achtergrond

Het ziektebeeld werd voor het eerst herkend in 1682 door de Nederlandse chirurg Van de Meekeren. De syndroombeschrijving volgde pas door de naamgevers in respectievelijk 1901 (Ehlers) en in 1908 (Danlos) [3]. De onderliggende pathofysiologie is een erfelijke verandering van genen die verantwoordelijk zijn voor de synthese en differentiatie van collageen. Hierdoor is de structuur van uiteenlopende weefsels en organen gewijzigd, zoals van de huid, pezen, ligamenten, vaten, skelet en ogen. Dit leidt tot een overrekbare huid, overstrekbare gewrichten, fragiele bloedvaten en soms een bloedingsneiging omdat de trombocyten slecht aan het collageen hechten. De patiënt kan met zijn tong zijn neus aanraken ('teken van Gorlin') en zijn duim op zijn onderarm leggen (◘fig. 13.1) [3], [4].

Hoewel bij de verschillende typen EDS ook uitgebreide orale afwijkingen voorkomen, beperkt de literatuur zich tot een sporadische casusbeschrijving of onderzoek bij kleine

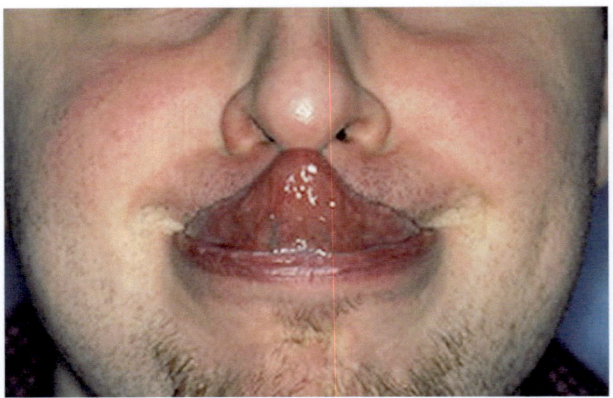

Figuur 1 Teken van Gorlin: de patiënt kan met zijn tong zijn neus aanraken en zijn duim op zijn onderarm leggen

Tabel 13.2 Definities belangrijkste symptomen [6]

– Gewrichtshypermobiliteit:
  – dorsiflexie van de pink > 90° ten opzichte van de onderarm;
  – hyperextensie van de elleboog > 10°;
  – hyperextensie van de knie tot > 180°;
  – flexie van de pols met de handpalmen

– Huid overrekbaarheid tot 4 cm of meer aan de hals en onderarm, toenemend met de leeftijd

– Mitraalklepprolaps (dubieus, geldt niet voor alle vormen)

groepen patiënten. Een iets groter (n = 250) vergelijkend Zweeds onderzoek uitgaande van de *oral health impact profile (OHIP-14)* toonde aan dat patiënten met het Ehlers-Danlos syndroom significant slechter scoorden dan het gemiddelde voor de bevolking bij: 'Ik heb pijn in mijn mond', 'Ik heb problemen met eten' en 'Ik moet maaltijden onderbreken' [5].

De variaties in het collageen veroorzaken verschillende fenotypen. De overerving verloopt voornamelijk autosomaal dominant. Bij de vasculaire vorm echter wordt gesproken van 50 % mutaties. De prevalentie van alle syndromen tezamen varieert met de geografie en per onderzoek van 1:5.000 tot 1:150.000 [1, 6].

13.3 Villefranche-classificatie

De *Villefranche-classificatie* dateert uit 1998 en heeft geleidelijk de oude indeling vervangen. Deze indeling definieert zes types, gebaseerd op de klinische en de biochemische/genetische bevindingen (tab. 13.1–13.2) [3].

Klassieke type (I, II)

De ernst van de ziekte kan bij individuen verschillen wat betreft de hypermobiliteit van grote en kleine gewrichten en de uitrekbaarheid van de huid. Type I is in het algemeen ernstiger dan type II. Door de hypermobiliteit treden regelmatig (sub)luxaties op, onder andere van de schouder, knieschijf en het temporomandibulair gewricht. Zo vaak zelfs dat de patiënt die zelf weer kan terugplaatsen. De hypermobiliteit neemt met de leeftijd af. De huid is behalve hyper-elastisch ook zeer kwetsbaar. Wordt de huid uitgerekt, dan neemt deze na het wegvallen van de spanning weer de oude structuur aan. Over uitstekende delen van met name gewrichten kan de huid papierdun zijn, waardoor makkelijk verwondingen ontstaan met een abnormale en vertraagde genezing. Er ontstaan atrofische, brede littekens. Soms toont de huid cysteachtige noduli (molluscoïde pseudotumoren) op plaatsen van een herhaald trauma. Het syndroom geeft door het afwijkende collageen een adhesieprobleem van de bloedplaatjes en een stoornis in de vasoconstrictie en daardoor een toegenomen bloedingsneiging. Als complicaties treden littekenbreuken op, een hiatus hernia en een rectumprolaps. Ondanks de collageenpathologie blijkt uit een follow-up studie van 12 jaar dat succesvol implanteren mogelijk is [7].

- **Hypermobiliteit (III)**

De hypermobiliteit betreft grote, kleine gewrichten en de wervelkolom. De luxaties zijn vergelijkbaar met de klassieke vorm, alleen bij deze vorm treedt chronische gewrichtspijn op met duidelijke invloed op de 'quality of life'. Als gevolg ontwikkelt zich regelmatig een scoliose en een vroegtijdige osteoartritis. De huidveranderingen zijn gering en de wondgenezing is dan ook normaal. De zwakte van het bindweefsel veroorzaakt eventueel ook afwijkingen aan de interne organen. Soms zijn er klachten van het autonome zenuwstelsel, leidend tot een orthostatische tachycardie en acrocyanose. In 12% bestaat een dilatatie van de aortawortel en in 6% een mitraalklepprolaps, met als gevolg een insufficiëntie van de klep.

Door afwijkingen aan het temporomandibulaire gewricht leidend tot een Wilkes-classificatie van II tot V werd met succes en zonder complicaties artroscopie met artrocentese en ballondilatatie uitgevoerd. Zoals vrijwel altijd bij dergelijke gegevens betreft het kleine groepen (n = 18) zonder controlegroep, zodat geen statistische bewerking mogelijk is [8].

- **Vasculaire vorm (IV)**

Deze vorm is in principe levensbedreigend en verschilt van andere vormen door het toegenomen risico op spontane rupturen van vaten en interne organen zoals darm en spieren. De baarmoederruptuur tijdens de graviditeit leidt in 12 % tot maternaal overlijden. De rupturen betreffen vooral de grote arteriën, zoals de aorta, milt- of niervaten [9]. Deze ernstige afwijkingen treden in 80 % al voor het 40^e jaar op, waardoor de gemiddelde leeftijd op 48 jaar wordt geschat. De afwezigheid van overstrekbaarheid van de grote gewrichten in tegenstelling tot die van kleine gewrichten is specifiek. De huid is minder rekbaar en lijkt doorzichtig met een opvallend zichtbare veneuze circulatie. Atrofie van littekens met dehiscentie van wonden komt voor. Bij type IV treden uitgebreidere en ook spontane bloedingen op met het beeld van de ecchymose. Littekens op het scheenbeen zijn paars van kleur. De patiënt neigt tot de vorming van spataderen. In het smalle gezicht vallen de smalle neus, de prominente ogen en het ontbreken van oorlellen op. Gingivarecessie wordt algemeen aangenomen. De extremiteiten hebben vrijwel geen subcutaan vet.

- **Kyfoscoliose (VI)**

Deze afwijking is vaak al aanwezig bij de pasgeborene door spierhypotonie in combinatie met slappe gewrichten. Overigens komt deze afwijkingen uiteindelijk bij vrijwel alle patiënten van type VI voor. De progressie leidt tot luchtwegproblemen waarvoor operaties noodzakelijk zijn. Ook bij deze vorm is er hypermobiliteit van de gewrichten met kans op dislocaties. 30 % wordt geboren met een klompvoet.

De huidrekbaarheid, de slechte wondgenezing, bloeduitstortingen en atrofie van littekens is identiek aan de andere vormen. De huid is opvallend bleek en doorzichtig. Als complicaties worden nogal eens oogsymptoom gezien, zoals het loslaten van de retina en het glaucoom.

- **Artrochalasie (VII A/B)**

Deze vorm is extreem zeldzaam. De patiënten zijn klein van stuk mede door een scoliose. De hypermobiliteit van de gewrichten leidt vaak tot congenitale bilaterale heupluxatie. Spierhypotonie veroorzaakt contracturen van extremiteiten en meer fracturen. De huid is fragiel en elastisch zoals bij de andere vormen.

- **Dermatosparaxis (VII C)**

Hierbij is de huid maximaal fragiel. Behalve herniaties worden bij dit syndroom ook vaak blauwe sclerae gevonden. Dit maakt de differentiatie met osteogenesis imperfecta soms lastig. Over de frequentie is niets bekend.

- **Tandheelkundigspecifieke symptomatologie (◘ tab. 13.3)**
- Spontane gingivabloedingen bij tandenpoetsen en nabloeden na tandheelkundige behandelingen zijn symptomen, vooral bij type IV en VI. In type II en III zijn aanwijzingen voor microvasculaire netwerken in de orale mucosa [9].
- Bij type III Ehlers-Danlos komen multipele extra tanden voor die soms niet doorbreken. Dit is beschreven tot 8 van dergelijk elementen in de regio voor de premolaren. Hoewel de locatie verschilt, worden deze veelal voor in de maxilla gevonden [10].
- Het vroegtijdig optreden van parodontale afwijkingen met verlies van alveolair bot en elementen veelal voor het 30^e jaar is typisch voor type VIII. Van belang is dat het parodontale ligament voor 80 % uit type I-collageen bestaat. Optimale mondhygiëne, eventueel professioneel, is bij deze patiënten essentieel. In 62 % zou er behoefte bestaan aan parodontale behandeling [11].
- De gewrichtshypermobiliteit kan leiden tot dislocatie van het temporomandibulaire gewricht. Bij type I, VI en VII kan het wijd open houden van de mond al tot dislocatie van dit gewricht leiden. [11] Korte behandelingen hebben de voorkeur.
- Orthodontische behandeling vraagt voorzichtig manipuleren in verband met de fragiliteit van de gingiva en het parodontium. Doordat de elementen hypermobiel zijn, is bij te kortdurende behandelingen een snel recidief mogelijk.
- Naden na chirurgische ingrepen genezen slecht en hechtingen hebben de neiging uit te scheuren. Het valt te overwegen om hechtingen te bedekken met acryldressings.
- Bloedige ingrepen moeten weloverwogen plaatsvinden gezien de bloedingsneiging. Het spoelen met anti-fibrinolytica wordt aanbevolen. Mondspoeling met tranexaminezuur, te starten de avond voor de ingreep, blijkt effectief.
- Als er tevens een tekort en/of een dysfunctie van bloedplaatjes aanwezig is, met name wordt dit beschreven bij Type I en VII C, of de verdenking daarop bestaat, kan men via een neusspray vasopressine toedienen. (Er ontstaat een passagère stijging van het factor-VIII-deel van Von Willebrand en het versterkt het vrijkomen van de weefselplasminogeen-activator. Desmopressine (1-desamino-8-D-arginine-vasopressine = DDAVP),

13.3 · Villefranche-classificatie

Tabel 13.3 Tandheelkundige symptomatologie [3, 5]

parodontium	I, II, VII C	vroegtijdige parodontitis, snel attachmentverlies	
		slecht herstel na parodontale therapie scalen/rootplaning	
		fibrinoïde disposities	
		spontane bloedingsneiging	
mucosa	I, II, III,	mucosale ulceraties	
		toename fragiliteit	
		vertraagde genezing, tendens tot uitscheuren	
		uitscheuren van naden/hechtingen	
elementen (dentine)		mobiliteit van elementen	
		hypoplasie van het email	
		abnormale dentine tubuli en structurele irregulariteit	
	I	korte en afwijkende wortelvorm	
	I, III	pulpacalcificaties en 'stenen' in 78 %; pulpa-afwijkingen van vorm in 13 %	
		congenitaal afwezige elementen, maar ook overtalligheid	
		premolaren en molaren kunnen diepe fissuren hebben waardoor de knobbels extra lang lijken	
TMJ	I, II, III, V	slapte	
		anatomische afwijkingen	
		frequente dislocatie	
		hemartrose	
		pijn	
		trismus	
		crepitaties	
		op slot	
bot	I, III, V	langzame socketgenezing	
allerlei		hoog palatum	
		teken van Gorlin	
		afwezig frenulum	
	I, II, V	spontane gingivabloeding	
		mucosa is extreem kwetsbaar	
		sockets met trage genezing	

Minrin of Octostim is een synthetische vasopressine-analoog DDAVP. De dosis is 300 μg als neusspray één puf in elk neusgat (Octostim 1,5 mg/ml). De bijwerkingen zijn 'flushes' en hoofdpijn (vasodilatatie). Dit middel is gecontraïndiceerd bij angina pectoris en bij een nierinsufficiëntie. De werking treedt direct in en houdt circa 8 tot 16 uur aan. DDAVP kan nog één tot tweemaal na 12–16 uur herhaald worden. Bij herhaalde toediening daalt het effect met 30 % [3].

— Als pijnstilling komt paracetamol met of zonder codeïne in aanmerking. Te starten met 1000 mg tot een maximum van 3 gr per 24 uur Bij heftige pijn kan 50 mg tramadol nodig zijn.

Behandelingen kunnen het best aan het begin van de week plaatsvinden zodat geen waarnemingsperikelen in het weekend ontstaan.

13.4 Eind goed al goed

De vraagstellende tandarts was zo attent mij op de hoogte te brengen van het vervolg van zijn behandeling:

» Zoals ik al vreesde ontwikkelde de last van de 26 bij mijn patiënt zich tot pulpitis. Ondanks jouw berichten bleef ze in december nog steeds huiverig voor de ingreep. Zoals ik al vermeldde heeft ze in het verleden haar neus te vaak gestoten aan wat de medische wereld allemaal 'zeker wist'. Haar letterlijke reactie na jouw informatie was: 'Oh, daar heb je weer zo één...' Ik heb haar duidelijk gemaakt dat jij niet 'weer zo één bent', dus die veer mag je in ontvangst nemen.

Ze had ook nog uit een EDS-blad van de Vereniging van Ehlers-Danlos Patiënten de naam staan van tandarts wiens vrouw ook EDS heeft. Ik heb ook hem nog advies gevraagd, waarop hij reageerde dat hij goede ervaringen had met Lignospan 2 % Special van Septodont (lidocaïnehydrochloride 20 mg/ml epinefrine 0,0125 mg/ml), waarmee hij bij zijn vrouw een week ervoor 4 kroonomslijpingen had gemaakt.

Mijn patiënt kwam 's middags voor behandeling en had diazepam als premedicatie genomen. Ik heb 1 carpule vestibulair gegeven en nog een beetje palatinaal, uiteraard voorverwarmd. Na drie minuten was het element niet meer gevoelig voor lucht uit de meerfunctiespuit en ben ik begonnen. We zaten geen van beiden op kaakluxatie te wachten. Ze heeft van de hele behandeling totaal niets gevoeld! Het enige dat ze na afloop aangaf was dat het vullen van de kanalen, dat ik nog altijd met laterale condensatie doe, kracht op haar nekwervels zette.

Voor het eerst in 20 jaar praktijkvoering ben ik door een patiënt 2 keer uitgebreid geknuffeld na de behandeling. Dat zal een opluchting zijn geweest – en de nawerking van de diazepam, haha.

Ik dank je hartelijk voor de informatie die ik van je gekregen heb.

Literatuur

1 Wijk J van, Ehlers-Danlos Syndroom. Amsterdam: AMC Dermatologie; 2014.
2 Hakim AJ, Graham R, Norris P, Hopper C. Local anaesthetic failure in joint hypermobility syndrome. J. R. Soc. Med. 2005;98:84–5.

Literatuur

3 Abel MD, Carrasco LR. Ehlers-Danlos syndrome: classifications, oral manifestations, and dental considerations. Oral Surg Oral Med Oral Pathol Oral Radiol Endod. 2006;102:582–90.
4 Abraham-Inpijn L. Inwendige geneeskunde voor de Tandheelkunde. Utrecht: Lemma; 2004.
5 Berglund B, Björck E. Women with Ehlers-Danlos syndrome experience low oral health-related quality of life. J Orofac Pain. 2012;26(4):307–14.
6 Pauker SP. Clinical manifestations and diagnosis of Ehlers-Danlos syndromes. UpToDate Int. 2015 juni.
7 Jensen JL, Storhaug K. Dental implants in patients with Ehlers-Danlos syndrome: a case series study. Int J Prosthodont. 2012;25(1):60–62.
8 Jerjes W, Upile T, Shah P, Abbas S, Vincent A, Hopper C. TMJ arthroscopy in patients with Ehlers Danlos syndrome: case series. Oral Surg Oral Med Oral Pathol Oral Radiol Endod. 2010;110(2):12–20.
9 Felice C de, Bianciardi G, DiLeo L, Latini G, Parrini S. Abnormal oral vascular network geometric complexity in Ehlers-Danlos syndrome. Oral Surg Oral Med Oral Pathol Oral Radiol Endod. 2004;98:434–92.
10 Cho SY. Ehlers-Danlos syndrome (classic type): report of a case presenting with an unusual dental anomaly. Prim Dent Care. 2011;18(4):167–70.
11 Coster PJ, Martens LC, Paepe A de. Oral health in prevalent types of Ehlers-Danlos syndromes. J Oral Pathol Med. 2005;34:298–307.

Plotselinge dood

14.1 Antwoord – 138

14.2 Onderbouwing – 139

14.3 Profylaxe – 140

14.4 Scherm – 140

14.5 Behandeling – 140

14.6 De sepsis als diagnose voor het overlijden – 142

Literatuur – 143

❓ Plotselinge dood na extractie

Waren antibiotica vereist?

Beste collega,

Graag wil ik uw advies vragen over de volgende casus.

Het betreft een patiënte van 73 jaar oud. Zij kwam bij mij als nieuwe patiënt eind maart van dit jaar en had nog een restdentitie vol met apicale problemen. De medische anamnesevragenlijst heb ik bij dit bezoek meegegeven, alsmede een verzoek om de medicatielijst van mevrouw. De medicatielijst heb ik vlak voor het 2e bezoek ontvangen, de medische vragenlijst had zij nog niet ingevuld. Deze zou nog volgen. Ik heb dus alleen de belangrijkste vragen gesteld, mede afhankelijk van de medicatie die mevrouw gebruikte. (Zie bijlage). In haar medische voorgeschiedenis zaten 4 herseninfarcten (hiervoor bloedverdunning ascal) maar op het moment was het rustig. Zij wilde de restdentitie nog niet geëxtraheerd hebben, want zij had volgens zeggen, geen klachten. Er is haar wel verteld dat dit niet goed voor de gezondheid was. Drie weken later belt ze 's morgens op met een dikke wang rechtsboven (geen koorts), afkomstig van element 13 (erg percussiegevoelig), ontstaan in de nacht hiervoor. Ik vraag haar naar de praktijk te komen. Op de OPT (◘fig14.1) die ik neem lijkt de 13 apicaal aangedaan en bevat het element een grote caviteit. Om 10 uur heb ik het element eruit gehaald en tranexaminezuur voorgeschreven. Geen bijzonderheden tijdens de extractie. 's Middags om 16 uur kwam ze weer langs om het uitgebreide kh-plaatje terug te plaatsen. De wang was nog van gelijke dikte. Geen koorts. Mevrouw voelde zich goed. De alveole was rustig. Ik heb wel amoxicilline voorgeschreven met het advies om dit op te halen en als de wang niet binnen een uur of wat zou slinken, in te nemen. Mevrouw heeft het antibioticum daarna niet opgehaald.

De nacht erop is mevrouw overleden. De doodsoorzaak is onbekend. Men denkt aan een herseninfarct of hartfalen. Wel was haar wang heel dik toen ze haar vonden.

Mijn patiënt heeft een voormalig huisarts in de nabije familie en deze zweert bij hoog en laag dat er verkeerd gehandeld is en dat patiënte eerder/meer/anders antibiotica had moeten krijgen om een sepsis en daaropvolgend een herseninfarct te voorkomen (kan dit de oorzaak zijn geweest??) en dat de extractie niet op deze manier had mogen plaatsvinden. Uitleg van onze kant doet hem niet van gedachten veranderen.

Heeft u advies over wat we hem het beste kunnen vertellen en hadden we in dit geval toch anders moeten handelen?

14.1 Antwoord

De casus betreft volgens de Schotse terminologie een super adult van 73 jaar. Een hypertensie en een hypercholesterolemie vormen de basis voor vaatlijden met herseninfarcten tot gevolg. De anamnese toont geen aanwijzing voor het bestaan van een aangeboren of door medicatie veroorzaakte verminderde afweer anders dan passend bij de leeftijd.

De indicatie voor het gebruik van antibioticum is in Nederland scherp omschreven en uiterst beperkt. Drie methoden kunnen aan de orde komen, uitgaande van een normale afweer:

- profylaxe;
- een scherm;
- behandeling.

De indicatie voor profylaxe is in Nederland beperkt tot omschreven hartvaatafwijkingen, enkele andere aangeboren afwijkingen en bepaalde kaakchirurgische ingrepen. De

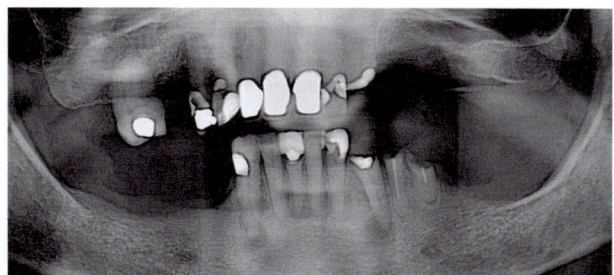

◘ **Figuur 14.1** Op basis van deze OPT (een dag vóór het overlijden van de patiënt genomen) extraheerde de tandarts de 13

profylaxe bij gewrichtsprothesen is met de nieuwe richtlijn uit 2016 drastisch beperkt tot patiënten met een ernstig verminderde afweer. De beslissing is daarbij gelegd bij de medisch behandelaar.

Een antimicrobieel scherm moet de patiënt met een verminderde afweer, gegeneraliseerd of lokaal, beschermen tegen infecties. Een dergelijk scherm bij orale problemen of tandheelkundige en mondhygiënische behandelingen, kan van levensbelang zijn bij patiënten met ziekten die gepaard gaan met een verminderde afweer, of bij patiënten bij wie de verminderde afweer medicamenteus wordt nagestreefd. Beide situaties kunnen zich ook bij één patiënt voordoen. Onder deze vlag vallen ook patiënten na curatieve radiotherapie op de hoofd-halsregio en bij het gebruik van bisfosfonaten.

Antimicrobiële therapie is niet geïndiceerd bij de een periapicaal abces. Daarbij kan volstaan worden met het verwijderen van het ontstoken weefsel door middel van een endodontische behandeling (orthograad of retrograad) of een extractie.

Uit bovenstaande blijkt dat antibiotica als profylaxe niet noodzakelijk waren. Gezien het beloop ging het bij uw patiënte om een abces met infiltraat. Dat uw behandeling tot een sepsis heeft geleid, lijkt niet waarschijnlijk, omdat u schrijft dat 6 uur na de behandeling nog geen koorts was opgetreden. Dit zou bij een door de extractie veroorzaakte sepsis wel het geval zijn geweest. Voor het infiltraat hebt u een antibioticum voorgeschreven. Dat de patiënt dit niet heeft gebruikt, is niet uw verantwoordelijkheid. Daarbij ga ik ervan uit dat patiënte in staat was uw adviezen te begrijpen.

Het is jammer dat de doodsoorzaak niet is komen vast te staan. Een obductie had veel vraagtekens kunnen wegnemen. Uw handelen treft geen blaam.

14.2 Onderbouwing

De angst iets te missen speelt bij het voorschrijven van antibiotica door tandartsen een rol. Antimicrobiële middelen worden daarom ook wel *drugs of fear* genoemd.

De laatste tien jaar neemt ook, door de orale-resistentie-ontwikkeling, de druk toe op een beter antimicrobieel beleid. De resistentie, de kans op allergische reacties en de onnodige kosten, steunen de tendens tot het afzien van profylaxe bij tandheelkundige ingrepen. Als gevolg hiervan neemt de vraag naar richtlijnen, en als dat niet mogelijk is naar adviezen rond het voorschrijven toe [2–4].

14.3 Profylaxe

Profylaxe wordt gedefinieerd als een 6–24 uur durende bescherming tegen infecties op afstand. Met de profylaxe wordt bij voorkeur een uur, maar in ieder geval niet langer dan twee uur voor een behandeling begonnen.

Profylaxe is in eerste instantie niet bedoeld om de bacteriëmie uit te roeien, maar om het hechten en aangroeien van micro-organismen op een kwetsbare plaats voor infecties (locus minoris resistentiae) te voorkómen. De locatie moet voor directe inspectie niet toegankelijk zijn.

Een bacteriëmie treedt direct na manipulatie op en houdt bij een gezond individu 30 tot 45 min aan. Binnen die periode heeft het zelfsteriliserende vermogen (primaire afweer) van het bloed de invasie ongedaan gemaakt. De dagelijkse mondzorg, al blijft de vraag in hoeverre dat voor deze patiënte gold, kan een bacteriëmie veroorzaken die hoger ligt dan bij menig tandheelkundige behandeling. Tandenpoetsen veroorzaakt een positieve bloedculture in 16–68 %. Het verschil tussen conventioneel poetsen en met een Sonicare bleek 46 % en 78 %. Dit percentage komt aardig overeenkomend met een extractie. Een bacteriëmie na extractie van gebitselementen met antimicrobiële profylaxe blijkt van 63 % te dalen tot 35 %. De daling van een bacteriëmie met amoxicillineprofylaxe bleek in een placebogecontroleerde studie van 20 naar 6 % te gaan. Doordat profylaxe geen honderd procent zekerheid biedt en de negatieve aspecten van antibioticagebruik een dreigende factor zijn geworden, is het aantal indicaties voor profylaxe drastisch teruggeschroefd (◘ tab. 14.1).

14.4 Scherm

Een antimicrobieel scherm moet de patiënt met een verminderde afweer, gegeneraliseerd of lokaal, beschermen tegen infecties. Een dergelijk scherm bij orale problemen of tandheelkundige en mondhygiënische behandelingen kan van levensbelang zijn bij patiënten met ziekten die gepaard gaan met een verminderde afweer, of bij patiënten bij wie de verminderde afweer medicamenteus wordt nagestreefd. Beide situaties kunnen zich ook bij één patiënt voordoen.

De definitie van een antimicrobieel scherm is dat deze 'blind' gestart wordt gedurende een beperkt aantal dagen. 'Blind' betekent dat men de verwekker niet kent en daarmee ook niet kan bepalen welk antibioticum eventueel werkzaam is. De kennis met betrekking tot het toepassen van een antibioticumscherm in de tandheelkunde is minimaal. Het blijft meestal bij waarschuwen voor infecties. Onderbouwde literatuur ontbreekt en het ziet ernaar uit dat dit ook niet snel zal veranderen omdat hiervoor samenwerking noodzakelijk is tussen tandartsen en artsen. Het betreft dus altijd primair mensen met een verminderde weerstand. Dat is bij deze patiënt niet aan de orde (◘ tab. 14.2).

14.5 Behandeling

De ongerichte behandeling met antimicrobiële middelen in de tandheelkunde wordt bij herhaling door de beroepsgroep zelf aan de kaak gesteld. Aan de orde komen daarbij de indicatie, het te vaak en te veel voorschrijven, de wijze van toedienen en de toegepaste dosering [1, 6, 7].

14.5 · Behandeling

Tabel 14.1 Indicaties voor antibiotische profylaxe in de tandheelkunde

hartvaatlaesis	richtlijn Nederlandse Hartstichting 2008
congenitale afwijkingen	bijvoorbeeld de ziekte van Rendu-Osler als vaatanomalieën in cerebro niet zijn uitgesloten sikkelcelziekte
gewrichtsprothesen	nieuwe richtlijn 2016
kaakchirurgische ingrepen	in schoon/besmet of besmet gebied

Tabel 14.2 Indicaties voor een antibioticumscherm

vormen	oorzaak
geneesmiddelen met negatieve invloed op de afweer	cytostatica
	immuunsuppressiva s.s.
	hormonen/antihormonen
	immunomodulantia
	monoklonale antilichamen
	proteïnekinaseremmers
	hydroxycarbamide
	asparaginase
beenmergremming	CD4-cellen $0,2 \times 10^9$/l
	witte bloedcellen 2×10^9/l
	polynucleaire cellen $1,5 \times 10^9$/l
radiotherapie met curatieve doses	in hoofd-halsgebied
behandeling met bisfosfonaten	oraal langer dan drie jaar
	parenteraal

Bij iedere start van antimicrobiële therapie zou aan de volgende vereisten, gebruikelijk in de geneeskunde, moeten zijn voldaan:
- Antimicrobiële therapie moet gezien worden als ondersteuning van lokale maatregelen.
- Voordat de eerste dosering wordt gegeven, moet de verwekker van het infectieuze proces bekend zijn. Bij urgente situaties moet op zijn minst een grampreparaat van het geïnfecteerde weefsel bekend zijn en materiaal voor kweek zijn afgenomen.
- De behandelduur wordt gesteld op 5–10 dagen en kan alleen onder bijzondere omstandigheden worden verlengd.
- Zonder overleg met een bacterioloog geeft men niet meer dan twee antimicrobiële middelen tegelijk.
- Bij bekende verwekkers is het smalste middel breed genoeg.
- Essentieel is dat na 48 uur de werkzaamheid van het antimicrobiële middel duidelijk is.

Uitgaande van deze eisen zijn de indicaties voor antibiotische behandeling in de tandheelkunde uitermate beperkt (tab. 14.3). Verschillende indicaties staan nog ter discussie.

Richtlijnen die aan de definitie voldoen, ontbreken. Het wachten is op evidence based onderzoek.

◘ **Tabel 14.3** Therapeutisch antimicrobiële middelen in de tandheelkunde

Geen antibiotica geïndiceerd	
– periapicaal abces	
– paradontaal abces	
– pericoronitis	
– alveolaire ostitis of alveolitis	
– extractie derde molaar	
– peri-implantaire mucositis	
Indicatie voor antibiotica	
– infiltraat zonder abces	
– persisterend infiltraat na abcesbehandeling	drie dagen hoge doses antibiotica
– mondbodemflegmone	
– osteomyelitis	
– schimmelinfecties	
– ulceratieve gingivitis (NUG)	
– necrotiserende ulceratieve parodontitis (NUP)	
– necrotiserende stomatitis	
– kaakchirurgie	in schoon besmet/besmet gebied (traumata)
Geen consensus rond antibioticatoediening	
– infiltraat langer dan 2–3 dagen aanwezig	
– peri-implantitis	
– parodontitis	afhankelijk van type
– patiënten met verminderde afweer en koorts	

14.6 De sepsis als diagnose voor het overlijden

Er bestaan ten minste 18 definities voor een sepsis. Eén van deze definities is: 'Sepsis is een respons van de gastheer op binnendringende micro-organismen of zijn toxinen.' Mogelijk handzamer is: 'een aangetoonde infectie of een sterk vermoeden daarop, plus de systemisch inflammatoire afwijkingen' die *SIRS (systemic inflammatory response syndrome)* worden genoemd. Voor SIRS zijn criteria opgesteld (◘tab. 14.5). Van een ernstige sepsis wordt gesproken als orgaanfalen of verminderde weefselperfusie optreedt. De sepsis behoort tot de top drie doodsoorzaken op de intensive care [1].

Als bij een behandeling veel toxineproducerende bacteriën in de circulatie komen, bijvoorbeeld als men een groot infiltraat indiceert en daarbij druk uitoefent, dan kan dat een grote uitstoot van cytokinen genereren. Belangrijke kenmerken van sepsis zijn de activatie van de stollingscascade en de ontregeling van het immuunsysteem.

Een van de invloeden van de mediatoren is het instellen van het temperatuurcentrum op een hoog niveau. Om de aangegeven temperatuur, tot eventueel waarden van boven de 40° C, in onze thermostaat in de hersenen te kunnen volgen, moet het lichaam in korte tijd veel energie ontwikkelen door spieractiviteit. Dat gebeurt door rillen, tot maximaal een zoge-

◘ Tabel 14.4   Antimicrobiële voorkeur bij orale infecties [6–9]

product	dosering	duur ten minste	speciaal
amoxicilline	250 mg 3dd	3 dagen	
amoxicilline met clavulaanzuur		3 dagen	meest recent aanbevolen
metronidazol	200 mg 3dd	3 dagen	anaeroben en ANUG
clindamycine	150 mg 4dd	3 dagen	
vancomycine en metronidazol			leukopenie ($< 1{,}5 \times 10^9$/l) en koorts
floxacilline en metronidazol			leukopenie ($< 1{,}5 \times 10^9$/l) en koorts

◘ Tabel 14.5   SIRS-criteria[a] [5]

- lichaamstemperatuur >38 °C of <36 °C
- hartfrequentie >90/minuut
- ademhalingsfrequentie >20/minuut
- arteriële PCO_2 <4,3 kPa, of noodzaak tot beademing
- leukocyten >12 $\times 10^9$/l of <4 $\times 10^9$/l, of 10 % staafkernigen

[a] Ten minste twee van deze criteria dienen voor de diagnose aanwezig te zijn.

naamde koude rilling. Daarbij rilt de patiënt zo heftig dat het bed of de stoel meetrilt. Vaak treedt misselijkheid op, braken en eventueel diarree. De patiënt voelt zich 'honds'ziek. Zodra de temperatuur van het temperatuurcentrum is bereikt, voelt de patiënt zich vaak opvallend beter. Op oudere leeftijd worden dergelijke hoge temperaturen niet meer bereikt, en daarmee is de spieractiviteit minder waardoor een sepsis nog al eens wordt miskend. Om de diagnose te stellen worden meestal drie bloedmonsters afgenomen en op kweek gezet (bloedkweken). De uitslag kan 1 tot 5 dagen op zich laten wachten. Ook het kweken van de uitscheiding van de oorzakelijke infectie is gebruikelijk, zoals sputumkweken bij hoestende patiënten of urinekweken bij verdenking op een urosepsis.

Literatuur

1. Köhler M, Meyer J, Linder M, Lambrecht JT, Filippi A, Kulik Kunz EM. Prescription of antibiotics in the dental practice: a survey of dentists in Switzerland. Schweiz Monatsschr Zahnmed. 2013;123(9):748–59.
2. Cherry WR, Lee JY, Shugars DA, White RP Jr, Vann WF Jr. Antibiotic use for treating dental infections in children: a survey of dentists' prescribing practices. J Am Dent Assoc. 2012;143(1):31–8.
3. Soulsby EJ. Resistance to antimicrobials in humans and animals. BMJ. 2005;331:1219–20.
4. Preshaw PM. Antibiotics in the treatment of periodontitis. Dent Update. 2004;31(8):448–50, 453–4, 456.
5. Wiersinga WJ, Poll T van der. Sepsis: nieuwe inzichten in de pathogenese en behandeling. NTvG. 2010;154(A1130):1–9.

6 González-Martínez R, Cortell-Ballester I, Herráez-Vilas JM, Arnau-de Bolós JM, Gay-Escoda C. Antibiotic prescription in the treatment of odontogenic infection by health professionals: a factor to consensus. Med Oral Patol Oral Cir Bucal. 2012;17(3):452–6.
7 Kuriyama T, Karasawa T, Nakagawa K, Nakamura S, Yamamoto E. Antimicrobial susceptibility of major pathogens of orofacial odontogenic infections to 11 beta-lactam antibiotics. Oral Microbiol Immunol. 2002;17(5):285–9.
8 Winkel EG, Winkelhoff AJ van, Timmerman MF, Velden U van der, Weijden GA van der. Amoxicilline plus metronidazol in the treatment of adult periodontitis patients. J Clin Periodontol. 2001;28:296–303.
9 Barrett AP, Schifter M. Antibiotic strategy in orofacial/head and neck infections in severe neutropenia. Oral Surg Oral Med Oral Pathol. 1994;77(4):350–5.

Onzekerheden

15.1 Ontbrekende informatie – 146

15.2 Antwoorden na een tiental mailtjes ook met de familie – 146

15.3 Wat moet je hiermee? – 147

15.4 Vervolg op basis van enkele verkregen gegevens – 147

15.5 Een poging tot reconstructie – 147

15.6 Trombocytenproblematiek bij open wond – 148

15.7 Bisfosfonaten en extractie – 150

15.8 Preventie – 151

15.9 Mondhygiëne in verzorgingstehuizen – 153

15.10 Conclusie – 153

Literatuur – 153

© Bohn Stafleu van Loghum, onderdeel van Springer Media BV 2017
L. Abraham-Inpijn, *Tandarts in de knel*, DOI 10.1007/978-90-368-1442-3_15

> **Onzekerheden rondom een lezersvraag**
> Veel vragen zijn slecht gedocumenteerd
> *Geachte mevrouw Abraham-Inpijn,*
> *Een bewoner van een verpleeghuis is op maandag 04 mei jl. naar de kaakchirurg voor een totale extractie van de onderkaak geweest. Volgens hem heeft een verzorgende de hechtingen linksonder op donderdag doorgeknipt en een paar dagen later is een hechting aan de voorkant door een andere verzorgende verwijderd. Ik ben er helaas door niemand over gebeld. Toen de tandprotheticus op 19 mei de prothese wou komen onderzoeken, zag hij een wond in de mond en hij heeft mij meteen gebeld.*
> *De specialiste ouderengeneeskunde belde mij precies een week later omdat de wonden bleven bloeden. Er zat een enorm stolsel en vooraan een hematoom met geïnfecteerde wonden. Wat te doen? Ik heb haar aangeraden om de kaakchirurg te bellen. Zij vroeg me tevens of de cliënt met de bloedverdunners moest stoppen. Daar ben ik heel duidelijk over geweest: overleg eerst met de kaakchirurg! De kaakchirurg heeft de stolsels verwijderd.*
> *Kan het wellicht een allergische reactie op de hechtingen zijn of een allergische reactie op de kunststof (bovenprothese) of kan het door het doorknippen van de hechtingen of komt het door de bisfosfonaten?? De patiënt gebruikt acetylsalicylzuur, methotrexaat, finasteride, amlodipine, actonel en paracetamol. Volgens mij wordt actonel oraal gebruikt en niet intraveneus. Bij voorbaat dank voor uw reactie.*
> *Ps. Wat denkt u hiervan? Wellicht een domme vraag, maar deze bewoner slikt dagelijks veel pijnstillers. Wellicht functioneert zijn leverfunctie daardoor minder goed en misschien heeft het invloed zijn op de snelheid van bloedstolling?*

15.1 Ontbrekende informatie

Er wordt chaotisch een aantal mogelijkheden geopperd, waarvan niet duidelijk is waarop deze gebaseerd zijn. Maar essentiële gegevens worden niet verstrekt:
- Wat is de leeftijd van de patiënt?
- Wat is de reden van zijn verblijf in een verpleegtehuis?
- Is er een medische anamnese afgenomen?
- Wat was de orale status vóór de extractie?
- Hoe was het tijdsverloop tussen de ingreep, de verwijdering van de hechtingen en de wondconstatering?
- Om wat voor type wond gaat het? Is er wondinfectie?

15.2 Antwoorden na een tiental mailtjes ook met de familie

> De patiënt is 84 jaar. Hij is aanvankelijk ter revalidatie opgenomen na een heupoperatie op 81-jarige leeftijd. Na een valpartij ter plaatse, waarbij bewusteloosheid optrad, is de patiënt rolstoelafhankelijk gebleven. In de drie jaar dat hij daar nu verblijft is het gebit dermate achteruitgegaan dat totale extractie nog de enige mogelijkheid was.
> Vrijwel alle vragen van de medische anamnese worden met een 'nee' beantwoord. Wel bestaat een hoge bloeddruk waarvoor medicatie wordt verstrekt. Actuele uitslagen zijn niet bekend. Bloedingen: 'Volgens mij niet langer dan 1 uur nabloeden.' Patiënt loopt niet bij een trombosedienst.
> De acetylsalicylzuur is twee dagen gestaakt.

15.3 Wat moet je hiermee?

De vragen werden, zoals gememoreerd, voor een deel niet beantwoord. Zoals het tijdsverloop tussen de ingreep en het verwijderen van de hechting. De constatering van een wond, met of zonder tekenen van een infectie, en de uiteindelijke nabloeding. De ingevulde medische anamnese heb ik niet mogen zien. Het gegeven van de verhoogde ontstekingswaarden is van belang, maar ook hier geen concrete datum of ander gegeven. Dus: 'Graag nadere antwoorden op mijn vragen. Iemand slikt niet zomaar methotrexaat!'.

15.4 Vervolg op basis van enkele verkregen gegevens

Methotrexaat is voor chronische reuma die rustig is. De reuma manifesteert zich in schouders en vooral handen. Aan de handen van de patiënt is geen zwelling of stijfheid te zien (◘fig. 15.1). Ik begrijp dat hij een stevige handdruk geeft. Elke drie maanden wordt bloed geprikt om de bloedwaarden in de gaten te houden. Bij het laatste consult waren de ontstekingswaarden opeens veel hoger (mogelijk ook door een verkoudheid), maar de reumatoloog adviseerde toen om gewoon op dezelfde voet door te gaan. De bisfosfonaten slikt hij sinds september 2011. De reumatoloog adviseerde om pas nadat de mond geheel genezen is, toch weer Actonel te gaan gebruiken en ergens in de loop van 2016 een botdichtheidsmeting te doen om te beoordelen of er nog doorgegaan moet worden.

De cliënt slikt ook acht paracetamols per dag (al jaren).

Het hematoom en de stolsels zijn inmiddels door de kaakchirurg verwijderd. Daarna zagen de wonden er rustig uit.

15.5 Een poging tot reconstructie

Het gaat om een oude man (finasteride werkt tegen prostaathypertrofie) met op basis van de leeftijd een verminderde afweer. Hij wordt sinds jaren behandeld voor chronisch reuma. Hier bestaat tegenstrijdige informatie. Enerzijds meldt de dochter: 'Zijn reuma manifesteert zich in schouders en vooral in de handen', terwijl de vraagsteller het heeft over: 'De cliënt gaf mij een "stevige hand"' – kennelijk zonder zichtbare afwijkingen. Dit laatste is ongewoon bij een langdurig bestaande reumatoïde artritis (◘fig. 15.2). De mogelijkheid bestaat dat hier chronisch reuma en een artrose worden verwisseld. In dat geval klopt echter de behandeling niet. Paracetamol als pijnstiller is begrijpelijk bij een artrose, maar niet de eerste keuze bij chronisch reuma. Methotrexaat, een middel dat de afweer onderdrukt en ontstekingen remt, wordt toegepast bij chronisch reuma en wordt niet ingezet bij artrose. Overigens was de opmerking over een eventueel gestoorde leverfunctie bij deze dosis paracetamol sinds jaren bij iemand op leeftijd, terecht. Bij chronisch gebruik wordt maximaal 2 g per dag aangehouden als er geen contra-indicaties bestaan.

Betrokkene heeft een behandelde hypertensie waarvan geen waarden bekend zijn. Ook hier is iets vreemds. De standaard voor hypertensiebehandeling begint met een diureticum, maar dat komt niet in de medicatielijst voor. Daarna volgen middelen zoals amlodipine. Was de indicatie voor amlodipine wel een hypertensie?

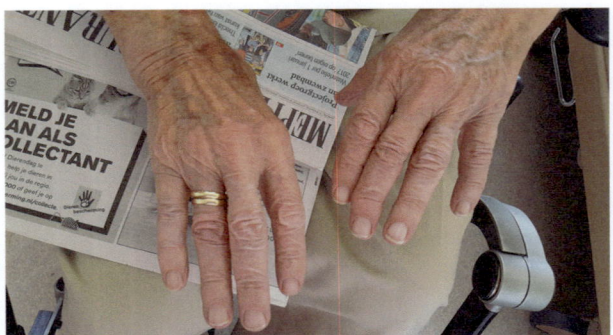

Figuur 15.1 De handen van de patiënt van deze casus

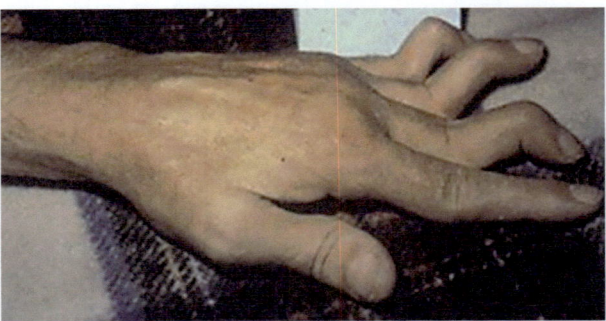

Figuur 15.2 De ernst van de klacht wisselt van patiënt tot patiënt. In het gunstige geval bestaan de klachten na jaren uit functiebeperkingen van de vingergewrichten en polsen. Daarentegen kan een individu ondanks optimale therapie ook in enkele jaren ernstig invalideren door misvormingen, contracturen (zwanenhalsvingers) en spieratrofie

Voor de nu al vier jaar durende behandeling met bisfosfonaat (risedroninezuur of Actonel) zijn twee indicaties te verzinnen, namelijk immobiliteit en osteoporose. Uit de verkregen gegevens blijkt deze behandeling in de periode van de orale problemen gestaakt te zijn. Mogelijk heeft men wel een relatie gelegd tussen bisfosfonaat en de behandeling met de open wond.

Waarschijnlijk is preventief bij hart-vaatlijden acetylsalicylzuur voorgeschreven om klontering van trombocyten op een beschadigd vaatoppervlak tegen te gaan.

In dit geval interfereert niet de pathologie met tandheelkundige behandeling, maar is het de medicatie die de problemen geeft. De totale extractie komt met de medicatie in een ander licht te staan (nabloeding, osteonecrose) (tab. 15.1).

15.6 Trombocytenproblematiek bij open wond

De vroegtijdig verwijdering van de hechtingen heeft geleid tot een open wond. In de beschreven situatie is de aanwezigheid van een parodontitis niet onwaarschijnlijk. Daarmee is een situatie ontstaan van een gebied met hypercirculatie, een aggregatiestoornis en mogelijk een

15.6 · Trombocytenproblematiek bij open wond

Tabel 15.1 Bijwerkingen medicatie

medicament	functie en tandheelkunde	bijwerkingen	specifiek voor casus
acetylsalicylzuur	trombocytenaggregatieremmer	verlengde bloedingstijd, oosen	blijft bij open wond siepelen, zeker als door lokale ontsteking vaten ruim open staan
risodroninezuur (Actonel)	vermindert botomzetting door remming osteoclasten activiteit en stimulatie aanmaak	glossitis, hoofdpijn, osteonecrose	na drie jaar orale behandeling bij contact tussen bot en mondholte kans op osteonecrose verhoogd
amlodipine	antihypertensivum	droge mond, smaakverandering, hyperplasie deficiëntie	leukopenie, trombopenie
finasteride	remming omzetting testosteron in het meer werkzame dihydrotestosteron	dikke lippen	geen
methotrexaat	foliumzuurantagonist	stomatitis, orale ulcera, immuundeficiëntie	pancytopenie, eventueel met bloedingsneiging, immuundeficiëntie
paracetamol	pijnstiller, koortsremmend		koortsremmend effect vermindert activatie immuunstelsel

trombopenie als bijwerking van de gebruikte medicijnen. Dus een tekort en een gestoorde functie van de bloedplaatjes. Terwijl tandheelkundig bij behandelingen geen rekening hoeft te worden gehouden met het gebruik van aspirine en derivaten, is hier door de combinatie van factoren wel degelijk lekkage ontstaan. Het lekken *(oosen)* dat daarbij optreedt heeft uiteindelijk geleid tot een stolsel, waardoor de wond niet kon genezen maar mogelijk toch zover afsloot dat zelfs een hematoom kon ontstaan. Alles bijeen: een gestoorde wondgenezing en een voedingsbron voor een bacteriële infectie.

15.7 Bisfosfonaten en extractie

In deze casus met een totale extractie bij gebruik van meer dan drie jaar oraal bisfosfonaten en een open contact tussen bot en mondholte, is de vraag wat kun je verwachten.

Bekend is dat tijdens en na het gebruik van bisfosfonaten bisfosfonaatosteonecrose (BON, Angelsaksisch BRONJ) kan ontstaan. De incidentie van BON wordt wisselend opgegeven tussen de 1 en 28 % [1]. Dit grote verschil in percentage hangt samen met de aanwezigheid van risicofactoren die in drie groepen worden verdeeld: medicatie-afhankelijk, lokaal risico, en demografische factoren. Een hoger percentage wordt gevonden bij diabetespatiënten en bij patiënten behandeld met immuunsuppressiva, zoals corticosteroïden (◘tab. 15.2) [2].

De complicatie treedt meestal op na ingrepen, zoals hier een extractie, maar ook drukplekken van prothesen kunnen de oorzaak zijn. In al deze gevallen raakt het bot door contact met de mondflora geïnfecteerd, waarna de ontstekingsreactie de reparatie overheerst. Opvallend is dat BON in de kaken meer wordt gezien dan in andere botten. Daarbij treedt het voornamelijk op in de onderkaak, hier aan de orde. De kaken en het alveolaire bot hebben een hoge bot-turnover: zo'n tienmaal in vergelijking met andere botstructuren. Mogelijk is dat de oorzaak van het verschil in frequentie. Grofweg na een jaar intraveneuze en na drie jaar orale therapie is de complicatiekans even groot.

In deze casus is zeker met de vertraagde wondgenezing en een voedingsbodem in het directe bereik, een BON een dreiging. De niet-genezende extractiewond had (zonder de bekende oorzaken) al samen met aspecifieke klachten, zoals pijn in de mond niet van dentogene origine, al een eerste signaal kunnen zijn.

Frequente controle op de ontwikkeling van de volgende klachten kan alarmbellen doen rinkelen: wisselende orale klachten van een foetor ex ore en pijn. Later ontstaan fistels naar de mond of naar de huid, zonder tekenen van pulpanecrose of cariës. Röntgenologisch is het beeld niet-specifiek, zoals botresorptie zonder parodontitis, afwijkend trabeculair bot en het verdwijnen van het parodontale ligament.

In de tweede en derde fase wordt het necrotische bot duidelijk zichtbaar met toenemende tekenen van infectie. In de laatste fase ligt het necrotische bot bloot, eventueel gecompliceerd door pathologische fracturen, uitbreiding van het proces naar de neus, sinus maxillaris, of naar de huid. Opvallend is dat bij operatief ingrijpen het aangetaste gebied groter is dan bij onderzoek wordt verwacht.

In deze fase is therapeutisch niet meer de tandarts algemeen practicus aan zet, maar is het een kaakchirurgisch probleem. In verband met de grote defecten die bij chirurgisch ingrijpen ontstaan en het niet met zekerheid leiden tot herstel, wordt vaak een meer conservatieve opstelling gepropageerd [3]. Zowel mét als zónder chirurgisch ingrijpen wordt de toediening

Tabel 15.2 Predispositie voor BON[9]

medicamentafhankelijk
- werking van preparaat (zoledronaat> pamidronaat> alendronaat> clodronaat)
- wijze van toedienen (i.v. > oraal)
- duur van de behandeling

lokale factoren
- chirurgie (extracties, implantaten, parodontale chirurgie, apexresectie)
- traumata
- slecht mondhygiëne
- parodontitis
- parodontale of dentale abcessen
- slechtzittende prothese
- alcohol- of nicotine-overmaat
- anamnese met betrekking tot osteonecrose of osteomyelitis van de kaak
- therapeutische radiotherapie in het hoofd-halsgebied
- boven de 65 jaar
- vrouwen > mannen
- chronisch corticosteroïdengebruik
- chemotherapie
- diabetes
- aangeboren of verworven immuundeficiëntie
- congenitale of ernstige anemie
- bindweefselziekten
- stollingsstoornis of vaatafwijking
- hyperlipemie
- hypothyreoïdie
- ziekte van Gaucher

van systemische antibiotica essentieel geacht. De voorkeur voor een antibioticum is afhankelijk van de behandelaar, waarbij penicilline, feneticilline, amoxicilline, clindamycine de boventoon voeren. Toevoeging van antischimmelmiddelen wordt vaak als succesvol betiteld. Het betreft vaak langdurige, intraveneuze behandelingen bij therapieresistente patiënten. De toevoeging van hyperbare zuurstof staat nog ter discussie. In Leiden is een landelijk Verwijscentrum [3–5].

15.8 Preventie

De vraag rijst: hoe staat het met de preventie in bovenstaand geval? Natuurlijk had deze voor de start van de bisfosfonatenbehandeling moeten beginnen. In ieder geval ruim tussen het starten van de behandeling en de te verwachten complicaties, in dit geval tussen de 0–3 jaar. In deze periode is de kans op BON minimaal, maar niet nul. Het probleem ligt hier bij de medici: die geven onvoldoende informatie over de te verwachten complicaties.

> **Tabel 15.3** Adviezen bij bisfosfonatenbehandeling en tandheelkundige ingrepen [8, 10]
>
> 1. Voor de start van de behandeling tot maximaal drie weken na de start[a]:
>   - elementen waarvan de houdbaarheid wordt betwijfeld verwijderen;
>   - parodontale status optimaliseren;
>   - invasieve behandelingen zoveel als mogelijk afronden;
>   - extractiewonden moeten genezen zijn (10–21 dagen).
> 2. Tijdens behandeling met orale bisfosfonaten korter dan drie jaar:
>   - frequente controles op mondhygiëne – zo nodig professioneel ondersteund frequente controles op ontstaan van orale afwijkingen (cariës, gingivitis);
>   - prothesedragers controleren op mucosalaesies.
> 3. Tijdens behandeling met bisfosfonaten intraveneus of oraal langer dan drie jaar:
>   - invasieve ingrepen vermijden;
>   - endodontische behandeling gaat voor extractie;
>   - implantaten gecontraïndiceerd bij hoge doseringen intraveneus.
> 4. Bij de noodzaak tot extractie:
>   - een week voor de ingreep starten met spoelen chloorhexidine en continueren na ingreep tweemaal daags;
>   - zo vroeg mogelijk starten met optimaliseren mondhygiëne;
>   - starten met amoxicilline eventueel aangevuld met clavulaanzuur (bij allergie clindamycine), een week na ingreep voortzetten;
>   - lokale anesthesie zonder vasoconstrictor;
>   - zo atraumatisch mogelijk werken;
>   - verhoogde controlefrequentie van de wond.
>
> [a] Mits geen corticosteroïden worden gebruikt.

De tandheelkundige voorzorgen, zoals de mond zo infectievrij mogelijk te maken, komen vrijwel nooit aan de orde. (tab. 15.3) Een goede mondhygiëne, zo nodig professioneel ondersteund, is essentieel. Aanbevolen wordt een controlefrequentie van drie- tot viermaal per jaar zowel door tandartsen als door mondhygiënisten, zodat conserverende tandheelkunde mogelijk blijft. Iedere onbegrepen pijnklacht moet serieus genomen worden. Dit geldt ook voor een zwelling van de zachte weefsels, mobiliteit van elementen en plotseling optreden van een parodontitis. Regelmatige röntgencontrole wordt aanbevolen. Lokale anesthesie zonder adrenaline heeft de voorkeur vanwege de verminderde perfusie [6, 7].

Preventie is aan de orde bij invasieve ingrepen als bisfosfonaten oraal langer dan drie jaar worden gegeven. Bij onvermijdelijke ingrepen: preventief een week lang spoelen met chloorhexidine 0,12 of 0,2 % en direct voor de ingreep vermindert de flora essentieel. Na de ingreep het spoelen tweemaal daags gedurende een week voortzetten. Tevens wordt aanbevolen een uur voor de ingreep te starten met amoxycilline, waarbij de combinatie met clavulaanzuur (Augmentin) te overwegen valt als men een resistente mondflora verwacht. De eerste keer met een dubbele dosis en daarna 3 × 500 mg gedurende een week. Er moet zo atraumatisch mogelijk gewerkt worden. Lokale anesthesie zonder vasoconstrictor heeft de voorkeur om de doorbloeding zo goed mogelijk te houden. Sommigen voegen metronidazol 3 × 500 mg gedurende een week toe. Verwacht kan worden dat de wond na een week dicht is. Bij allergie voor amoxycilline is clindamycine het alternatief. Na de ingreep moet intensieve nacontrole volgen [6–8].

Het staken van bisfosfonaten voor een invasieve tandheelkundige ingreep is niet zinvol omdat de stapeling niet ongedaan wordt gemaakt. Toch raden sommigen aan 3 maanden vóór een invasieve ingreep tot 3 maanden ná de ingreep geen bisfosfonaten te gebruiken. De ratio hiervoor is onduidelijk. Voor elke invasieve tandheelkundige behandeling is het noodzakelijk de patiënt te informeren over de mogelijke complicaties van zijn bisfosfonaattherapie en dit schriftelijk vast te leggen.

15.9 Mondhygiëne in verzorgingstehuizen

De collega maakt een opmerking over de gebrekkige tandheelkundige zorg in verpleegtehuizen. Helaas is dat in de meeste gevallen aan de hand. Dit is niet een recent probleem in verband met de bezuinigingen in de zorg, maar een probleem sinds decennia. In het grijze verleden wilde ik onderzoek starten naar deze situatie. Een gesprek met artsen werkend in verzorgingstehuizen kwam samengevat hierop neer: 'We zijn al blij als het juiste gebit in het juiste bekkie komt'.

We zijn toen niet aan dat onderzoek begonnen. In de praktijk blijkt ook dat mondhygiënisten die belangstelling hebben voor dit werk eerder door de andere medewerkers (van hoog tot laag) worden tegengewerkt dan geholpen om er iets van te maken. Slechts sporadisch lukt het iemand hier doorheen te breken. Als voorbeeld van doorzetten kunnen publicaties dienen van De Lugt-Lustig [11–13].

15.10 Conclusie

Medische vragen zijn altijd welkom, maar regelmatig ontbreken noodzakelijke basisgegevens, waardoor er voor mij drie mogelijkheden overblijven:
1. De ter beschikking staande informatie blijft ontoereikend. Mijn antwoord kan dan niet anders dan vaag blijven en is dus voor alle partijen onbevredigend.
2. Ik blijf zeuren om meer gegevens, soms tot ergernis van de vraagsteller, totdat ik voldoende informatie heb om tot een verantwoorde reactie te komen, zoals bij deze casus.
3. Het risico om een antwoord te formuleren kan in een casus naar mijn inschatting te groot zijn. In dat geval moet ik afhaken.

Overigens is dit een leerzame casus voor verschillende disciplines in de tandheelkunde én in de geneeskunde.

Literatuur

1 Merkesteyn JPR, Picchardo SEC, Allard RHB. Bisfosfonaten; necrose van de kaak: oorzaak en therapie. In Baat C de, red. Allard RHB. Duyck J. Fokkema SJ. Het Tandheelkundig jaar; 2011. pag. 54–62.
2 Anavi-Lev K, Anavi Y, Chaushu G, Alon DM, Gal G, Kaplan I. Bisphosphonate related osteonecrosis of the jaws: clinico-pathological investigation and histomorphometric analysis. Oral Surg Oral Med Oral Pathol Oral Radiol. 2013;115(5):660–6.
3 Rogers S, Rahman N, Ryan D, Flint S, Healy C, Stassen LF. Guidelines for treating patients taking bisphosphonates prior to dental extractions. J Ir Dent Assoc. 2010;56(1):40.
4 Freiberger JJ, Padilla-Burgos R, McGraw T, Suliman HB, Kraft KH, Stolp BW, Moon RE, Piantadosi CA. What is the role of hyperbaric oxygen in the management of bisphosphonate-related osteonecrosis of the jaw: a randomized controlled trial of hyperbaric oxygen as an adjunct to surgery and antibiotics. J Oral Maxillofac Surg. 2012;70(7):1573–83.
5 Gortzak RTH. Patiënten met bisfosfonaten, wat te doen en wat te laten!? Maarssen: Voordracht Benecke. 2013.

6. Patel V, McLeod NM, Rogers SN, Brennan PA. Bisphosphonate osteonecrosis of the jaw-a literature review of UK policies versus international policies on bisphosphonates, risk factors and prevention. Review Br J Oral Maxillofac Surg. 2011;49(4):251–7.
7. Rogers S, Rahman N, Ryan D, Flint S, Healy C, Stassen LF. Guidelines for treating patients taking bisphosphonates prior to dental extractions. J Ir Dent Assoc. 2010;56(1):40.
8. Booij A. Bisfosfonaten necrose na molaarextractie. Tandartspraktijk 2014; mei: 16–24.
9. Saldanha S, Shenoy VK, Eachampati P, Uppal N. Dental implications of bisphosphonate-related osteonecrosis. Gerodontology. 2012;29(3):177–87.
10. Rogers S, Rahman N, Ryan D, Flint S, Healy C, Stassen LF. Guidelines for treating patients taking bisphosphonates prior to dental extractions. J Ir Dent Assoc. 2010;56(1):40.
11. Lugt-Lustig K de, Wattel L, Deerenberg W, Meiland F. Implementatiepakket Evidence based Mondzorg in verpleeg-en verzorgingshuizen. Vivium zorggroep lokatie Naarderheem. Amsterdam, 2011.
12. Lugt-Lustig K de, Vanoberergen J, Putten GJ van der, Visschere L de, Schols J, Baat C de. Effect of oral health care education on knowledge, attitude, and skills of care home nurses. A systematic literature review. Comm Dentististry Oral Epidem. 2012.
13. Meiland F, Lugt-Lustig K de, Deerenberg W, Wattel L. Goede mondzorg regel je samen. Denkbeeld April: Voorwaarden voor successvolle implementatie; 2015.

Radar

16.1 Paniek zaaien op verouderde informatie – 156

16.2 Conclusie – 160

Literatuur – 161

© Bohn Stafleu van Loghum, onderdeel van Springer Media BV 2017
L. Abraham-Inpijn, *Tandarts in de knel*, DOI 10.1007/978-90-368-1442-3_16

16.1 Paniek zaaien op verouderde informatie

Radar en universitaire staf aan zet.

Het tv-programma *AvroTros Radar* heeft enige tijd geleden aandacht besteed aan de gevaren van lokale anesthesie in de tandheelkunde. De aanleiding was een patiënt die na herhaald toedienen van Articaïne systemische klachten had ontwikkeld. Aan het woord kwamen een tandarts/jurist, een kaakchirurg en een afvaardiging van de (toen nog) NMT. Op het in dat programma beweerde past commentaar. De leerpunten waren uiteraard bedoeld voor het kijkend publiek en waren als volgt samen te vatten:
- Lokaal anesthesie is gevaarlijk en dus gecontraïndiceerd voor patiënten met glaucoom, hartproblemen, hypertensie en een recent hartinfarct.
- De tandarts moet iedere keer voordat hij de patiënt behandelt diens gezondheidstoestand 'updaten'. Voor controles is dat niet nodig.
- Iedere keer voordat de tandarts lokale anesthesie geeft dient de tandarts de patiënt te informeren over de mogelijke bijwerkingen van deze behandeling.
- Je bent niet allergisch, je wordt allergisch.
- De tandarts is wettelijk verplicht de patiënt te informeren.

Rekening houdend met het feit dat uitzendingen als Radar in korte tijd iets over het voetlicht moeten (willen) brengen, zijn 'statemenents' als bovenstaande onwenselijk, omdat ze bij patiënten tot verwarring en/of conclusies kunnen leiden.

Toelichting:

Lokale anesthesie is gevaarlijk en gecontraïndiceerd voor patiënten met glaucoom, met hartproblemen, hypertensie en recent en oud hartinfarct

Deze uitspraak berust op verouderde literatuur en op de veronderstelling dat tandartsen regelmatig lokale anesthesie intravasaal spuiten. Dit gevaar wordt onderstreept met de woorden: '*Als je met de punt van de naald in een bloedvat komt en daar verdovingsvloeistof in spuit, dan wordt het hart massaal belast, de patiënt schrikt zich rot omdat zijn hart enorm te keer gaat, de hartfrequentie enorm oploopt en de pols enorm oploopt!*' De toon ondersteunt de angst voor ritmeproblemen. Tijdens de opleiding tot tandarts en mondhygiënist wordt geleerd altijd te aspireren voordat anesthesie wordt geïnjecteerd. Dat desondanks de frequentie van intravasale toediening hoog ligt, is een suggestie die niet door gepubliceerd onderzoek wordt onderbouwd. Bekend is dat sommige kaakchirurgen tijdens de stage van studenten hun twijfels over het nut van aspireren uiten. Als een tandarts/mondhygiënist zich niet zeker voelt over zijn injectietechniek, merkt de patiënt die onzekerheid en stijgt zijn/haar endogene adrenalinespiegel. In die gevallen is het beter Citanest te gebruiken.

Het glaucoom wordt als contra-indicatie genoemd. Theoretisch kan adrenaline bij patiënten met een nauwe kamerhoek een acuut glaucoom induceren. Deze bijwerking is bij Lareb, het laboratorium dat bijwerkingen van geneesmiddelen registreert, nooit gemeld (▶http://www.lareb.nl). Wel is sporadisch een aantal gevallen bekend van wazig zien. Gezien de frequentie waarmee lokale anesthesie wordt gegeven, lijkt dit risico nihil. Het checken of de patiënt bekend is met een verhoogde oogboldruk kan nooit kwaad, men zal dan nog serieuzer aspireren en bij onzekerheid over de eigen spuittechniek liever geen adrenalinetoevoeging gebruiken.

De hartproblemen worden tijdens de uitzending niet omschreven, alleen het hartinfarct wordt genoemd. Lang niet alle cardiale problemen zijn voor de tandarts van belang. Dit blijkt

Tabel 16.1 Medische vragen het hart betreffend

1 **hebt u pijn of een knellend gevoel op de borst bij inspanning (angina pectoris)? Zo ja,**
   – Hebt u uw activiteiten moeten verminderen?
   – Hebt u pijn op de borst in rust?
   – Zijn uw klachten recent toegenomen?

2 **hebt u ooit een hartinfarct gehad? Zo ja,**
   Hebt u uw activiteiten moeten verminderen?
   Hebt u in de laatste 6 maanden een hartinfarct gehad?

3 **hebt u een hartgeruis of hartklepgebrek?**
   hebt u een kunsthartklep?
   hebt u korter dan 6 maanden geleden een hart- of vaatoperatie ondergaan?
   hebt u een pacemaker?
   hebt u uw activiteiten moeten verminderen?

4 **hebt u zonder inspanning aanvallen van hartkloppingen? Zo ja,**
   moet u tijdens deze aanvallen rusten, zitten of liggen?
   wordt u bleek, duizelig of kortademig tijdens de aanvallen?

5 **hebt u last van hartzwakte (hartfalen) Zo ja,**
   wordt u bij plat liggen kortademig?
   slaapt u met meer dan twee kussens omdat u anders kortademig wordt?

6 **hebt u nu of hebt u in het verleden een hoge bloeddruk gehad? Zo ja,**
   wat is uw laatst gemeten bloeddruk?
   is de bovendruk meestal tussen 160 en 200?
   is de onderdruk meestal tussen 95 en 115?
   is de bovendruk meestal 200 of hoger?
   is de onderdruk meestal 115 of hoger?

uit de vragen die in de *European Medical Risk Related History EMRRH* over dit onderwerp worden gesteld (tab. 16.1). De EMRRH is de consensus van 12 Europese centra op basis van de meest recente kennis uit eigen onderzoek of uit de literatuur. Ook wereldwijd wordt de risico-indeling die deze lijst hanteert gebruikt [1–8]. Het goede is dat per vraag het risico en de benodigde voorzorgsmaatregelen worden aangegeven [9].

Alle cardiovasculaire problemen krijgen bij de risico's II en III als voorzorgsmaatregel de aanbeveling 'goed zittende lokale anesthesie', dus bij voorkeur met een lage dosering adrenaline (1:100.000 of 1:200.000), mits lege artis toegediend. Dit voorkomt ongecontroleerde endogene adrenaline-output van de patiënt. In de Nederlandse literatuur pleiten reeds Boering in 1977 en Zaadnoordijk in 1979 voor deze aanpak.

Bij de vragen die risico IV scoren, wordt elke tandheelkundige behandeling afgeraden, dus ook het geven van lokale anesthesie. Voor het hartinfarct zijn tijdlimieten vastgesteld, waarbij behandeling ten sterkste wordt afgeraden omdat het recidiefpercentage van het infarct in de eerste 6 maanden hoog ligt. Daarna gelden de cardiaal bepaalde complicaties als maat, zoals ritmestoornissen, klepinsufficiëntie en hartfalen. Deze afwijkingen met aparte vragen hebben alle een eigen risicoprofiel. Deze voorzorgsmaatregelen lijken praktisch te functioneren [10].

Het hart wordt het meeste belast door een stijgende bloeddruk tijdens behandeling. Pijn tijdens tandheelkundige behandeling veroorzaakt een piekvormige, ongecontroleerde bloeddrukstijging. Bij hypertensiepatiënten is dit meer dan bij normotensieve mensen [11, 12]. De hypertensiepatiënt, mits geen waarden worden bereikt die tot een risico IV leiden, is gebaat bij een goede anesthesie.

De tandarts moet iedere keer voordat hij een patiënt behandelt zijn gezondheidstoestand 'updaten'; dat is niet nodig voor controles

Het 'updaten' van de gezondheidstoestand van een patiënt kan bij binnenkomst in twee vragen direct na het 'Goedemorgen!'.

» *Bent u sinds uw laatste bezoek nog bij uw huisarts of specialist geweest? Zo ja, waarom?* en
» *Is er in de afgelopen periode iets aan uw medicijnen veranderd? Zo ja, wat?*.

Als een van deze vragen positief wordt beantwoord, moet een aanvullende medische anamnese worden opgenomen met een herziening van het risico en aanpassing van de preventie. Tenslotte kan de patiënt tijdens een interval van één dag een myocardinfarct hebben gekregen! Ook voor controle hebben sommige patiënten een hoge adrenalinespiegel (onderzoek Palmer-Bouva, ongepubliceerd). Derhalve zijn deze twee vragen bij een (half)jaarlijkse controle op hun plaats.

Iedere keer voordat anesthesie wordt gegeven, dient de tandarts de patiënt te informeren over de mogelijke bijwerkingen van deze toediening

De jurist in de tv-uitzending nuanceerde deze uitspraak door te stellen dat de tandarts dient te bepalen wat hij meedeelt en dat dit alleen 'redelijk' vaak voorkomende bijwerkingen dient te betreffen. In het *Farmacotherapeutisch Kompas* staat een indrukwekkende lijst bijwerkingen, maar ook wordt aangegeven dat 'ernstige bijwerkingen voorkomen als gevolg van overdosering, te snelle resorptie en intravasale injecties'. Door zich te houden aan maximale doseringen en te aspireren wordt dit vorkomen.

Je bent niet allergisch, je wordt allergisch

De aanleg om allergisch te kunnen reageren is genetisch vastgelegd. Je wordt dus niet op enige tijdstip allergisch, maar je wordt met een (of meer) allergieën geboren! Of deze aanleg zich vertaalt in een klinisch beeld tijdens het leven is nooit te voorspellen.

De mogelijkheid bestaat dat men op peuterleeftijd constitutioneel eczeem (dauwworm) ontwikkelt, om daarna levenslang klachtenvrij te blijven – tot op 80-jarige leeftijd plotseling een allergische astma-aanval optreedt. Binnen één familie en één individu wisselen de klinische beelden (eczeem, astma, hooikoorts, urticaria, et cetera).

De medische anamnese is een goed diagnosticum (❏tab. 16.3). Bij de verschillende risiconiveaus behoren voorzorgmaatregelen. Is de allergische reactie in een tandheelkundige setting opgetreden en is de oorzaak niet bekend, dan dient een allergisch onderzoek te volgen. Dit laatste kent beperkingen en is niet honderd procent betrouwbaar. Bij een dergelijk onderzoek moeten tandheelkundige materialen worden getoetst en niet alleen de gebruikelijke standaardproducten. Niet iedere allergoloog is daartoe bereid of in staat. Overgevoeligheid tegen amide lokale anesthesie komt weinig voor. Het conserveermiddel sulfiet geeft vaker klachten. De absolute en relatieve contra-indicaties tegen adrenaline komen overeen met risico IV van het EMRRH-systeem (❏tab. 16.2) [13, 14].

Tabel 16.2 Contra-indicaties vasoconstrictie Farmacotherapeutisch Kompas

absoluut	relatief
instabiele angina pectoris	tricyclische antidepressiva
recent myocardinfarct	fenothiazinen
recente bypass[a]	MAO-remmers
refractaire aritmieën	net-selectieve bètablokkers
onbehandelde/ernstige hypertensie	
onbehandeld/ernstig hartfalen	
onbehandelde hyperthyreoïdie	
ongecontroleerde diabetes mellitus	
allergie voor sulfiet	
feochromocytoom	

[a] Nederlandse indicatie is een dreigend infarct

Tabel 16.3 Allergie en de verschillende risico's

hebt u ooit een allergische reactie gehad op penicilline, aspirine, latex, tandheelkundige- of medische materialen of iets anders? Zo ja,	II
– zocht u voor deze reactie een arts of ziekenhuis?	III
– was het bij uw tandarts?	IV
– waarvoor bent u allergisch?	

De tandarts is wettelijk verplicht de patiënt te informeren

Ten slotte de vertegenwoordiging van de NMT tijdens de uitzending. Gesteld wordt dat de tandarts wettelijk verplicht is te informeren – daarbij wordt betrokken het opnemen van een anamnese. Als verduidelijking wordt gezegd dat de tandarts de patiënt dient te vragen naar zijn conditie en naar medicijngebruik. Maar onduidelijk blijft wat dit praktisch inhoudt. De met overtuiging ter tafel gebrachte wet is een discussie waard. Een plicht is af te leiden uit art 7:454 BW: *'De hulpverlener richt een dossier in met betrekking tot de behandeling van de patiënt. Hij houdt in het dossier aantekening van de gegevens omtrent de gezondheid van de patiënt en de te diens aanzien uitgevoerde verrichtingen en neemt andere stukken, bevattende zodanige gegevens, daarin op, een en ander voor zover dit voor een goede hulpverlening aan hem noodzakelijk is.'.*

De gedragsregels voor tandartsen zijn vager: *'De tandarts neemt van elke patiënt de voor behandeling relevante gegevens in een registratiesysteem op. Deze registratie zal in ieder geval de gegevens omvatten met betrekking tot de verleende tandheelkundige hulp en adviezen, alsmede (röntgen)foto's. De registratie zal geschieden overeenkomstig de binnen de beroepsgroep gebruikelijke registratiesystemen. De tandarts bewaart deze gegevens gedurende tenminste vijftien jaren na het tijdstip waarop zij zijn vervaardigd of vastgelegd.'* Dus niets over een medische anamnese waaraan enige betekenis kan worden toegekend. Doordat over inhoud van de

Tabel 16.4 Bent u gezond?

directe antwoord		Na nader onderzoek[a]	
gezond	93 %	niet gezond	30 %
niet gezond	7 %	gezond	5 %

[a] Gericht op afwijkingen van belang voor tandheelkundige handelen.

Tabel 16.5 Enquête NMT medische-anamnesegebruik anno 1987

reponse	n = 278
2-vragensysteem (tab. 16.4)	43 %
gebruik (10-)vragenlijst	8 %
uniforme vragenlijst gewenst	87 %

medisch anamnese niets is vastgelegd, is de vraag '*Bent u gezond*' voldoende om als anamnese gehonoreerd te worden. Uit Amerikaans onderzoek blijkt dat deze vraag geen enkele betekenis heeft. De patiënt kan niet inschatten welke medische problemen voor de handelingen van tandarts/mondhygiënist van belang zijn. Los van het feit dat veel patiënten over een dergelijk plotselinge vraag niet nadenken en 'Ja' roepen, als sociaal gewenst antwoord (tab. 16.4).

De NMT heeft in de negentiger jaren aandacht gevraagd voor de medisch anamnese door het houden van een enquête onder haar leden (tab. 16.5). Tot invulling van de toezegging in juni 1992 de MMRA te implementeren is het niet gekomen. Naar aanleiding van Radar heeft de NMT zijn leden een checklist gestuurd, waarvan de inhoud mij onbekend is. In sommige landen wordt lichamelijk onderzoek onder bepaalde omstandigheden aanbevolen. Dit lijkt voor Nederland een brug te ver [15].

16.2 Conclusie

Deze uitzending (dat hoop ik) kan niet bedoeld zijn geweest paniek te zaaien onder patiënten van tandartsen en mondhygiënisten. Een informatief programma als *Radar*, dat gebruikmaakt van een massamedium, zou meer research dienen te verrichten zodat zij zich kritischer kan opstellen met betrekking tot informatieverstrekkers. Een ongenuanceerde benadering zoals in deze uitzending kan tot gevolg hebben dat patiënten met hartklachten en patiënten met een verhoogde bloeddruk adequate behandeling door de tandarts wordt onthouden – op eigen verzoek, of op basis van de vrees bij de tandheelkundige professionals voor claims, die ook in Nederland toenemen.

> *Met dank aan collega W.M.C Mulder voor de Klinisch Farmacologische ondersteuning (AMC) en aan dr. mr. W. Brands (Radboud Universiteit Nijmegen) voor juridisch advies.*

> *Zoals gebruikelijk is deze Feedback Post vóór publicatie naar de meest betrokkenen bij de uitzending van Radar voor commentaar gezonden. Alleen de kaakchirurg heeft gereageerd.*

Het blijkt dat een interview van 1,5 uur teruggebracht is tot enkele minuten en dat daarbij nuancerende opmerkingen werden weggelaten, zoals:

Als je met de punt van de naald in een bloedvat komt en daar alle verdovingsvloeistof inspuit, dan wordt het hart massaal belast, de patiënt schrikt zich rot omdat zijn hart enorm te keer gaat, de hartfrequentie enorm oploopt en de pols enorm oploopt! (Weggelaten is: *'maar tegenwoordig hebben we gelukkig spuiten die automatisch registreren of je misschien onbedoeld in een bloedvat zit. Dan zal dat gelukkig niet meer gebeuren.'* Om je te confronteren met de gevaren van lokale verdoving, citeren ze letterlijk de bijsluiter van de fabrikant, maar weggelaten werd: *'Dan zeg ik tegen die mevrouw: Dat valt wel mee. Er wordt in Nederland vele duizenden malen per dag verdoving gegeven zonder dat de hier genoemde ernstige bijwerkingen optreden.*

Literatuur

1 Saklad M. Grading of patients for surgical procedures. Anaesthesiology. 1941;2:281–4.
2 Owens WD, Felts JA, Spitznagel EL. ASA Physical Status Classifications: A Study of Consistency of Rating. Anaesthesiology. 1978;49:239–43.
3 McCarthy FM. A new patient-administered medical history developed for dentistry. J Am Dent Assoc. 1985;111:595–7.
4 Bäckman N, Holm AK, Folkesson U, Olofsson AL. Behöver kvaliteten I tandläkarnas medicinska riskbedömning förbättras? Tandläkartidningen. 1998;29–33.
5 Malamed F. Medical emergencies in the dental office 5e th ed. Mosby: St Louis (MO); 2000, pag. 42–4.
6 Larsson B, Bäckman N, Holm AK. Medicinsk riskbedömning med hjälp av ASA-klassificering. Tandläkartidningen. 2000;28–32.
7 Chandler-Gutiérrez L, Martinez-Sahuquillo A. Bullón Fernandez P. Evaluation of medical risk in dental practice through using the EMRRH questionnaire. Med Oral. 2004;9:309–20.
8 Abraham-Inpijn L, Russell G, Abraham EA, Bäckman N, Baum E, Bullón-Fernández P, Declerck D, Fricain JC, Georgelin M, Karlsson KO, Lamey PJ, Link-Tsatsouli I, Rigo O. A patient-administered Medical Risk Related History questionnaire (EMRRH) for use in 10 European countries (multicenter trial). Oral Surg Oral Med Oral Pathol Oral Radiol Endod. 2008;105(5):597–605.
9 Abraham-Inpijn L. Voorkoming van medische accidenten. Maarssen: Elsevier Gezondheidszorg; 2009.
10 Smeets, Keur I, Oosting J, Abraham-npijn I. Acute Medical Complications in 277 General Dental Practices. Preventive Medicine 1999;28:481–87.
11 Gortzak RATh. Blood pressure variation during dental treatment. Thesis: Universiteit van Amsterdam; 1991.
12 Abraham-Inpijn L. Steigerende bloeddruk. Feedback Post Tandarts praktijk 2009 oktober.
13 Farmacotherapeutisch Kompas. Middelen in de Tandheelkunde. 2010.
14 Abraham-Inpijn L. Inwendige Geneeskunde voor de Tandheelkunde. Utrecht: Lemma BV; 2004. (Alleen via de auteur beschikbaar).
15 Malamed SF. Knowing your patients JADA. 2010;141:35–76.

Patiënt met ESBL

17.1 Mijn eerste reactie – 164

17.2 Antwoord zonder nadere informatie – 164

17.3 Achtergrond van de BRMO respectievelijk ESBL – 165

Literatuur – 169

© Bohn Stafleu van Loghum, onderdeel van Springer Media BV 2017
L. Abraham-Inpijn, *Tandarts in de knel*, DOI 10.1007/978-90-368-1442-3_17

❓ Een patiënt besmet met ESBL. Wat nu?
Wees alert als de patiënt hoest
Geachte mevrouw Abraham-Inpijn, u hebt aangeboden dat wij per mail vragen mogen stellen. Ik wil heel graag op uw aanbod terugkomen.
Ik heb een patiënt in een verpleegkliniek. Hij komt min of meer regelmatig naar mijn praktijk voor onder andere gebitsreiniging. Nu vertelde zijn echtgenote dat er een kies afgebroken is en dat de wortelrest mogelijk verwijderd zou moeten worden (patiënt is klachtenvrij). Maar de patiënt lijdt sinds enkele weken aan de ESBL bacterie. Kan ik deze patiënt dan toch in mijn algemene praktijk behandelen en welke (extra) maatregelen moet ik nemen? Kunt u mij helpen?

17.1 Mijn eerste reactie

Er zijn verschillende bacteriën die het ESBL-enzym maken. Gaat het om een *Escherichia coli* of over een *Klebsiella pneumoniae?* [1].

17.2 Antwoord zonder nadere informatie

▸ In de laatste jaren is het standpunt rond de benadering van patiënten besmet met resistente bacteriën drastisch gewijzigd. Werd vroeger aanbevolen isolerende kleding te dragen vergelijkbaar met de hulpverleners bij de ebola-epidemie, tegenwoordig wordt de standaardhygiëne voor tandartsen als voldoende beschouwd.
Het nemen van bijzondere maatregelen bij dragers of verdachte dragers zonder ziekteverschijnselen is verlaten. Van alle mensen die drager zijn van een resistente bacterie is slechts een fractie bekend. Het opsporen van dragerschap beperkt zich tot mensen die in contact zijn geweest met zieken besmet met een resistent micro-organisme. Sporadisch komt een besmetting aan het licht bij een keuring met het doel 'op te sporen'. In het algemeen wordt alleen een beperkte groep ziek, zoals mensen met een verminderde afweer, verzwakten en kleine kinderen.
Zorgvuldig naleven van algemene hygiënische maatregelen (handhygiëne, handschoenen dragen, en een bril) lijkt een beter uitgangspunt. Hoest de patiënt, dan wordt ook een mondmasker voor de mensen aan de stoel aanbevolen. Handen en onderarmen na de behandeling wassen met water en zeep en daarna desinfecteren met alcohol 70 % (geldt voornamelijk bij MRSA-dragers). Het treffen van maatregelen in de wachtkamer, zoals het dragen van een mondmasker door de patiënt, is niet nodig. Wel is het aan te bevelen de patiënt aan het eind van de dag te behandelen zodat in ieder geval de kans op contact met andere patiënten minimaal is. Als de tandarts antimicrobiële behandeling nodig vindt, dan dient hij/zij bij een patiënt of bekende drager contact op te nemen met de medisch behandelaar. Deze kan de tandheelkundig behandelaar informeren over de aard van de resistentie van de patiënt en deze kan mede op grond van dit patroon helpen de keuze van het antimicrobiële middel te bepalen.
Voor uitgebreide informatie wordt verwezen naar de website van het *Rijksinstituut voor volksgezondheid en milieu,* waar de algemene preventieve maatregelen regelmatig worden bijgehouden en geoptimaliseerd voor alle BRMO (de hele groep van bijzondere resistente bacteriën waaronder deze ESBL en de MRSA). In het algemeen wordt MRSA besmettelijker geacht dan de ESBL-producerende bacteriën [1].

> Overdracht van patiënten of werkers in de tandheelkunde is nog niet bij de officiële instanties gesignaleerd.

17.3 Achtergrond van de BRMO respectievelijk ESBL

Resistentie

Van resistentie wordt gesproken als een micro-organisme niet meer gevoelig is voor een klinisch relevante concentratie van een antimicrobieel middel, of als bij de ziekteverwekker (bacterie, virus, schimmel) een mechanisme of eigenschap kan worden aangetoond waaruit blijkt dat dit middel niet effectief zal zijn. Multiresistentie is een scala aan resistenties bij één micro-organisme. Het gaat om een genetisch vastgelegde ongevoeligheid die overdraagbaar is op de nakomelingen. Bij multiresistentie liggen verschillende resistentie-antigenen in clusters bij elkaar, waardoor deze samen uitgewisseld kunnen worden. De aanwezigheid van een resistent gen binnen een bacterie wil niet altijd zeggen dat deze ook door het gebruik van een antimicrobieel middel geactiveerd wordt.

Wereldwijd neemt de resistentie toe. Hierbij worden drie oorzaken gesignaleerd:
- de toenemende verspreiding van multiresistente gramnegatieve bacteriën;
- het ontbreken van nieuwe antimicrobiële middelen voor de komende tien jaren;
- overmatig gebruik van antimicrobiële middelen.

Niet zelden blijken discussies over percentages resistentie te berusten op onvergelijkbare getallen, zoals het vergelijken van huisartsgegevens met gegevens van bejaardentehuizen. Verzorgingstehuizen hebben hogere resistentiewaarden dan een huisartspraktijk. Ook de getallen vanuit ziekenhuizen zijn in dit verband hoger dan de getallen extramuraal. Ook tonen speciale patiëntenpopulaties, zoals urologische patiënten voor de *E. coli*, opvallend hogere resistentiepercentages dan de doorsnee bevolking [2].

Risicofactoren voor de ontwikkeling van resistentie zijn het frequent toepassen van de breedspectrumantibiotica, langdurige ziekenhuisopnamen, aanwezigheid van huidafwijkingen, het gebruik van intravasculaire prothesen, infuussystemen en verblijfskatheters. Verder is van belang het te frequent toepassen van antibiotica, ongericht gebruik van antibiotica, zoals bij virusinfecties, te lage dosering of niet-afgemaakte kuren. De hoeveelheid antibiotica die 'over de counter' wordt verkocht is in Nederland met ongeveer 1 % laag, in tegenstelling tot andere landen waar dit oploopt tot een maximum van 16 %.

Bijzondere Resistente Micro-Organismen (BRMO)

De Werkgroep Infectie Preventie (WIP) heeft de zogenaamde BRMO gedefinieerd: de bijzondere resistente micro-organismen. Daartoe worden gerekend de Enterobacteriacea, zoals de *Klebsiella pneumoniae* en de *Escherichia coli*, de *Stenotrophomonas maltophilia*, de *Acinobacter sp*, de *Pseudomonas aeroginosa*, *Streptococcus pneumoniae* en de *Enterococcus faecium*. Aanvankelijk werden de methicilline-(multi)resistente *Staphylococcus aureus* (MRSA), de *Staphylococcus epidermidis* (MRSE) en de *M.tuberculosis* buiten beschouwing gelaten. Voor de tandheelkunde zijn echter de MRSA en mogelijk op den duur de tbc waarschijnlijk van meer belang dan de ESBL-bacterie omdat de laatste voornamelijk voorkomt in het maagdarmkanaal en de urinewegen (◻tab. 17.1).

Tabel 17.1 Bacteriën behorend tot de BRMO, exclusief XDR-TB en gonokokken [12]

bacterie	locatie	overdracht	overleving
gramnegatief			
Escherichia coli	darm, keelholte	fysiek contact	uren tot dagen
Klebsiella spp	darm, keelholte	fysiek contact	uren tot dagen
Proteus spp	aarde en water	omgeving	
Acinetobacter spp	huid, slijmvliezen, feces, bijna 100 % in aarde en water	fysiek contact, via de lucht	maanden in droge omgeving
Stenotrophomonas maltophilia	sputum, aarde, water, planten	fysiek contact en directe omgeving	zolang omgeving vochtig is
Pseudomonas aeruginosa	keel, neus, huid, feces, vochtige omgeving	fysiek contact en directe omgeving	zolang omgeving vochtig is
grampositief			
Enterococcus faecium	darmkanaal	zolang omgeving vochtig is	maanden in droge omgeving

Voorkomen BRMO

Sinds de tachtiger jaren neemt het aandeel van de BRMO-producerende micro-organismen toe. Niet alleen in ziekenhuizen, zoals aanvankelijk aan de orde was, maar ook buiten klinieken, vooral in Zuid-Europa, Canada, Israël en Zuid-Amerika. In Nederland, maar ook in de Scandinavische landen, is mede door het restrictieve antibioticabeleid de frequentie in verhouding laag. Men spreekt al van endemieën in ziekenhuizen in India, Israël en de oostkust van de Verenigde Staten. In Nederland is circa 10 % van de patiënten met gastro-intestinale klachten die daarvoor de huisarts bezoeken drager van een ESBL-positieve Enterobacteriaceae.

Resistentie door ESBL

Een van de resistenties manifesteert zich doordat een bekende bacterie een product gaat maken waardoor het ziektebeeld zich wijzigt. Ook bekende maar resistent geworden bacteriën, of bekende bacteriën die een toxine gaan produceren, worden regelmatig als nieuwe bacteriën geïntroduceerd. Tot de Enterobacteriaceae behoren de *Escherichia coli* en de *Klebsiella pneumoniae*. *E.coli* komt fysiologisch voor in de mond en in het maag-darmkanaal. De *Escherichia coli* en de *Klebsiella pneumoniae* kunnen echter het *Extended Spectrum Beta-lactamase enzym (ESBL-enzym)* gaan produceren. Deze enzymen hydrolyseren penicillines en cefalosporinen, waardoor deze onwerkzaam worden. Er zijn duizenden verschillende ESBL-enzymen. De database van de infectieziekten heeft alleen al in 2008–2009 105 verschillende ESBL-positieve *E.coli en Klebsiella pneumoniae* geïsoleerd [3].

Vóórkomen ESBL

De besmetting vindt plaats via voedsel, contact met patiënten of door dragerscontact. Een feit is dat 88 % van het kippenvlees dat in Nederland verkocht wordt drager is van ESBL-positieve *E.coli*. Onderzoek in een samenwerkingsverband tussen *Universitair Medisch Centrum Utrecht,* het *RIVM-Centrum Infectieziektebestrijding* en het *Centraal Veterinair Instituut* heeft aangetoond dat ongeveer een vijfde van de ESBL bij mensen niet te onderscheiden is van de vormen die bij kippen voorkomen [4]. Het is onbekend hoeveel bacteriën er nodig zijn om via besmet vlees geïnfecteerd te worden. Onhygiënisch bereid voedsel is ook een risicofactor en kan leiden tot kolonisatie. Dat specifiek verpleeg- en verzorgingstehuizen hoge percentages ESBL tonen wordt mede veroorzaakt door de specifieke populatie, zoals demente personen, incontinentie, et cetera waardoor onderlinge besmetting moeilijk valt te blokkeren. Ook de isolatie van dit type patiënten is lastig uitvoerbaar in vergelijking tot doorsnee ziekenhuisbezetting. Terwijl voor ziekenhuizen ten aanzien van contactisolatie door de werkgroep infectiepreventie (WIP) een richtlijn is opgesteld, ontbreekt deze voor andere instituten, zoals verpleegtehuizen. Daarbij komt dat het verplegend en verzorgend personeel aan dit type voorschriften niet gewend is en dat vaak de daarbij behorende discipline ontbreekt.

Ook oppervlaktewater van rivieren is niet zonder ESBL en als gevolg van besproeiing is ook het besproeide fruit niet ESBL-vrij. De bacteriën overleven echter verhitting niet.

De besmetting bij de mens vindt plaats via speeksel, urine, ontlasting of slijm (keel/neus) en dus ook via aerosolen in de tandheelkundige praktijk.

Waarom bedreiging?

De bedreiging komt door het feit dat de ESBL's niet meer reageren op de meeste antibiotica. Dragers van deze bacteriën zijn per definitie niet ziek. Het percentage menselijke dragers wordt geschat op 8,5 % maar dit is waarschijnlijk het topje van de ijsberg. Voor patiënten met een verminderde weerstand, om welke reden dan ook, jonge kinderen en bejaarden vormen deze bacteriën een bedreiging omdat ze de oorzaak kunnen zijn van urineweginfecties, maag-darmproblemen zoals misselijkheid, braken, diarree, luchtweginfecties en wondinfecties. Over het risico voor zwangeren en de ongeboren vrucht is de discussie nog gaande. Deze risicopatiënten worden veelal in eerste instantie, totdat de kweekresultaten bekend zijn, niet adequaat behandeld.

Het uitstel van adequate behandeling leidt bij deze groepen tot meer complicaties. Infecties door ESBL-producerende bacteriën zijn dan ook geassocieerd met een hogere morbiditeit, mortaliteit. Alleen al verlenging van de duur van een ziekenhuisopname vormt al een risico; daarnaast werkt een dergelijke infectie kostenverhogend in vergelijking met infecties door bacteriën zonder ESBL [5, 6].

Preventie en behandeling

De diagnose 'drager of patiënt van ESBL' wordt bepaald door bemonstering vanuit de keel en het rectum, eventueel aangevuld met urine en wondvocht of ander materiaal dat aan de orde is. Bij positiviteit en ziekte is het middel van eerste keuze voor de behandeling van ESBL-verwekkers intraveneus toegediende carbapenems. Door de toenemende resistentie ook tegen deze middelen komt de behandeling echter meer en meer in de knel [7–9]. Dat dit een reëel

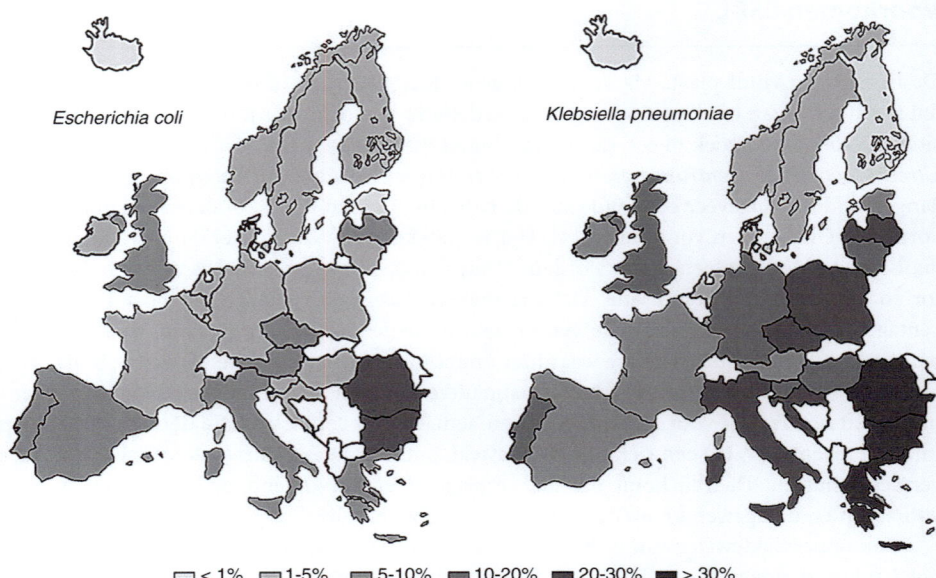

■ **Figuur 17.1** De in 2006 gekweekte hoeveelheid ziekteverwekkende *E.coli* en *Klebsiella pneumoniae* blijken resistent tegen de derde generatie cefalosporinen

gevaar vormt voor de toekomst wordt mede veroorzaakt doordat in de komende jaren geen nieuwe antibiotische middelen tegen gramnegatieve bacteriën op de markt worden verwacht.

Dragers raken in de meeste gevallen de ESBL weer spontaan kwijt. Als tweemaal achter elkaar afgenomen materiaal negatief is voor ESBL, wordt de betrokkene gezond verklaard en worden alle extra (hygiënische) maatregelen gestaakt [10].

Screening op ESBL-dragerschap duurt 24-tot 48 uur. Daarbij worden fecesmonsters of rectumswabs nagezien met de specifieke vraag op ESB. Bronopsporing wordt eigenlijk niet meer toegepast; het komt alleen nog aan de orde bij directe contacten van dragers en bij contacten met zieken [11]. Een tijdlang was het screenen van werkers in de pluimveehouderij of met dierproducten nog aan de orde in verband met het verhoogde risico op ESBL. Het deskundigenberaad besliste echter dat ook bij mensen met een beroepsmatig risico screening bij opname momenteel niet zinvol is. Als er een medische noodzaak is voor antibioticagebruik bij een dergelijke medewerker is het wel belangrijk dat de behandelaar op de hoogte is van de aard van de werkzaamheden, zodat daar bij de behandeling rekening mee kan worden gehouden.

Controle op de ontwikkeling van ESBL door het antibioticagebruik in kaart te brengen is de laatste jaren geïntensiveerd. Daarvoor zijn meerdere redenen. Surveillance van antimicrobiële resistentie geeft inzicht in de grootte van het probleem, tendensies worden zichtbaar en interventies worden mogelijk en evalueerbaar. Het voorkomen van verspreiding begint al bij overplaatsing uit buitenlandse ziekenhuizen (■fig. 17.1). Buiten Nederland is prevalentie van ESBL in ziekenhuizen veel hoger dan hier. Ook in de veehouderij is men met intensieve registratie en een nieuw restrictief beleid ten aanzien van antibioticagebruik gestart. Toch valt er ook in Nederland in de patiëntenzorg nog veel te verbeteren. Het betreft een niet altijd ade-

◘ **Tabel 17.2** Algemene preventieve maatregelen voor alle BRMO [12]

Handhygiene:

- wassen met water en zeep of desinfecteren met handalcohol
  - voor en na fysiek contact met patiënt;
  - voor en na contact met voedsel;
  - na contact met de uitscheidingsproducten;
  - na toiletgebruik;
  - na dragen van handschoenen
- handen en onderarmen zonder ringen, horloges, et cetera
- nagels kort, geen nagellak, geen kunstnagels

persoonlijke bescherming

- dagelijks schone dienstkleding; na visuele verontreiniging verkleden
- wegwerpschort bij behandelingen waarbij dienstkleding nat wordt
- mond-neusmasker
- bril

quate detectie van ESBL door laboratoria, niet consequent volgen van hygiënische maatregelen in ziekenhuizen, en toch weer soepeler voorschrijfgedrag van antimicrobiële middelen. Terwijl Nederland jarenlang door het vroegtijdig starten van een restrictief antibioticabeleid beleid in Europa 'het beste jongetje van de klas was' met een zeer laag percentage resistentie, neemt het antibioticumgebruik in de laatste jaren geleidelijk weer toe.

Het voorkómen van verspreiding in de omgeving van een patiënt speelt hierbij een rol. Het belang van het identificeren van dragers is dat men bij een eventuele infectie direct de antibioticakeuze kan aanpassen. In de richtlijn van de stichting Werkgroep Infectie Preventie (WIP) voor de bestrijding van resistente micro-organismen (BRMO) worden adviezen gegeven welke patiënten dienen te worden gescreend en over de te nemen maatregelen [12] (◘ tab. 17.2).

Conclusie

Gezien de locatie van de ESBL, als dit tenminste de *E.coli* of de *Klebsiella* betreft in de voorgenoemde praktijk, heeft dit geen consequenties behalve als de patiënt (drager) hoest.

Literatuur

1. Wulf M, Kaan JA, Balen R van, Cox-Claessens JHM, Delden JJM van, Voss A. De ongehinderde opmars van ESBL. Med Contact. 2010;60(20):910–3.
2. Nethmap Consumption of antimicrobial agents and antimicrobial resistance among medically important bacteria in the Netherlands. Jaarverslag 2013.
3. Leverstein-van Hall MA. Veel gestelde vragen over ESBL's. Infect Bull. 2012;6.
4. Mevius D. Antibioticagebruik en veehouderij. ES en MRSA in dieren en de genomen controlemaatregelen. Infect Bull. april 2012;2.
5. Fanoy E. Antibioticaresistentie in vogelvlucht. Infectieziekten Bulletin GGD Midden-Nederland, Centrum Infectiebestrijding. Bilthoven: RIVM; 2012.

6 Schwaber MJ, Navon-Venezia S, Kaye KS, Ben-Ami R, Schwartz D, Carmeli Y. Clinical and economic impact of bacteremia with extended-spectrum-β-lactamase-producing Enterobacteriaceae. Antimicrob Agents Chemother. 2006;50:1257–62.
7 Bonten MJM, Kluytmans J, Kulberg BJ. Carbapenemase-resistentie van gramnegatieve bacteriën. NTvG. 2010;154(37):1708–11.
8 Kluytmans J, Vandenbroucke-Grauls C, van der Meer JWM. Antibiotica-resistentie: maatregelen hoog nodig. NTvG. 2010;154(37):1711–5.
9 Leverstein-van Hall MA, Stuart JC, Voets GM, Versteeg D, Roelafsen A, Fluit AC. Carbapenem-resistentie Klebsiella pneumoniae na verblijf in het buitenland. NTvG 2010; 154(37):1736–1741.
10 LCI-richtlijn BRMO. Bijzonder resistente micro-organismen (BRMO), in het bijzonder carbapenemase-producerende Enterobacteriaceae (CPE). 2014; 28 januari.
11 Leverstein –van Hall MA. De noodzaak tot surveillance van extended-spectrum beta-lactamases (ESBLs). ►infectieziekten-platform.nl; 2015.
12 Werkgroep Infectie Preventie. MRSA Thuis-org. Revisie 2012 Januari.

# Ik heb gehoord

18.1 Achtergrond – 173

Literatuur – 176

© Bohn Stafleu van Loghum, onderdeel van Springer Media BV 2017
L. Abraham-Inpijn, *Tandarts in de knel*, DOI 10.1007/978-90-368-1442-3_18"

Ik heb gehoord dat …

Meningen over de behandeling na een hartinfarct
Bij deze Feedback Post betrek ik ook een vergelijkbare vraag uit 2013. Vraag I werd gesteld door een tandarts. Voor vraag II was een mondhygiënist verantwoordelijk.

Casus I
Goedemorgen, Hoe gaat het in het verre Amsterdam? Een vraag over het hartinfarct: Vroeger was de termijn van niet behandelen na een hartinfarct op 6 maanden gesteld. Ik vernam laatst op een cursus dat deze termijn is verkort. Wat is tegenwoordig de termijn? En geldt dit ook voor een mondhygiënische ingreep (nazorg parodontologie)?

Antwoord
Welke termijn wordt aangehouden hangt van drie punten af:
1. *Het risico*
   Welk risico wil de tandarts of mondhygiënist lopen op een medisch probleem?
2. *Infarcteigenschappen*
   Is het een klein infarct waarbij de patiënt geen enkele complicatie heeft gehad, misschien een paar uur op de coronaire care heeft gelegen en binnen een week op de hometrainer zit. Er is dan geen reden 6 maanden te wachten en is 3 maanden ook goed, mits punt 3 in acht wordt genomen.
3. *De patiënt en de behandeling*
   De belasting voor de patiënt van de tandheelkundige ingreep: over welke ingreep praten we en hoe reageert de patiënt op deze behandeling.
   Het maakt geen verschil of de behandelaar een mondhygiënist of een tandarts is. Wel van belang is het eventueel niet mogen toepassen van lokale anesthesie door de mondhygiënist en daarmee de eventueel optredende pijn die tot aanzienlijke verhoging van de bloeddruk kan leiden en daarmee de belasting voor het hart vergroot.

Casus II
Bij de casus uit 2013 betrof het een patiënte die 2 weken na een acuut myocardinfarct door haar mondhygiënist behandeld wenste te worden. Toen die weigerde, dreigde de patiënt de relatie te verbreken en naar een andere professional te gaan. Ook in dit geval was de vraag: 'Wanneer mag een patiënt die een myocardinfarct heeft doorgemaakt weer mondhygiënisch behandeld worden? De mondhygiënist ging uit van een periode van 6 maanden. Tandartsen in de omgeving steunden de visie van de patiënte. ('Zij vinden beiden dat ik wel kan behandelen, ondanks de richtlijn.') De mondhygiënist durfde een behandeling niet aan. Een richtlijn is er immers niet voor niets, meent zij! 'Wat als ik het onder de verantwoordelijkheid van de tandarts toch doe?'

Antwoord
Als de patiënte in deze casus bij haar wens blijft, zonder nadere gegevens van de behandelend cardioloog, raad ik aan haar wens niet te volgen. Waarschijnlijk telt de praktijk daarna één patiënt minder als de optie 'een goed gesprek', met aangeven dat de behandeling geen urgentie heeft en dat de patiënt zelf iets kan doen door een goede mondhygiëne te handhaven, niet tot een ander inzicht bij de patiënt leidt.

18.1 Achtergrond

Richtlijn of advies

Bij mijn weten bestaat er tot nog toe geen richtlijn met betrekking tot de tandheelkundige behandeling na een myocardinfarct. Er bestaat alleen een advies, weliswaar door Europese medisch/tandheelkundige centra gesteund en berustend op wetenschappelijke kennis, maar niet gebaseerd op evidence based gegevens en niet voorgelegd aan bijvoorbeeld de *Nederlandse Vereniging voor Cardiologie (NVVC)*. Een advies is vrijblijvend, men hoeft dat niet op te volgen.

Een richtlijn hoort gestoeld te zijn op evidenced based gegevens en moet getoetst zijn door alle betrokken disciplines. Van een richtlijn mag alleen worden afgeweken als je aangetoond hebt dat de afwijkende behandeling bij die patiënt beter is dan het toepassen van de richtlijn. Dit moet schriftelijk worden vastgelegd, zodat men zich eventueel later kan verdedigen bij problemen. In een dergelijk situatie overigens *mag* je niet alleen afwijken, maar *moet* je afwijken.

We hebben bij deze casus te maken met een advies ofwel een 'aanrading'. Doordat er geen andere onderbouwde adviezen in omloop zijn, kun je het zien als de professionele standaard.

Risico nemen?

Welk risico wil de tandarts of mondhygiënist lopen op een medisch probleem?

Ondanks de verbeterde prognose van het acute hartinfarct door reanimeren en de eerste opvang met direct therapeutische maatregelen, is de recidiefkans in de postinfarctperiode nog steeds aanzienlijk. Doordat in het algemeen noch tandartsen, noch mondhygiënisten op de hoogte zijn van de hemodynamische resttoestand na de infarcering, is in Europees verband besloten om de veiligheid op een hoog niveau te tillen en heeft men gekozen voor de termijn van 6 maanden.

Voor patiënten die een hartinfarct doorgemaakt hebben, is tijdens het overleg met de Europese collegae gebleken, dat iedereen scherpe en mogelijk erg voorzichtige richtlijnen voorstond, omdat het risico bij een recidief in de stoel ernstige gevolgen kon hebben. Men heeft bij de besluitvorming betrokken dat een tandheelkundige behandeling nooit levensreddend is en dat men dus geen enkel risico van belang moet willen nemen. Ook speelde in het achterhoofd deze uitspraak in Brussel een rol: 'Een patiënt mag fysiek de tandartspraktijk niet verlaten in een slechtere conditie dan hij had bij binnenkomst'.

Het geven van een advies werd opgepakt als stimuleren van risicomijdend gedrag. Deze uiterst voorzichtige opstelling heeft in kringen van internisten en cardiologen wel eens geleid tot 'schouderophalen'. Deze houding is in zoverre begrijpelijk, omdat voor een specialist, met altijd apparatuur en hulptroepen in zijn nabijheid, een infarct een oplosbaar probleem kan zijn. Als voorbeeld: Als een patiënt op zaal van de ziekenhuisafdeling symptomen toont van een op handen zijnd infarct, roept de zuster of assistent in opleiding 'Bel maar het reanimatieteam.' Binnen enkele minuten staat dan een compleet geoutilleerd en geroutineerd team van 5–6 man paraat! Een tandarts of mondhygiënist kent deze luxe niet.

Aan de orde zijn verkorting van de zes-maandenperiode, of gevraagd door de patiënt, of door druk vanuit het behandelteam.

Als de tandarts/mondhygiënist gevolg geeft aan de wensen uit de omgeving zal het hoe en het waarom goed onderbouwd in het dossier verwoord (schriftelijk) moeten worden. De behandelaar zal daarbij moeten vermelden of hij/zij achter de genomen beslissing staat.

Als er in het geval van een calamiteit een toetsing plaatsvindt, is het onvoldoende om aan te geven dat de patiënt of een collega 'dat wilde'. De betrokken hulpverlener blijft verantwoordelijk voor zijn eigen daden en kan niet op zijn achterban terugvallen. Dit is nijpender als blijkt dat de beslissing contrecoeur is genomen.

Infarcteigenschappen

Bij het advies over de behandeling van een recent myocardinfarct grijp ik terug op het EMRRH-systeem. Dit is het enige medische anamnesesysteem met risicobepaling en voorzorgsmaatregelen dat op wetenschappelijk onderzoek berust en dat door twaalf andere medisch-tandheelkundige centra in tien Europese landen unaniem geaccordeerd is [1]:

Vraag	Risico
Hebt u ooit een hartinfarct gehad? Zo ja,	II
Hebt u uw activiteiten moeten verminderen?	III
Hebt u in de laatste 6 maanden een hartinfarct gehad?	IV

De patiënt heeft volgens dit advies risico IV. Dat houdt in dat als we verder niets weten over de grootte van het infarct, over acute complicaties zoals ritmestoornissen, hartfalen, bloeddrukdaling en het ontstaan van meer blijvende complicaties, zoals endocardlaesies, tromboseneiging, angina pectoris, hypertensie of beperking van de activiteiten, er geen reden is de tijd te bekorten.

Bij een micro-infarct met een paar uur op de coronaire care en binnen een week op de hometrainer, is er geen reden 6 maanden te wachten en is 3 maanden, mits punt 3 in acht wordt genomen, ook goed. Maar welke tandheelkundig behandelaar weet dit alles van zijn patiënt? Cardiologen blinken in het algemeen niet uit in het geven van spontane informatie.

Belangrijk is ook dat niets bekend is over de behandeling tijdens de ziekenhuisopname of over de ingezette behandeling na ontslag. We hebben van de patiënt niets gehoord over 'bloedverdunners', in welke vorm dan ook, maar ook niet of zij iets aan cardiale medicatie heeft gekregen. Het is preventief gezien goed om dan van het maximum, van de genoemde zes maanden, uit te blijven gaan.

Als tandarts/mondhygiënist tijd willen investeren, en de cardioloog is niet toegankelijk (zou deze wel moeten zijn, want u bent medebehandelaar en dan is de uitwisseling van gegevens een must), dan bestaat de mogelijkheid bij de huisarts de zogenaamde ontslagbrief op te vragen met gegevens. Naast het beloop en de opgetreden complicaties zijn daarin ook de resttoestand en de medicatie te vinden.

Bij zeer gunstige informatie bestaat dan de mogelijkheid de termijn voor de tandheelkundige behandeling veilig te bekorten, maar eigenlijk nooit tot twee weken!.

Er bestaat zelfs een optie dat het alleen instabiele angina pectoris is geweest (werd vroeger 'dreigend infarct' genoemd) en geen myocardinfarct. Als de patiënt niet spreekt over een ingreep, noch over een of andere vorm van behandeling, dan blijft de vraag of het een hartinfarct was. Ook bij een instabiele angina pectoris blijft risico IV staan. Ik neem dat standpunt in uitgaande van een hartinfarct en niet van loos alarm. De patiënt beseft kennelijk niet wat ze van de mondhygiënist vraagt.

18.1 · Achtergrond

Vraag	Risico
Hebt u pijn of een knellend gevoel op de borst bij inspanning (angina pectoris)? Zo ja,	II
	III
Hebt u uw activiteiten moeten verminderen?	IV
Hebt u pijn op de borst in rust?	IV
Zijn uw klachten recent toegenomen?	

Educatie van de patiënt: juist de intelligente patiënt die goed is in het ontkennen van cardiale klachten is lang niet eenvoudig. Bij deze casus zal duidelijk gemaakt moeten worden dat er een risico op een recidiefinfarct is, mits geen vaatverwijdende ingrepen, zoals dotteren met of zonder stentplaatsing direct na het accident, en met succes, wat niet altijd het geval is, heeft plaatsgevonden.

Patiënten met een instabiele angina pectoris, dreigend of acuut myocardinfarct krijgen tegenwoordig ter opheffing van de coronaire obstructie een stent. Een stent is een metalen 'steunkous' die in het vernauwde vaatdeel wordt ingebracht. Er zijn zogenaamde 'naakte stents' en 'drug-eluting' stents. Bij de laatste komt uit de coating een medicament vrij met een celdelingremmend effect om zo littekenvorming tegen te gaan. Het grote probleem van deze stents was jarenlang dat een belangrijk percentage na korte of langere tijd dichtslibde. Door het toepassen van de combinatie aspirine met clopidogrel (Plavix, Iscover) is het snel dichtslibben na het dotteren van de coronairvaten teruggedrongen.

De ernst van de complicaties die kunnen optreden na het staken van deze combinatietherapie leidt ertoe dat een tandheelkundig behandelaar nimmer clopidogrel mag onderbreken of staken zonder toestemming van de behandelend arts. Het staken van de clopidogrel voor tandheelkundige ingrepen heeft, zoals blijkt uit de praktijk, veelal trombose van de stent tot gevolg. Bij het doorgebruiken is het tandheelkundig nadeel een aanzienlijke bloedingstendens.

De preventie is er op gericht pijnklachten tijdens behandeling te voorkomen, omdat elke ischemie (angina pectoris) een potentieel risico inhoudt. Niet alleen voor het optreden van een recidief-myocardinfarct, maar ook van ventrikelfibrilleren. Hoe korter de tijd tussen het laatste doorgemaakte infarct en de tandheelkundige behandeling, hoe groter het risico op complicaties.

De patiënt en de behandeling

Dit punt is het moeilijkst in te schatten. Het is alleen enigszins mogelijk als men de patiënt kent en ook de rest van de medische anamnese geen complicerende problemen oplevert, zoals een hypertensie. De psychologische status van de patiënt is nauwelijks of niet aan de buitenkant af te lezen.

Bij acute tandheelkundige situaties die directe behandeling vergen: de patiënt verwijzen naar een eerstehulppost van een ziekenhuis. Bij voorkeur een ziekenhuis waaraan niet alleen een mond-kaakchirurg verbonden is, maar ook een tandarts. In een ziekenhuissetting kan de patiënt veilig behandeld worden. Dat wil zeggen dat onder controle van een elektrocardiogram en met de mogelijkheid van infusie van medicatie, de zogenaamde open toegang tot de bloedbaan, de mogelijkheid bestaat om complicaties op te vangen als deze zich tijdens behandeling voordoen.

> Dr. Mr. W.G. Brands gaf bij casus II zijn juridisch advies, waarvoor dank.

Literatuur

1 Abraham-Inpijn L, Russell G, Abraham EA, Bäckman N, Baum E, Bullón-Fernández P, Declerck D, Fricain JC, Georgelin M, Karlsson KO, Lamey PJ, Link-Tsatsouli I, Rigo O. A patient-administered Medical Risk Related History questionnaire (EMRRH) for use in 10 European countries (multicenter trial). Oral Surg Oral Med Oral Pathol Oral Radiol Endod. 2008;105(5):597–605.
2 Abraham-Inpijn L. Voorkoming van medische accidenten, door het Medisch Risico Registerend Anamnesesysteem. Maarssen: Elsevier Gezondheidszorg, 2e druk.; 2009.

Citeren

19.1 Advies – 178

19.2 Verklaring – 178

19.3 Conclusie – 181

Literatuur – 181

© Bohn Stafleu van Loghum, onderdeel van Springer Media BV 2017
L. Abraham-Inpijn, *Tandarts in de knel*, DOI 10.1007/978-90-368-1442-3_19

> **'Citeren is een kunst als het articaïne betreft'**
>
> Chronische bijwerkingen van articaïne.
> Tot op heden worden met de regelmaat van de klok vragen gesteld met betrekking tot de chronische bijwerkingen van articaïne. Bellers, faxers, e-mailers en schrijvers, onder wie enkelen aan wiens visie men zeker waarde dient toe te schrijven, citeren daarbij veelal dezelfde bron.
> Wat is nu de realiteit van articaïne? (zie ook ◻tab. 19.1).

19.1 Advies

 1. Het *gemodificeerde Medisch Risico Registrerende Anamnese (mEMRRA)* **biedt de tandarts algemeen practicus de mogelijkheid na te gaan of het bestaan van lever- en nierziekten bij de patiënt bekend zijn. Als daarbij ernstige afwijkingen worden geregistreerd is het advies: 'Geen tandheelkundige behandeling voordat, met toestemming van de patiënt, overleg met en akkoord van de huisarts of behandelend specialist is verkregen'. Alleen een ernstig leverlijden, waarbij sprake is van een insufficiënte functie, kan de afbraak van lokale anesthesie vertragen.**
2. Extreem zeldzame metabole stoornissen bij personen die gebruikmaken van de Nederlandse gezondheidszorg zijn vrijwel altijd bekend en zelfs relatief vaak in een publicatie verwerkt.
3. Een relatie met de ziektebeelden die in de eerste alinea zijn genoemd, zijn nimmer wetenschappelijk aangetoond.
4. Als men bij publicaties twijfelt aan de waarde van de informatie, doe dan de moeite de bron te benaderen of elders advies te vragen.

19.2 Verklaring

(waarbij gekozen is voor een chronologische volgorde):

In 1994 verschijnt een publicatie van een natuurgeneeskundige (Marthe Bosscher) met als titel: 'Articaïne hydrochloride ter discussie' [1–4]. Het ziektebeeld dat door de Bosscher Stichting als een chronische bijwerking wordt geschetst, blijkt zeer divers en omvat onder andere 'een volledig aangetast zenuwstelsel en immuunsysteem, hoge koorts, algemene malaise, maagdarmklachten, hoofdpijn, astmatische en epileptische aanvallen'. Naast veel casuïstiek, waarvoor geen literatuur wordt genoemd, bestaat de literatuurlijst uit vier artikelen:
- Farmacologische studies: R. Muschqweck, R. Rippel. Prakt. Anaest. 1974; 9:135.
- Local anaesthetics: M.N.G. Dukes. Meyler's Side effect of Drugs. Elsevier Science Publishers B.V. 1992; 12e editie.
- P.L.J.A. Bernsen. Eur. Neurol. 1993; 33:90–91.
- D.A. Haas, D. Lennon. Anaesthesia 1995; 61/4:319.

Deze artikelen echter bespreken geen van alle bovengenoemde problematiek. De eerste twee handelen over lokale anesthesie in het algemeen, maar met name zonder speciale aandacht

Tabel 19.1 Samenstelling articaïne voor de tandheelkunde [13]

ultracain D-S (fabrikant Sanofi-Aventis)

injectievloeistof – cilinderampul 1,7 ml

de injectievloeistof bevat per ml: articaïne(hydrochloride) 40 mg, adrenaline (als hydrochloride) 5 microg (1:200.000). Conserveermiddel: natriummetabisulfiet, max. 0,5 mg/ml (komt overeen met max. 0,34 mg/ml sulfiet)

ultracain D-S forte (fabrikant Sanofi-Aventis)

injectievloeistof – cilinderampul 1,7 ml

de injectievloeistof bevat per ml: articaïne(hydrochloride) 40 mg, adrenaline (als hydrochloride) 10 microg (1:100.000). Conserveermiddel: natriummetabisulfiet, max. 0,5 mg/ml (komt overeen met max. 0,34 mg/ml sulfiet).

septanest N (fabrikant Septodont)

injectievloeistof – patroon 1,8 ml

de injectievloeistof bevat per ml: articaïne(hydrochloride) 40 mg, adrenaline (als tartraat) 5 microg. Conserveermiddel: natriummetabisulfiet

septanest SP (fabrikant Septodont)

injectievloeistof – patroon 1,8 ml

de injectievloeistof bevat per ml: articaïne(hydrochloride) 40 mg, adrenaline (als tartraat) 10 microg. Conserveermiddel: natriummetabisulfiet

voor articaïne en zeker niet voor toepassing in de tandheelkunde. Artikel 3 is een casusbespreking van een perifere facialis parese als lokale complicatie bij blokanesthesie. Ten slotte artikel 4: dat betreft een inventarisatiestudie naar gebruikte lokale anesthesie in Ontario in 1993, zonder dat er sprake is van systemische complicaties.

In datzelfde jaar verschijnt in de bijsluiter van Ultracaine D-S en Ultracaine D-S Forte bij 'Speciale waarschuwingen en bijzondere voorzorgen bij gebruik' de zin: *'Ultracaïne mag niet worden toegediend, tenzij er strikte indicaties voor gebruik zijn, aan patiënten met een cholinesterasedeficiëntie. Dit omdat de activiteit van ultracaïne bij deze patiënten verlengd kan worden en in sommige gevallen zelfs extreem sterk kan zijn.'* Nu staat cholinesterasedeficiëntie als contra-indicatie in de bijsluiter.

Cholinesterasedeficiëntie is een zeldzaam ziektebeeld dat familiair voorkomt en dan bij de betrokkenen bekend is. De moleculaire structuur van cholinesterase wordt bepaald door enkele autosomale, allelomorfe en recessieve genen. Naast het normaal voorkomende gen bestaan er vele varianten waardoor verschillende type deficiënties optreden. Verlaging van de cholesterinesterase-activiteit tot 25 % van de referentiewaarde treedt op zonder klinische verschijnselen. De homozygote patiënten met minder dan 30 % van een bepaald type cholesterinesterase dragen een kaartje bij zich met de vermelding dat zij overgevoelig zijn voor succinylcholine. Succinylcholine wordt als spierverslapper gebruikt bij operatieve ingrepen. In extreem zeldzame gevallen komen 'spontane' cholinesterasedeficiënties als mutatie voor. In de laatste 25 jaar heb ik in Nederlandse, Duitse, Franse en Engelstalige literatuur tezamen zes gevallen beschreven gezien (casuïstiek). Tijdens algehele anesthesie hadden zich bij deze patiënten, mutanteproblemen voorgedaan. (Medline Search en Current Content, PubMed) [4–8]. Vertegenwoordigers van de industrie deelden mij telefonisch mee dat men, ondanks het feit dat het ziektebeeld zeldzaam is en de daarvoor in aanmerking komende patiënten op de hoogte te zijn, de waarschuwing toch in de bijsluiter heeft opgenomen in verband met een éénmaal gemelde – vermoede – bijwerking. Overigens waren deze bijwerkingen vanuit de interactie cholinesterase/lokaal anestheticum, noch uit andere bijwerkingen van articaïne te begrijpen [9, 10].

Deze toevoeging in de bijsluiter leverde onzekerheden en vragen op bij patiënten en tandartsen. Men vroeg zich af op welke wijze men dit type patiënten kon traceren of herkennen. Helaas zijn deze mensen op grond van klinische kenmerken niet te herkennen anders dan door hun urgentiekaartje. Dat voor de tandarts alleen de anamnese van een patiënt beschikbaar is en de patiënten niet bij inspectie opvallen, blijkt in de praktijk echter door de bekendheid van het beeld bij de patiënt voldoende veiligheid te bieden. In de tandheelkundige literatuur heb ik geen 'nog niet bekende patiënt' gevonden. In de medische literatuur wordt er wel gewag van gemaakt [4–8].

Tevens wordt, mede door enkele collegae uit de biologische tandheelkunde, een verband gesuggereerd tussen deze bijsluitertoevoeging en de vermeende chronische bijwerkingen. Met name wordt daarbij ook los van de bijsluitertekst het vermoeden uitgesproken dat leverfunctiestoornissen in het algemeen tot de chronische bijwerkingen van articaïne(hydrochloride) zouden kunnen leiden, zoals deze in de eerste alinea zijn verwoord.

Een dergelijke 'open suggestie' is moeilijk wetenschappelijk met ja of nee te beantwoorden, hetgeen voeding geeft aan de onrust. Wel kan met zekerheid worden gesteld dat de ene leverfunctiestoornis niet gelijk is aan de andere. Daarbij komt dat slechts bij een uitzonderlijk ernstige, bijna terminale leverinsufficiëntie sprake is van een verminderde of vertraagde afbraak van lokale anesthesie, zoals deze in de tandheelkunde met de bekende lage doseringen wordt toegepast.

De cumulatie van het probleem kwam na publicatie in de *Consumentengids* van januari 1999 en met name door de tekst onder het blok *'Verdoving bij de tandarts'*. Daarin werd gemeld: *'Een apart probleem vormt articaïne, een stof die zit verwerkt in de tandartsverdovingen van het merk Ultracain en Septanest. Uit ervaring blijkt dat mensen die allergisch zijn voor amalgaamvullingen én articaïne, gezondheidsklachten kunnen krijgen. Wanneer bij het vervangen van amalgaamvullingen door composietvullingen articaïne wordt ingespoten als verdoving, kan die combinatie leiden tot onder meer zenuwbeschadiging, voedselallergie, vermoeidheid en psychische klachten.'*

Gezien het globale karakter van deze informatie werd voor het verkrijgen van nadere gegevens schriftelijk contact opgenomen met de Consumentenbond. Dit resulteerde in een herhaalde verwijzing naar de Bosscher Stichting. Tevens werd schriftelijk verwezen naar het hoofd van een wetenschappelijk instituut in den lande met de opmerking: *'Betrokkene acht de bevindingen van de stichting plausibel, maar nader onderzoek is zeker noodzakelijk'* [9, 10].

Langzamerhand werd de zaak steeds boeiender, zodat er vanzelfsprekendheid contact is gezocht met het hoofd van het wetenschappelijk instituut, waarbij het antwoord verrassend was: *'Ik denk dat in de verwijzing naar mij betreffende de opgesomde bijwerkingen een fout moet zijn geslopen. Ik ben niet deskundig op de vermelde terreinen.'*

Niet iedereen heeft de tijd en de mogelijkheden om verwijzingen en publicaties na te trekken op hun juistheid. Het blijft echter boeien hoe ook 'gezaghebbende' informatiebronnen omgaan met gegevens. Sinds 1994 moet het toch voor de Bosscher Stichting mogelijk zijn geweest een goed onderzoek op te zetten om ten minste enig inzicht te verkrijgen met betrekking tot de juistheid van alle gedane suggesties in de eerste alinea. Nu wordt onrust gecreëerd berustend op onjuiste citaten.

Anno 2014–2015 kent deze problematiek weer een opleving. Op welke wijze deze belangstelling tot stand is gekomen, is niet duidelijk. Zowel van tandartsen kreeg ik vragen hieromtrent, en ook de vroegere coördinator van de wetenschapswinkel geneesmiddelen (Rijksuniversiteit Groningen) kreeg weer belangstellenden naar de resultaten van het in 2003 uitgevoerde onderzoek naar lange-termijnbijwerkingen van articaïne. Helaas werden de resultaten van dit onderzoek bij de opheffing van de wetenschapswinkel in 2006 vernietigd [11].

Uit het gepubliceerde artikel blijkt dat ook bij dit onderzoek geen verklaring voor langetermijnafwijkingen gevonden konden worden [12]. Tijdens het genoemde onderzoek meldde 69,7 % van de ondervraagden zich met de klacht 'moeheid', 26 % had 'een voedselintolerantie' en 45,5 % 'hoofdpijn'. Deze langdurige klachten zijn nimmer in relatie tot articaïne in de literatuur beschreven.

Andere klachten, het merendeel van kortdurende aard, bleken niet specifiek voor articaïne maar waren inherent aan lokale anesthesie, aan de toegevoegde adrenaline, het conserveermiddel, of door een interactie met gebruikte medicatie (◘ tab. 19.1) [12, 13]. Lareb waarschuwt op de site voor bijwerkingen van articaïne als volgt: *'Het feit dat de melding in de databank opgenomen is hoeft niet te betekenen dat het verband tussen klachten het geneesmiddel vaststaat.'* De gepubliceerde data zijn moeilijk te vergelijken met overzichten, omdat van andere lokale anesthetica de duur van de geregistreerde bijwerking niet wordt opgenomen.

19.3 Conclusie

Uit de driedelige studie in 2003 en de recent uitgevoerde literatuurstudie kan worden opgemaakt dat de kortetermijnbijwerkingen die aan articaïne worden toegeschreven vergelijkbaar zijn met de bijwerkingen van andere lokale anesthesie waaraan zijn toegevoegd adrenaline en een conserveermiddel, respectievelijk door een interactie met gebruikte medicatie.

De langetermijncomplicaties, zoals deze zijn getoetst aan de hand van de vragenlijsten uit 2003, zijn moeilijk te relateren aan de (biochemische) eigenschappen van articaïne. Ook de tijdsfactor tussen gift en klachten en de diversiteit van de klachten zijn moeilijk te duiden [14]. De bijwerkingen van op de juiste wijze toegediend articaïne, zijn vergelijkbaar met andere lokale anesthetica van het amidetype en veilig vanaf het vierde levensjaar [15, 16]. Ook de functie is vergelijkbaar met die van lidocaïne en werkt mogelijk zelfs iets beter dan lignocaïne [17, 19].

Zowel de bevindingen met betrekking tot de kortetermijn- als tot de langetermijnbijwerkingen ondersteunen niet de mening van onder andere de Bosscher Stichting dat men voorzichtiger moet zijn met articaïne dan met de toediening van andere lokale anesthetica.

Overigens werd de site van deze Stichting op het internet ook in dit kader bijgesteld.

Literatuur

1. Hillerup S, Jensen H. Nerve injury caused by mandibular block analgesia. Int J Oral Maxillofac Surg. 2006;35:437–43.
2. Zsigmond EK, Eilderton TE. Survey of local anaesthetic toxicity in the families of patients with atypical plasma cholinesterase. J Oral Surg. 1975;33(11):833–7.
3. Soliday FK, Conley YP, Henker R. Pseudocholinesterase deficiency: a comprehensive review of genetic, acquired, and drug influences. AANA J. 2010;78(4):313–20.
4. Zoller M, Walther S. Residual relaxant block due to pseudocholinesterase deficiency – First manifestation in an elderly patient. Anaesthesiol Intensive Med Notfallmed Schmerzther. 2014;49(1):8–11.

5. Tsuji A, Inoue H, Kudo K, Ikeda N. Analysis of mutation of the plasma cholinesterase gene in a man who had died following a traffic accident. Forensic Sci Int. 2006;159(2–3):223–5.
6. Kaufman SE, Donnell RW, Aiken DC, Magee C. Prolonged neuromuscular paralysis following rapid-sequence intubation with succinylcholine. Ann Pharmacother. 2011;45(4):e2.
7. Grim KJ, Arendt KW, Jacob AK, Rose CH, Keegan MT. Urgent cesarean delivery and prolonged ventilatory support in a parturient with Fontan circulation and undiagnosed pseudocholinesterase deficiency. Int J Obstet Anesth. 2011;20(2):184–8.
8. Somers R, Jacquemyn Y, Sermeus L, Vercauteren M. Corrected scoliosis, cholinesterase deficiency, and cesarean section: a case report. Case Rep Med. 2009;2009:957479.
9. Abraham-Inpijn L. Citeren is een kunst als het Articaïne betreft. Feedbackpost: Tandartspraktijk; 2004.
10. Abraham-Inpijn L. Bosscher Stichting 2000 Reply. Feedbackpost: De muis is klein in tegenstelling tot de olifant. Tandartspraktijk; 2000.
11. Schaafsma informatie over articaïne per e-mail. 2015.
12. Mantel M, Schaafsma E. Articaïne. Samenvatting van onderzoek naar bijwerkingen. S.n. 2003:
    ▶ https://www.rug.nl/research/portal/publications/articaine-samenvatting-van-onderzoek-naar-bijwerkingen%2812afcb7e-ce58-4e25-9d8c-1bab8b21f94d%29.html.
13. Farmacoherapeutisch Kompas 2016. Articaïne.
14. Snoeck M. Articaïne: a review of its use for local and regional anesthesia. Local Reg Anesth. 2012;5:23–33.
15. Leith R, Lynch K, O'Connell AC. Articaïne use in children: a review. Eur Arch Paediatr Dent. 2012;13(6):293–6.
16. Smith T, Urquiola R, Oueis H, Stenger J. Comparison of articaine and lidocaine in the pediatric population. J Mich Dent Assoc. 2014;96(1):34–7.
17. Katyal V. The efficacy and safety of articain. J Dent. 2010;38(4):307–17.
18. Martínez-Rodríguez N, Barona-Dorado C, Martín-Arés M, Cortés-Bretón-Brinkman J, Martínez-González JM. Evaluation of the anaesthetic properties and tolerance of 1:100,000 articaine versus 1:100,000 lidocaine. A comparative study in surgery of the lower third molar. Med Oral Patol Oral Cir Bucal. 2012;17(2):e345–51.
19. Lareb. Nederlands bijwerkingencentrum. Articaïne bewerkingen internet 2016.

Dilemma

20.1 Antwoord – 184

20.2 Antwoord – 186

20.3 Conclusie – 188

© Bohn Stafleu van Loghum, onderdeel van Springer Media BV 2017
L. Abraham-Inpijn, *Tandarts in de knel*, DOI 10.1007/978-90-368-1442-3_20

❓ Medische medicatie in de tandheelkunde

Een blijvend dilemma
Twee vragen in twee opeenvolgende dagen!

Geachte mevrouw Abraham-Inpijn, met deze mail wil ik u vragen om uw mening over het onderstaande.
In de praktijk hebben wij een aantal medicijnen voor noodsituaties, daarnaast een AED, een kleine zuurstoffles en uiteraard verbandmiddelen. De vraag gaat over de medicijnen voor noodsituaties. Bij ons in de praktijk is een discussie ontstaan naar aanleiding van de deelname van een van de assistentes aan een BHV-cursus, verzorgd door Crisicom, via de KNMT. Zij kwam daarna met de mededeling dat de medicijnen die wij hebben niet nodig zijn, en zelfs niet gebruikt zouden mogen worden omdat wij niet de juiste diagnostiek kunnen bedrijven en behandelingen inmiddels met andere medicijnen worden gedaan.
In de syllabus is daarover niets terug te vinden en contact met Crisicom komt voorlopig niet verder dan 'we zullen de KNMT eens bellen en er nog eens naar kijken'.
Overigens was een collega-tandarts, aldaar ook aanwezig en van dezelfde generatie als ik (ik ben 59) net als ik nogal verbaasd.
Kortom: wat zijn de regels, wat is raadzaam om te hebben, wat mag wel of niet, of kan alles weg behalve de AED en de pleisters en moeten we 112 bellen? Als hier publicaties over zijn verneem ik dat graag.
Ik wil benadrukken dat ik niet de intentie heb om Crisicom in een kwaad daglicht te brengen. Ik ga er vooralsnog vanuit dat er wellicht een communicatieprobleem of onduidelijkheid is.
De verbazing mijnerzijds komt mede door het feit dat bij periodieke reanimatiecursussen wel de koffer met medicijnen wordt bekeken, maar bovenstaande nooit is aangegeven of commentaar op is geleverd.
Ik verneem graag uw mening in deze.

20.1 Antwoord

De belangstelling voor het onderwerp dat u aanroert is groot. Voor zover mij bekend is de wetgeving niet gewijzigd sinds mijn bemoeienis met dit onderwerp, in de negentiger jaren. Voor de zekerheid heb ik advies gevraag bij een collega die tevens jurist is (dr. mr. W. Brands). Deze meldde nog maar eens dat de bevoegdheid van de tandarts niet verder gaat dan het terrein van zijn bevoegdheid: de tandheelkunde. En daar begint het grijze gebied waar ook mijn vraagbaak niet veel over kon zeggen. Dat hangt namelijk af van de kennisbehoefte van de beroepsgroep zelf. En daarin is de overheersende vraag: 'Wat te doen in urgente situaties?'

Destijds heb ik geprobeerd dit handen en voeten te geven. Uit die tijd dateren mijn contacten met het Ministerie van Volksgezondheid over deze materie. Ik heb toen in Den Haag elk door mij aanbevolen medicament voor de tandartspraktijk moeten verdedigen ten overstaan van een klinisch farmacoloog en een apotheker, en met succes. Uit die periode heb ik schriftelijke toestemming voor gebruik in de tandartspraktijk van medische medicatie in urgente situatie, mits de tandarts bekwaam was. Hiervoor gold een zogenaamde cursus 'Medische urgente situaties' als voldoende.

Sindsdien is er veel veranderd, vooral ook in de patiëntenpopulatie die de tandarts te behandelen krijgt. De bevoegdheid van de tandarts is daaraan niet aangepast. Volgens

20.1 · Antwoord

Tabel 20.1 Medicatievoorstel in acute situaties (geneesmiddel en dosering)

allergische reactie:

graad I: clemastine (Tavegil) 1 amp à 2 mg/2 ml/i.m. of 2 tabletten à 1 mg (dit kan ook profylactisch), salbutamol (Ventolin) 1 amp à 0,5 mg ml/i.m.

graad II (toevoegen aan I) dexamethasonnatriumfosfaat (Oradexon) 1 amp à 5 mg/ml /i.m.

graad III (toevoegen aan I en II): adrenaline HCL 1:1000 de Epipen (gewoon en junior) 1 amp à 1 mg/ml/i.m.

graad IV (idem als III) zonodig zuurstof, 4,0 l/minuut per neusbril

angina pectoris:

nitroglycerine oromucosaal[a] spray of 1 tabl s.l. of isosorbidedinitraat[a] altijd zittend of liggend

astma bronchiale:

eigen medicatie door patiënt laten nemen, indien niet aanwezig: salbutamol inhaler (Ventolin) 1 dos. à 200–400 microgram. Bij een allergische component: clemastine (Tavegil) 2 tabl à 1 mg

hyperventilatie (recidiefaanval):

diazepam (Valium) 1 tabl à 5 mg–10 mg/per os, afhankelijk of de patiënt gewend is aan het gebruik van tranquillizers

hypoglykemie:

zonder slikreflex: Glucagon KIT 1 amp à 1 mg/ml/i.m.

met intacte slikreflex of na toediening Glucagon: koolhydraten en suiker/per os

pijnstilling:

paracetamol 2 tabl à 500 mg/per os of paracetamol/codeïne 2 tabl 500 mg/10 mg per os. Bij heftige pijn 50 mg Tramadol per os

Controleer altijd de ampulinhoud voordat u spuit!
[a] Isosorbidedinitraat (Cedocard retard 10, 20 of 40 mg; Isodil oromucosaal 5 mg; Isosorbidedinitraat tablet 5 mg).

de Europese Richtlijnen die ook uit dezelfde periode stammen, wordt wel van de tandarts verwacht dat de patiënt niet fysiek en mentaal slechter de praktijk verlaat in vergelijking met de toestand waarin hij de praktijk betrad. De vraag vandaag de dag is echter: waar ligt de grens?

Het kan onmogelijk zo zijn dat u iemand met angina pectoris in uw stoel de kans op ventrikelfibrilleren laat behouden omdat u geen nitroglycerinepreparaat mag geven. Hetzelfde geldt voor de Epipen bij een allergische reactie (Type I). Tevens is zeker een professional juridisch verplicht een medemens hulp te verlenen in nood. Ik ken echter geen jurisprudentie die dit type situaties behandelt in de tandartspraktijk. Ik kan u dus geen afdoend antwoord geven.

Concrete antwoorden zijn voorlopig wat mij betreft (en iedereen mag daar op schieten):
- Een AED: prima, maar dan wel met de hele staf ten minste eenmaal per jaar een reanimatiecursus volgen. Zonder reanimeervaardigheid is een AED zinloos.
- Een kleine zuurstoffles: prima. Bij 4 l/minuut is dit veilig.
- Voor aanbevolen medicatie: zie tab. 20.1.

> **? Geachte mevrouw Abraham-Inpijn,**
> *Onlangs deelde ik met mijn broer, medisch geschoold, mijn ervaring als mondhygiënist dat ik het in mijn beroep behoorlijk verantwoordelijk vind om de medische gezondheid van patiënten tijdens de behandeling goed in te schatten. Hij begreep dit, maar zei tegelijkertijd: 'Volgens mij kan ik op één A4 de medicijnen/werkzame stoffen beschrijven van medicatie waarop iemand werkzaam in de tandheelkunde extra alert moet zijn'.*
> *We hebben nu gezocht naar een lijst en ook gevonden (zie bijlage) (◻ tab. 20.2).*
> *De vraag die ik graag aan u zou willen stellen is om een blik te werpen op de bijlage met de vraag of deze volledig en juist is in uw ogen?*

20.2 Antwoord

> Ik lees in uw vraag twee opmerkingen. Het moeizame van het inschatten van de gezondheid van de patiënt, en daarmee samenhangend het zo nodig toedienen van medische medicatie. Daarnaast de vraag voor welke medicatie die de patiënt al gebruikt, moet de mondhygiënist op zijn/haar hoede zijn.
> Een waarschuwing bij uw eerste vraag, al is deze mogelijk niet zo bedoeld. Het voorschrijven van medicijnen is een voorbehouden handeling. Dit valt niet onder het kennisgebied van de mondhygiënist. Er moet dus een opdracht zijn, voldoende bekwaamheid, en er moet een tandarts aanwezig zijn.
> Het toedienen is ingewikkelder. Hiervoor bestaat in de richtlijn 'Lachgassedatie' de volgende redenering: *'Voordat een medicijn wordt toegediend moet eerst een diagnose worden gesteld en moet bij die diagnose een therapie bedacht worden.'* Dit houdt feitelijk een voorschrijven in, direct gevolgd door het toedienen. Het zou een contradictie betekenen als u wel een medisch medicament mag geven, maar dit niet mag voorschrijven. Dit betekent dat de mondhygiënist niet zelfstandig medische medicatie mag geven. Mij is bekend dat de opleiding in Utrecht voor dit probleem, zeker bij acute medische accidenten in de stoel, belangstelling heeft en daar ook op dit ogenblik aan werkt. Met name probeert men te achterhalen welke accidenten in de mondhygiënische praktijk zo vaak voorkomen dat een wetswijziging adequaat zou zijn en welke van deze situaties voor direct ingrijpen in aanmerking komen.
> Belangrijk is overigens het punt dat u aan de orde stelt van het diagnosestellen met het daaraan verbonden risico bij behandeling. Het stellen van een diagnose is niet aan de mondhygiënist. Een patiënt komt met een pakket afwijkingen die vastgesteld zijn door een arts. Daarmee zult u moeten werken. Om op basis van deze gegevens acute problemen in de stoel te voorkomen is tussen 2004 en 2008 de *European Medical Related History (EMRRH)*, later aangepast (modified) voor tandheelkundige ingrepen onder lokale anesthesie (mEMRRH), ontwikkeld. Een getoetst systeem, mits gebruikt volgens de voorschriften kan dit wel geen 100 % maar waarschijnlijk 80 % van acute accidenten voorkomen. Doordat in de lijst met het vragen naar de gebruikte medicatie ook een controlesysteem is ingebouwd, heeft men in de praktijk toch een zeker houvast betreffende het belang van de pathologie voor het tandheelkundig handelen. Het hele systeem is digitaal verkrijgbaar (bij Complan bv), inclusief automatische risicobepaling en voorzorgsmaatregelen.
> Of het nuttig is een lijst te op te stellen waartoe u met uw broer een poging hebt gedaan, betwijfel ik. Medicijnen komen en gaan, zeker waar het fabrieksnamen betreft. U komt er zeker niet met één A4 omdat zo'n lijst in verband met de voortdurende

◘ Tabel 20.2   Medicatie van belang voor de mondhygiënist[a]

bij ten minste onderstaande medicatie dient de mondhygiënist verdere analyse en eventueel aanvullende behandeling te overwegen. Deze lijst is uiteraard beperkt en niet bedoeld als volledige lijst van relevante medicatie

– *anticoagulantia*

bij gebruik van bloedverdunners door een patiënt dient altijd nagevraagd te worden waarom de patiënt deze medicatie gebruikt. Het eventueel stoppen van antistollingsmedicatie dient altijd in overleg met de voorschrijvende behandelaar te gebeuren

stoppen is eventueel aan de orde als er meer dan twee trombocytenaggregatieremmers worden gebruikt – dit op basis van de richtlijn *'Beleid bij tandheelkundige ingrepen tijdens antitrombotische behandeling'*[1]

trombocytenaggregatieremmers:

– acetylsalicylzuur	aspirine, Aspro, Migrafin, Apac, APC, Alka seltzer, Acetosal, Exedrin
– carbasalaatcalcium	ascal
– dipyridamol	persantin, Asasantin
– clopidogrel	plavix, Duoplavin, Grepid
– prasugrel	efient

vitamine K-antagonisten:

INR-waarde dient 24 uur voor aanvang van de behandeling bepaald te worden, dit op basis van de richtlijn antistolling[a]

– acenocoumarol	sintrom (kortwerkend)
– fenprocoumon	marcoumar (langwerkend)
– warfarine	warfarine

heparine en LMWH:

– ongefract. heparine	heparine
– LMWH	fraxodi, Fraxiparine, Nadroparine
– fondaparinux	arixtra

NOAC:

hoeft voor de behandeling niet te worden gestaakt

– dabigatran	pradaxa
– rivaroxaban	xarelto
– apixaban	eliquis

– *calciumregulerende middelen*

het gebruik van calciumregulerende middelen kan ook jaren na de laatste toediening nog complicaties veroorzaken. Daarom is het van belang ook na te vragen of deze medicijnen in het verleden zijn gebruikt door patiënt

bisfosfonaten

– alendroninezuur	fosamax, Bonasol
– clodroninezuur	bonefos, Ostac
– ibandroninezuur	bonviva, Bondronat

◘ **Tabel 20.2** Vervolg.

– pamidroninezuur	pamipro, APD, Pamidronaat
– risedroninezuur	actonel, Natirumrisedronaat
– zoledroninezuur	aclasta, Zometa
– *Monoklonale antilichamen*	
– denosumab	prolia, Xgeva
– bevacizumab	avastin

a *Buiten de verantwoordelijkheid van mij, L. Abraham-Inpijn.*

ontwikkeling van geneesmiddelen om de paar maanden zou moeten worden aangepast. Wil iemand een poging doen zo'n richtlijn te bedenken, dan moet dat op basis van de generieke en niet de fabrieksafhankelijke benamingen. Maar ook dan is de vraag wat wel en wat niet. Dat de behoefte aan een lijst bestaat, zal ik niet ontkennen. Professor Rozema (ACTA) heeft dit probleem in zijn onderzoeksprogramma opgenomen. Het ligt in de bedoeling dat een volautomatisch digitaal systeem zowel interacties als bijwerkingen, ook oraal, blootlegt.

Dat u alert moet zijn op de door de patiënt gebruikte medische medicatie ben ik met u eens. Ik zou dat echter, zolang het bovengenoemde geavanceerde systeem nog niet beschikbaar is, simpel willen houden. In de EMRRH wordt gevraagd naar medicatiegebruik met en zonder recept. Dit heeft een drieledig doel: verifiëren of er een directe relatie bestaat met de opgegeven pathologie, het registreren van de medicatie, en de mogelijkheid de werking/bijwerkingen et cetera na te slaan in het *Farmacotherapeutisch Kompas*. Ook dit is in een digitale en in een papieren vorm beschikbaar. Voor het gebruik daarvan is het noodzakelijk dat u niet met de fonetische (uitgesproken) namen van medicijnen aan de slag gaat, maar dat u, als het enigszins mogelijk is, de namen op de verpakking van de patiënt overneemt.

20.3 Conclusie

Twee weinig bevredigende antwoorden. Maar een duidelijk oproep aan de beroepsgroep.

> Met dank aan dr. mr. W. Brands, die altijd weer bereid blijkt zijn steun te geven bij het schrijven van een Feedback Post.
> Het initiatief van prof. dr. F. Rozema biedt hoop voor de toekomst met betrekking tot dit probleem.

Kunstgewrichten

21.1 Antwoord – 190

21.2 Antwoord destijds – 193

21.3 Historisch perspectief en overwegingen – 193

Literatuur – 198

❓ Nieuwe Richtlijn kunstgewrichten

Duidelijkheid laat nog wel te wensen over.
De afgelopen jaren zijn er bij herhaling vragen gesteld over dit onderwerp. Een enkele wil ik memoreren, omdat deze een probleem aan de orde stelt dat zal blijven terugkeren, ondanks de nieuwe, op brede steun gebouwde Richtlijn [1].

Beste mevrouw Abraham-Inpijn,
Ik zit klem tussen de patiënt en de voorschriften die gelden voor de profylaxe van kunstgewrichten. Mijn patiënt heeft bij het skiën de laatste winter haar been gebroken en zij heeft nu een tijdelijke plaat om de fractuur steun te geven, zegt ze. Door haar matige mondhygiëne heeft zij een parodontitis die ik wil gaan behandelen. De patiënt 'eist' nu voor elke behandeling antibiotica profylaxe. Haar specialist heeft daarover geen uitspraak gedaan, maar ze heeft dat van het internet. Ze wil zich niet laten behandelen als ik aan haar wens geen gevolg geef. Ik heb geprobeerd uit te leggen dat het officieel voor een plaat niet nodig is, maar ik kan haar niet overtuigen. Wat nu?

21.1 Antwoord

▶ In de eerste plaats: u hebt volkomen gelijk. Aan deze uitspraak hebt u echter niets, want als u mijn visie aan de patiënt meldt, zal deze zeggen, of op zijn minst denken, dat we onder één hoedje spelen.

Ik denk dat u uw heil moet zoeken bij de medisch specialist. Vraag aan de patiënt of u met de orthopedisch chirurg (dat waren tot voor kort altijd mannen) contact mag opnemen. Deze zal u zeker steunen. Hopelijk wil hij zijn advies op papier zetten of op een andere manier het aan de patiënt laten weten. Is de specialist niet aanspreekbaar, dan kan de huisarts uitkomst bieden. Mogelijk staat er een opmerking in de ontslagbrief van de specialist en anders kan de huisarts op eigen gezag u steunen. Ik verwacht alleen dat de specialist op de patiënt de meeste invloed zal hebben.

Overigens heb ik onlangs een boek over dit onderwerp gepubliceerd [2]. Daarin staan de voors en tegens van profylaxe en daarmee ook het belang van de beperking van het antibioticagebruik. Het beperkte aantal indicaties komt daarin aan de orde. Ook uw probleem. Als de patiënt gevoelig is voor het geschreven woord, kan ik u dat ter ondersteuning sturen, ter lezing/lering en ter vermaak van de patiënt.

❓ Goedemorgen. Ik had weer een goede vraag aan u:

Ik heb een patiënte onder behandeling bij wie een jaar geleden een heupprothese is geplaatst. Nu moet er bij mevrouw een parodontitisbehandeling plaatsvinden. Er is inmiddels overleg geweest met de huisarts en die geeft aan dat bij mevrouw een AB-profylaxe noodzakelijk is vanwege de heup. Omdat het hele gebit gereinigd moet worden en hier 4 sessies van een uur voor nodig zijn, kan zij niet onder een eenmalige profylaxe behandeld worden. De huisarts

21.1 · Antwoord

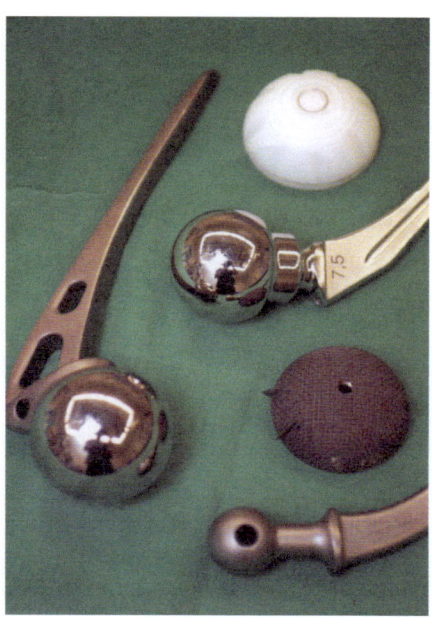

Figuur 21.1 Geïnfecteerde kunstheup

gaf bij navraag aan dat we dan ook konden behandelen in 4 dagen als we mevrouw een kuur Amoxicilline 500 mg 3dd voor een week zouden voorschrijven.
Nu heb ik inmiddels vernomen van meerdere kanten dat amoxicilline niet voldoende is als profylaxe bij een prothese omdat het niet in het bot zou komen, maar deze huisarts zegt weer iets anders…
Wat is hier wijsheid?! Ik heb een soort 'protocol' gevonden waarbij alleen de eerste 6 maanden na plaatsing een profylaxe noodzakelijk zou zijn, tenzij er tevens dingen aan de hand zijn die de afweer zouden kunnen onderdrukken of bij bepaalde medicatie.
De anamnese luidt: 'Allergisch voor: Ibuprofen en Ascal.' In verband met een glaucoom mag mevrouw geen ultracaïne. Ze heeft reuma/gewrichtsklachten en een heupprothese sinds juli 2014. Een behandelde non hodgkin in 1995. Soms gezwollen enkels, hypertensie. De medicatie bestaat uit: Amlodipine, hydrochloorthiazide, simvastatine, timolol oogdruppels, liposic ooggel. Ze is niet allergisch voor AB (fig. 21.1, 21.2 en 21.3).
Alvast bedankt voor uw reactie!

Hoofdstuk 21 · Kunstgewrichten

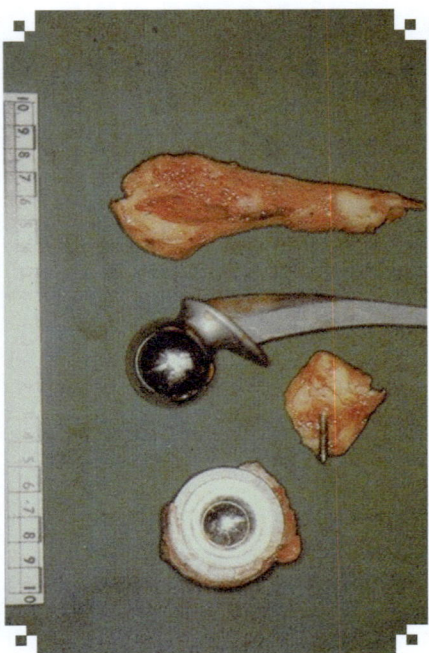

Figuur 21.2 Heupprothese

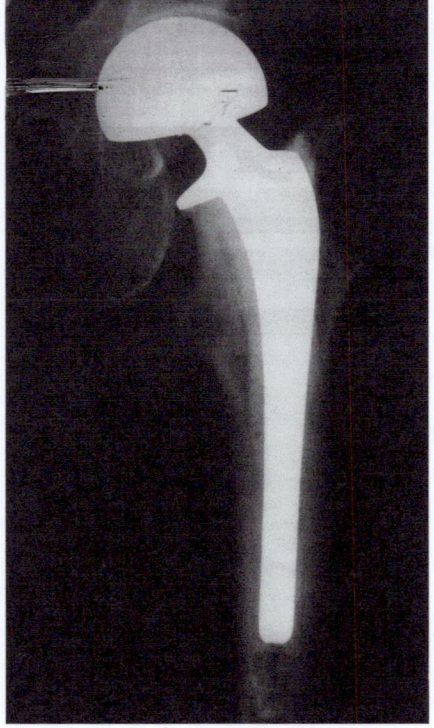

Figuur 21.3 Kunstheup na fractuur

21.2 Antwoord destijds

> Op dit ogenblik (2014) wordt gewerkt aan een nieuwe richtlijn voor profylaxe bij gewrichtsprothesen in het algemeen. Het ziet er naar uit dat men evenals in België en Engeland bij prothesen helemaal geen profylaxe meer wil geven bij tandheelkundige ingrepen.
> De huisarts denkt daar kennelijk heel anders over. Ik ben het oneens met mijn collega.
> Als je volgens het oude regime profylaxe wilt geven dan heeft bij de toenemende resistentie van mondbacteriën tegen amoxicilline, de voorkeur amoxicilline-clavulaanzuur (Augmentin).
> Ik zou willen voorstellen, als dat mogelijk is, 4 sessies van 1 uur steeds met een shot Augmentin en dan met een interval van 7 dagen.
> De voordelen boven het voorstel van de huisarts zijn dan:
> - Geen problemen met oraal resistente bacteriën.
> - Geen resistentievorming tijdens de behandelingen.
> - Waarschijnlijk geen kans op een allergische reactie als die tot op het ogenblik van de eerste gift nog niet bestond. Het is nooit helemaal uit te sluiten, omdat het ook de eerste reactie kan zijn.
>
> Sterkte met de huisarts en de patiënt

- **Mijn antwoord in 2016 zou geweest zijn**

Geen antibioticaprofylaxe meer bij tandheelkundige ingrepen – en dat geldt voor alle gewrichtsprothesen. De uitzondering wordt gevormd door patiënten met een verminderde weerstand. In die gevallen beslist bij voorkeur de behandelend medisch specialist.

21.3 Historisch perspectief en overwegingen

De richtlijnontwikkeling in Nederland voor dit onderwerp startte in 1987 door de *Nederlandse Orthopaedische Vereniging*. Het CBO consensustraject werd opnieuw doorlopen in 1994 en in 2007, nu via de *Orde van orthopedisch chirurgen*. Daarbij werd het pleidooi getoetst aan de hand van de literatuur dat werd nagezocht en geclassificeerd op het niveau van epidemiologisch bewijs. Meningen van experts werden toegevoegd.

In Amerika werd de eerste poging gedaan in 1997. Ook de *American Academy of Orthopedic Surgeons (AAOS)* zorgde voor een update van de in 2003 met de *American Academy of Oral Medicine (AAOM)* en de *American Dental Association (ADA)* overeengekomen adviezen voor tandheelkundige ingrepen [1]. Dit gebeurde echter in 2009 zonder nader overleg met de achterban, met als gevolg dat zowel de AAOM als de ADA zich niet in het nieuwe advies konden vinden omdat dit niet strookte met een restrictief antibiotica beleid [2]. Deze voorstellen luidden namelijk: 'Antibioticaprofylaxe voor alle gewrichtsvervangingen bij ingrepen leidend tot bacteriëmie' (tab. 21.1).

Toen men in 2007 in Nederland de oplossing gevonden dacht te hebben, bleek dat vele centra hun eigen beleid bleven aanhouden zonder aan te geven waarom ze afweken van het formele voorstel. Deze situatie bleef gehandhaafd tot 2014. Toen kwam op initiatief van de Orthopaedische Vereniging een werkgroep tot stand waarin vertegenwoordigd de *Koninklijke*

Tabel 21.1 Verschillen tussen Amerikaanse en Nederlandse opvattingen t.a.v. profylaxe-indicatie bij verminderde weerstand bij gewrichtsprothese

indicatie	ADA 2003	Nederland 2008	ter discussie
alle patiënten binnen 2 jaar	+	+	
articulaire infectie	+	–	
articulaire ontstekingen, zoals: – reumatoïde artritis – systeemziekte (SLE)	+	+	
– ziekten met immuunsuppressie, zoals hiv	+	+	hiv?
immunosuppressieve therapie, zoals glucocorticosteroïden	+	+	
na radiotherapie	+	+	
diabetes mellitus	alleen type I	alleen ontregelde	hyperglykemie
status na her-heupoperatie	+	+	
infecties in de omgeving	+	–	geen profylaxe maar therapie
ondervoeding, obesitas, roken	–	–	?
hemofilie, postoperatieve bloeding, hematoomvorming	+	?	moeilijk corrigeerbare bloedingsneiging op andere indicatie?
maligniteit	altijd	bij leukopenie	leukopenie hematologisch of door medicatie
boven de 80 jaar	+	+	?
chronische nierinsufficiëntie	+	–	?
megaprothese	–	–	?

Nederlandse Maatschappij tot bevordering der Tandheelkunde en zowel vanuit de orthopedie als vanuit de tandheelkunde wetenschappelijke inbreng.

Een Richtlijn wordt formeel gedefinieerd als: 'Een document met aanbevelingen ter ondersteuning van zorgprofessionals en zorggebruikers, gericht op het verbeteren van de kwaliteit van zorg, berustend op wetenschappelijk onderzoek aangevuld met expertise en ervaring van zorgprofessionals en zorggebruikers. Naast de kwaliteit van zorg moet ook de doelmatigheid verbeterd worden.' Later is hier aan toegevoegd dat het wetenschappelijk werk evidence based moet zijn.

De commissie stuitte bij de start al direct op dit laatste punt. Evidence based wetenschappelijk onderzoek op het werkterrein gewrichtsprothese-infecties, profylaxe en tandheelkunde ontbrak. In de discussie kwam naar voren dat evidence based onderzoek ook niet op afzienbare termijn te verwachten viel. Dit type onderzoek is namelijk praktisch vrijwel onmogelijk doordat de frequentie van het incident laag ligt, het aantal variabelen zeer

Tabel 21.2	GRADE-definities
hoog	– er is veel vertrouwens dat het ware effect van de behandeling dicht bij het geschatte effect van behandeling ligt zoals vermeld in de literatuurconclusie – het is zeer onwaarschijnlijk dat de literatuurconclusie verandert als er verder onderzoek wordt gedaan
matig	– er is matig vertrouwens dat het ware effect van de behandeling dicht bij het geschatte effect van behandeling ligt zoals vermeld in de literatuurconclusie – het is mogelijk dat de conclusie verandert als er verder onderzoek wordt gedaan
laag	– er is beperkt vertrouwens dat het ware effect van de behandeling dicht bij het geschatte effect van behandeling ligt zoals vermeld in de literatuurconclusie – het is waarschijnlijk dat de conclusie verandert als er verder onderzoek wordt gedaan
zeer laag	– er is weinig vertrouwens dat het ware effect van de behandeling dicht bij het geschatte effect van behandeling ligt zoals vermeld in de literatuurconclusie; – de conclusie is zeer onzeker.

groot is en een samenwerking zou vergen van ten minste vier beroepsgroepen, die op zich al moeilijk communiceren. De werkgroep is toen bij de gebruikte literatuur uitgegaan van de *GRADE-methode (Grading Recommendations Asessment, Development and Evaluation)*, aangevuld met het kostenplaatje en praktische zaken, zoals organisatorische mogelijkheden en voorzieningen (tab. 21.2).

Moeizame discussies in het overleg volgden over de volgende punten:
1. Een bacteriëmie die tot een gewrichtsprothese-infectie kan leiden moet volgens literatuurgegevens het beeld van een sepsis vrijwel benaderen. Dierexperimenteel leidde dit veelal tot het overlijden van het betrokken dier. Nu zijn dit type experimenten niet direct op de humane pathologie transportabel, maar het geeft wel een indicatie van de ernst (bijvoorbeeld virulentie, hoeveelheid, weerstand) die nodig blijkt voor de hechting en uitgroei van verwekkers van een infectie. Bekend zijn de bacteriëmieën bij de dagelijkse mondverzorging en toename bij agressieve tandheelkundige behandelingen zoals extracties (tab. 21.3).

    In de afweging werd meegenomen het belang van 365 dagen per jaar een 'natuurlijke bacteriëmie door eigen zorg' en tweemaal per jaar een professioneel geïnduceerde bacteriëmie, tegenover de negatieve aspecten van antibioticaprofylaxe. Daarbij moet worden opgeteld dat prothese-infecties veroorzaakt door orale bacteriën in vergelijking met andere verwekkers zeldzaam zijn en dat vrijwel nooit bewezen kan worden dat deze gerelateerd zijn aan een tandheelkundige behandeling. De incidentie van hematogene prothese-infecties is waarschijnlijk 0,5 %. De meeste infecties ontstaan uit huidinfecties door *Staphylococcus aureus* en *Staphylococcus epidermidis* (46 %–66 %). De *Streptococcus viridans* is in 2 % tot 4,9 % aanwezig en de *Peptostreptococcus* species in 2,1 %. Mondpathogenen zoals *Actinobacillus actinomycetemconcomitans, Prevotella intermedia, Porphyromonas gingivalis, Fusobacterium nucleatum* en *Veillonella species* ontbreken in een overzicht van zes klinische onderzoeken (tab. 21.4). Door de werkgroep werd gekozen voor aansluiting aan het restrictieve Nederlandse antibioticabeleid. Hun aanbeveling luidt dan ook: 'Het is niet geïndiceerd om antibiotische profylaxe te geven aan patiënten met een

Tabel 21.3 Bacteriëmie van orale origine in percentages[a]

– voor tandheelkundige behandeling (baseline)	9,4–27
– polijsten	24,5
– infiltratie-anesthesie	16
– intraligamentaire anesthesie	84–97
– algehele anesthesie	8–84[b]
– rubberdam aanbrengen	29,4
– matrixbandjes en wiggen aanbrengen	32,1
– verwijderen brackets	26–50
– extracties	10–100
direct na extractie	44
30 s na extractie	96,2
60 s na extractie	50
na 1 uur	20
– verwijderen hechtingen	5
– parodontale chirurgie	36–88
– pocketmeting bij parodontitis	40
bij gingivitis	10
– scalen en rootplanen	08–88
– flossen	20–58
– kauwen	7,5–51
– endodontie	00–68 (31–54 % anaeroob)
– tandenstokers	20–86
– tandenpoetsen (handmatig)	16–68
(Oral B 30)	19
(Braun elektrisch)	34
(Philips Sonicare)	33–78

[a] Bacteriëmie is niet geassocieerd met het aantal extracties, respectievelijk de plaque- of gingiva-index of het gefloste oppervlak.
[b] Extracties onder algehele anesthesie doen de prevalentie en de duur van de bacteriëmie toenemen, mogelijk door intubatie.

gewrichtsprothese voor een mond- of tandheelkundige ingreep ter preventie van een hematogene infectie van de gewrichtsprothese".

2. Hoewel de directe relatie slechte mondhygiëne en meer kans op gewrichtsprothese-infecties door de literatuurstudie niet bewezen kon worden, kon men hier toch niet helemaal omheen. De tekst die dit onderwerp behandelt moet men wel heel zorgvuldig lezen om de twijfels over de uitspraken goed in te kunnen schatten. Als voorbeeld deze zin: *'Er is evenmin goed bewijs dat het routinematig spoelen van de mond met chloorhexidine zinvol is als een patiënt met een gewrichtsprothese een tandheelkundige ingreep krijgt'.* De vraag is:

Tabel 21.4 Bron van de bacteriën bij gewrichtsprothese-infecties (n = 189)

orgaan	aantal infecties
oraal	29
tractus urogenitalis	30
huid	70
tractus respiratorius	28
tractus digestivus	11
ander gewricht	6
sepsis	2
anders	12

Wat is routinematig spoelen? En: Is er geen bewijs uit andere ingrepen? Uit onder andere de cardiologie is bekend dat voor de hartoperatie de mond met chloorhexidine spoelen wel degelijk de orale flora zodanig vermindert dat minder secundaire infecties worden gezien.

Als conclusie kwam men niet verder dan: *'Het is aanbevelingswaardig om bij de patiënt het belang van een goede mondgezondheid te benadrukken en regelmatig tandheelkundige controles aan te raden'*. Vager kan niet.

3. De vraag wat te doen bij een verminderde afweer als totaalpakket heeft men beperkt tot de vraag naar het belang van een verminderde immuniteit. Zoekend naar maat en getal en bij die actie struikelend, concludeert men: *'Ook als de immuniteit verminderd zou zijn, moet worden verondersteld dat de normale, cumulatieve duur van de bacteriëmieën, die in het dagelijks leven al groot is, door tandheelkundige ingrepen niet noemenswaardig vergroot wordt.'* Deze zin is bijna een orakel.

Men komt dan tot de conclusie: *'Het is onduidelijk hoe de relatie is tussen verlaagde immuniteit voor bacteriële infecties en de kans op een hematogeen veroorzaakte Prosthetic joint infection (PJL). Er is geen bewijs dat er bij verlaagde immuniteit sprake is van een verhoogd risico op een hematogene PJI. Incidentie, cumulatieve duur en dosis van bacteriëmieën zijn in het dagelijks leven net als bij patiënten met normale immuunstatus veel groter dan bij tandheelkundige ingrepen: tandheelkundige ingrepen vormen ook bij degenen met verminderde immuunstatus een geringer risico dan de normale, dagelijkse activiteiten. Dus evenmin (geen profylaxe) in het geval van verminderde immuniteit van de patiënt.'*

Wel erkent men, enige zinnen eerder, dat bijvoorbeeld bij een granulopenie (zonder maat en getal) het risico zo hoog is, dat antibioticaprofylaxe geïndiceerd is ter bescherming tegen infectie, niet alleen ten bate van de gewrichtsprothese. De predispositie voor een infectie neemt toe bij een verminderde weerstand van de patiënt – daarop was het Nederlandse beleid altijd gericht [2, 3]

Uiteindelijk wordt voor dit dilemma de verantwoordelijkheid voor het wel of niet adviseren van profylaxe bij tandheelkundige ingrepen bij prothesepatiënten neergelegd bij de medisch behandelaar. Dit kan werken als de medisch specialisten waaronder infectiologen, oncologen en internisten of hematologen ook tijdig en adequaat inhoudelijk worden ingelicht over de tandheelkundige status en ingreep. De tandheelkundige kennis bij deze beroepsgroepen moet als uiterst minimaal worden beschouwd. In het algemeen wordt profylaxe geadviseerd zoals in tab. 21.5 is aangegeven. De mogelijkheid bestaat

Tabel 21.5 Aanbevolen profylaxe

	medicatie	tijd
Bij hart- vaatindicaties		
volwassenen	amoxicilline 3 gr oraal, dispers	1 uur voor ingreep
kinderen	amoxicilline suspensie 50 mg/kg oraal, max 3 gr	1 uur voor ingreep
Bij overgevoeligheid voor penicilline of behandeling met penicilline in de 7 dagen voor de ingreep		
volwassenen	clindamycine 600 mg oraal	1 uur voor ingreep
kinderen	clindamycine oraal <10 kg 150 mg 10–30 kg 300 mg >30 kg 450 mg	1 uur voor ingreep
Bij orthopedische indicaties		
volwassenen	2 tabl van 500/125 mg amoxicilline/clavulaanzuur (Augmentin, Forcid, Amodan)	1 uur voor de ingreep

dat een medisch specialist op grond van een allergische status of op basis van bekende resistentiepatronen iets anders adviseert.
4. Zoals het tegenwoordig hoort is ook de risk/benefit-analyse geprobeerd te maken en min of meer gekoppeld aan een kosteneffectiviteitsanalyse. De literatuur bood hierbij geen steun.

Het concept-eindrapport werd voor publicatie aan ten minste tien wetenschappelijke verenigingen, direct of zijdelings betrokken bij het onderwerp, voorgelegd ter becommentariëring.

Het bestuur van de Nederlandse Orthopedische Vereniging stelt zich als eerste verantwoordelijk en bepaalt in 2020 of de Richtlijn nog actueel is. Zo nodig wordt een nieuwe werkgroep geïnstalleerd om de richtlijnmodule te herzien. De geldigheid van de module komt eerder te vervallen als nieuwe ontwikkelingen aanleiding geven om een herzieningstraject te starten.

> Ik heb mijn functie als adviseur zeer op prijs gesteld. De reeds jarenlang bestaande samenwerking met prof. dr. Geert HIM Walenkamp, emeritus hoogleraar Orthopaedie te Maastricht, vormde hiervoor de basis.

Literatuur

1 De complete Richtlijnmodule 'Antibioticaprofylaxe bij tandheelkundige ingrepen bij patiënten met een gewrichtsprothese' is te downloaden via het internet (▶ www.knmt.nl/sites/default/files/richtlijnmodule-ab-profylaxe-2016.pdf).
2 Voor aanvullende tandheelkundige informatie over het gebruik van antibiotica: Abraham-Inpijn L. Antibiotica en infecties. Antibiotica in de tandheelkundige praktijk. Houten: Bohn Stafleu van Loghum; 2016.

Hypertensie

22.1 Hypertensie als topic – 200

22.2 Ik heb een scala aan vragen over hypertensie! – 200

22.3 Een steigerende bloeddruk – 202

22.4 Een truc graag – 204

22.5 Waardevolle discussies zijn zeldzaam – 204

22.6 De theoretische basis – 204

22.7 De bloeddruk – 205

22.8 Bloeddrukmeting – 205

22.9 Hypertensie – 206

22.10 Oorzaak hypertensie – 206

22.11 Symptomen van hoge bloeddruk – 206

22.12 Complicaties (acuut) – 206

22.13 Complicaties (chronisch) – 208

22.14 Bloeddrukmeting en tandheelkunde – 208

22.15 Predisponerende factoren voor een snelle stijging van de bloeddruk – 210

22.16 Preventie gerelateerd aan de EMRRH – 210

22.17 Bijwerkingen en interactie van medicatie bij behandeling hypertensie – 213

22.18 Oplossingen zonder/met juridische aspecten – 214

Literatuur – 215

© Bohn Stafleu van Loghum, onderdeel van Springer Media BV 2017
L. Abraham-Inpijn, *Tandarts in de knel*, DOI 10.1007/978-90-368-1442-3_22

22.1 Hypertensie als topic

De verhoogde bloeddruk blijft de gelederen bezighouden.
In de loop van 30 jaar zijn er jaarlijks veel vragen binnengekomen waarin de hypertensie het probleem vormde. Ik heb daaruit een keuze gemaakt teneinde het probleem vanuit verschillende invalshoeken in samenvattingen te kunnen belichten.

Waarom bloeddruk meten?

> In geen enkele praktijk waar ik stage heb gelopen of werk wordt de bloeddruk van de patiënten gemeten. Wat is het belang van de bloeddruk voor de behandeling van de tandarts/mondhygiënist?

Antwoord

> Het voorkómen van acute accidenten voor, tijdens en na de behandeling.

22.2 Ik heb een scala aan vragen over hypertensie!

Brand maar los.

a. *Vanaf welke leeftijd moet de bloeddruk gemeten worden?*
   Eigenlijk op iedere leeftijd. Ook kinderen kunnen een hypertensie hebben. Kinderen worden gecontroleerd via allerlei instanties tot aan het einde van de lagere school. De controle rond de militaire dienst is vervallen. Voor vrouwen is er pas controle in het geval van een zwangerschap of bijvoorbeeld bij een keuring. Ik zou beginnen rond het 18e jaar. Dit is echter niet onderbouwd.

b. *Een bloeddruk rond 120/80 mmHg is normaal. Maar hoe zit het met het vorderen van de jaren en vanaf welke leeftijd is 120/80 mmHg normaal?*
   Vroeger werd rekening gehouden met de leeftijd. Dat uitgangspunt is al tientallen jaren geleden verlaten. Een systolische bloeddruk van 140 mmHg en een diastolische druk van 90 mmHg worden als van normaal beschouwd. Dit geldt als men verder gezond is (tab. 22.1). Kinderen hebben een lagere bloeddruk. Zij bereiken de 120/80 mmHg rond het tiende jaar (tab. 22.2 en 22.3) [1, 2].

c. *Vanaf welke bloeddruk moet ik een patiënt adviseren om naar de huisarts te gaan? Moet ik überhaupt patiënten met hypotensie of hypertensie adviseren om naar de huisarts te gaan?*
   Ik zou patiënten bij wie een bloeddruk gevonden wordt in de range van een hypertensie meedelen dat hun bloeddruk aan de hoge kant is, dat het mogelijk samenhangt met de situatie, maar dat u adviseert deze eens door de huisarts te laten controleren. U legt de verantwoordelijkheid bij de patiënt. Schrijf echter op uw behandelkaart dat u de patiënt dit hebt aangeraden. Bij een volgend bezoek kunt u dan vragen hoe het is afgelopen. Dan weet u of het advies is opgevolgd en wat het resultaat is geweest.

d. *Waarom maakt het meten van de bloeddruk geen onderdeel uit van onze opleiding?*
   Het is niet juist als het niet in uw opleiding werd behandeld.

e. *Moet ik vooral op de systolische druk of op de diastolische druk letten? Volgens sommigen is de onderdruk belangrijker dan de bovendruk, maar volgens mij zijn de bovendruk en de onderdruk even belangrijk.*

22.2 · Ik heb een scala aan vragen over hypertensie!

Tabel 22.1 Bloeddruk-indeling [3, 4]

	systolisch	diastolisch
borderline	140–180 mm/Hg	90–100 mm/Hg
hoge bloeddruk	180–200 mm/Hg	100–115 mm/Hg
ernstige hoge bloeddruk	>200 mm/Hg	>115 mm/Hg

Bij een ambulante meting gedurende 24 uur is de systolische waarde gemiddeld ≤ 130 mmHg.

Tabel 22.2 Bloeddrukwaarden in mmHg (95e percentiel) naar leeftijd en geslacht [7, 8]

leeftijd in jaren	jongens		meisjes	
	systolisch	diastolisch	systolisch	diastolisch
3	111	73	110	73
4	112	73	111	73
5	113	74	112	783
6	115	75	115	74
7	116	76	116	75
8	118	77	117	76
9	119	78	118	79
10	122	79	121	79
11	123	80	123	81
12	126	81	126	83
13	128	81	128	83
14	130	82	129	85
15	133	83	130	86
16	136	85	131	85
17	138	87	132	84
18	140	88	132	84

Er bestaat geen consensus over dit onderwerp. Het hangt ook af van de leeftijd hoe men er mee omgaat. Maar beide drukken hebben hun waarde. De systolische bloeddruk varieert vaak meer.

f. *Is de bloeddruk van een patiënt met diabetes mellitus afwijkend van een patiënt zonder diabetes? Waarop moet ik letten?*
Diabetes mellitus-patiënten hebben op grond van deze ziekte al een verhoogde kans op aderverkalking (atherosclerose). Een hoge bloeddruk heeft hetzelfde effect. Voegt men beide samen dan is de kans groter dan de som. Daarbij komt een hoge bloeddruk twee keer zo vaak voor bij diabeten dan bij mensen zonder diabetes. De bloeddruk wordt ook hoger door het overgewicht dat type II-diabeten vaak hebben. Vet, zout eten en weinig lichaamsbeweging doen de rest. De grens is in de afgelopen jaren naar aanleiding van onderzoeksresultaten naar beneden bijgesteld. Op dit moment wordt een bloeddruk onder de 130/85 mmHg aangehouden.

Tabel 22.3 Symptomen passend bij kinderen met hypertensie [7]

zuigeling	oudere kinderen
prikkelbaar	hoofdpijn
lethargie	moeheid
spugen	misselijkheid
bleek/cyanotisch	visusklachten
ademhalingsproblemen	decompensatio cordis
gewichtsverlies	longoedeem
decompensatio cordis	convulsies
sepsisachtig beeld	bewustzijnsdaling
convulsies	
bewustzijnsdaling	

g. *Ik ben van overtuigd dat de gezondheidskosten alleen omlaag kunnen gaan als er meer aan preventie gedaan wordt. Bent u het daarmee eens?*
U vraagt om mijn persoonlijke mening, maar die is in het kader van een Feedback Post niet relevant. Ik sta ambivalent tegen het opsporen van pathologie. In het geval van de hypertensie denk ik dat het opsporen zinvol is, omdat de mogelijkheden voor behandeling (zonder kans op genezing) voorhanden is en bewezen is dat het complicaties tegengaat. Opsporen om 'te weten' wijs ik af. We kunnen op dit ogenblik veel ziekten en syndromen opsporen, maar daar blijft het ook vaak bij omdat we nog geen of onvoldoende therapeutische mogelijkheden hebben. Ik vraag mezelf vaak af of we mensen dan niet veel levensvreugde ontnemen, omdat ze dan wellicht wachten op wat mogelijk eens komen gaat …
Nog afgezien van het feit welke consequenties deze kennis heeft voor het aangaan van verzekeringen en andere verplichtingen.

22.3 Een steigerende bloeddruk

Geachte mevrouw Abraham-Inpijn, zes weken geleden heb ik een medisch probleem gehad waarvan mij de oorzaak niet duidelijk is. Het betreft een 55-jarige vrouw, die als medicatie heeft metropolol 100 mg (bèta-blokker) en hydrochloorthiazide 12,5 mg. Ik heb haar behandeld in verband met een pulpitis in de 36. Het weekend ervoor had ze Brufen, een pijnstiller, geslikt en ook Diclofenac. Als anesthesie heb ik een kwart carpule Ultracaine-DS-forte intraligamentaire gebruikt. De initiële wortelkanaalbehandeling verliep pijnloos en probleemloos en duurde circa 30 minuten. Nog even met mij napratend begon ze abrupt te klagen over gigantische hoofdpijn en pijn in de kies. Ik heb nog even gedacht aan mogelijk doorgeperste hypochloriet, hoewel ik absoluut niet door de apices ben geweest. De hoofdpijn werd steeds erger en er trad ook tachycardie op. Vervolgens stond de patiënt er op dat 112 werd gebeld. De ambulance kwam en hyperventilatie werd vastgesteld: tachycardie, onrust, tintelende vingers, etc. De klachten verdwenen ook in de ambulance niet, daarop werd besloten haar mee te nemen naar een ziekenhuis. De klachten duurden 's middags voort. Er zijn scans gemaakt omdat zij bang was voor een bloeding of een tumor. Hier kwam niets uit.

22.3 · Een steigerende bloeddruk

Tabel 22.4 Prevalentie hypertensie in Nederland en gedetecteerd met de EMRRH door tandartsen [5, 6]

lft/jr	systolische hypertensie		hypertensie syst/dias		EMRRH positief
	% mannen	% vrouwen	% mannen	% vrouwen	% man/vrouw
18–24	0,5	1,5	0	0	1,0
25–29	2,0	2,0	0	0	2,0
30–34	3,5	3,0	0,1	0	
35–39	6,0	3,0	0,1	0,1	5,0
40–44	7,5	6,0	0,3	0	
45–49	12,5	8,0	0,5	0,1	8,0
50–54	16,0	14,0	1,0	0,4	
55–59	18,0	17,5	3,0	4,0	15,0
60–64	24,0	26,0	6,0	5,0	
65–69	26,0	33,0	8,0	10,0	18,0
70–74	31,5	37,0	14,0	12,5	
75–79	32,5	44,0	17,0	15,0	22,0
80–84	27,0	46,0	17,5	11,0	
>85	35,0	45,5	21,0	14,5	

Hypertensie gedefinieerd als een systolische bloeddruk hoger dan 160 mmHg en/of een diastolische bloeddruk hoger dan 90 óf 95 mmHg.

- **Vragen en antwoorden**

a. *Had ik geen ultracaïne, zelfs niet in deze geringe hoeveelheid mogen gebruiken?*
 Goede pijnstilling wordt aanbevolen – mits lege artis gespoten.
b. *Je mag toch, mits zorgvuldig, een geringe hoeveelheid adrenaline gebruiken, juist om in deze situaties een goede anesthesie te krijgen?*
 Dit is juist.
c. *Had ik uitsluitend Citanest/Octapressine moeten gebruiken?*
 Nee, niet beslist nodig, alleen als men niet zeker is van het feit dat mogelijk toch adrenaline iv komt, zoals bij een sterk gevasculariseerd ontstekingsinfiltraat en mits men mag behandelen volgens de ASA-criteria.
d. *Zou hier niet na de behandeling (met stressontlading) sprake zijn van hyperventilatie en paniek?*
 Deze zaken lijken secundair en niet primair. Alles wat hierboven is beschreven zijn vermoedens. Met meer zekerheid had gesproken kunnen worden als op enig moment een hoge bloeddruk is gemeten. Door de ambulancebroeders? In het ziekenhuis? Bloeddruk meten is de moeite waard (tab. 22.4).

Tabel 22.5 Anamnese en risico-indeling [18, 27, 28]	
hebt u ooit een hoge bloeddruk gehad? Zo ja,	II
is uw bovendruk meestal tussen 160 en 200?	III
is uw onderdruk meestal tussen 95 en 115?	III
is uw bovendruk meestal 200 of hoger?	IV
is uw onderdruk meestal 115 of hoger?	IV

22.4 Een truc graag

> Heeft u tips en trics aangaande een man van 50–60 jaar met een hevige, terechte en echte pulpitisklacht, die zeer angstig is. Geen frequent tandartsbezoek, dus een weekendklant. Niet goed gereguleerde hoge bloeddruk en 'hartpatiënt', of in ieder geval in onderzoek of onder controle bij een cardioloog. Rookt, drinkt, overgewicht en een lange medicatielijst met slechte compliance. Deze man ontwikkelde een carieuze 36 met lange dunne radices en een stevig parodontium.

Overwegingen

> Op zo'n geformuleerde vraag, met zo weinig concrete informatie, valt geen antwoord te geven zonder als 'adviseur' kans te hebben om in een juridische procedure te geraken. Als de tandarts niet in staat is om uit de anamnese meer gegevens te verwerven noch om de bloeddruk te meten, dan is de enige optie in deze acute situatie te verwijzen naar een medisch centrum.

22.5 Waardevolle discussies zijn zeldzaam

Een collega uit als volgt zijn kritiek op een Feedback Post over de door mij gegeven adviezen bij patiënten met hypertensie: 'De gemodificeerde ASA-risicoscore toont wel het behandelrisico, maar niet de maatregelen die men moet nemen (◘ tab. 22.5). Ik heb begrepen dat je bij mensen met een hypertensie geen adrenaline in de anesthesievloeistof mag geven, maar liever bv Citanest met een veneuze vaatvernauwer. Ondanks aspireren kan adrenaline altijd in de bloedbaan komen. Adrenaline bij extracties is trouwens ongunstig omdat het soms voorkomt dat de alveole zich vult met bloed, met het risico van een dry socket en slechtere, tragere wondgenezing.'

Er volgt een beperkt antwoord omdat verwezen kan worden naar een uitgebreide toelichting in het boekje 'Voorkomen van medische accidenten' [1].

22.6 De theoretische basis

Hoge bloeddruk is een symptoom, een gezondheidsprobleem in onze samenleving. Een niet- of onvoldoende behandelde hypertensiepatiënt levert circa 20 jaar van zijn leven in. Dat dit mogelijk is, komt vooral door het ontbreken van klachten bij een ongecompliceerde hypertensie, goed verwoord door de bijnaam 'silent killer'.

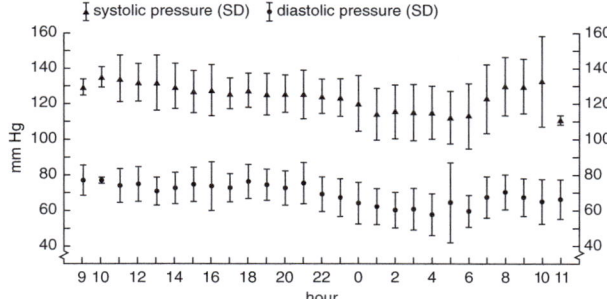

◘ Figuur 22.1 Bloeddrukverloop gedurende 26 uur inclusief een tandheelkundige controle

22.7 De bloeddruk

De *systolische bloeddruk* wordt bepaald door het hartminuutvolume (HMV) van de linkerventrikel. Het HMV is het volume per slag vermenigvuldigd met de hartfrequentie. De opening van de aortaklep en de elasticiteit van de aorta bepalen mee de hoogte van de systolische waarde. Zolang de aorta een elastische wand heeft, wordt de eerste uitstoot van de linkerventrikel door deze elasticiteit opgevangen (windketelfunctie). Bij vermindering van de druk door het wegvloeien van de stroom veert de wand terug en nivelleert de druk (dicrotie). Met het ouder worden wordt de wand stugger en daarmee stijgt de systolische bloeddruk.

De *diastolische bloeddruk* wordt vooral bepaald door de perifere vaatweerstand. Deze wordt gevormd door de diameter van kleine arteriën, precapillaire arteriolen en de viscositeit van het bloed [3].

De bloeddruk varieert bij elke hartslag en onder uiteenlopende omstandigheden. Zo is de bloeddruk afhankelijk van het seizoen, onder andere door de buitentemperatuur. Bij daling van de buitentemperatuur stijgt de bloeddruk; de hoogste bloeddruk wordt gemeten in januari-februari; de laagste in juli-augustus. Verder is de bloeddruk afhankelijk van het tijdstip van de dag ('s nachts 3 uur het laagst en ±11 uur in de ochtend het hoogst). Tevens is de druk gekoppeld aan de vulling van de blaas, van de vulling en de temperatuur van de maag, van inspanning, ademhaling, emoties, leeftijd en geslacht [1, 2].

22.8 Bloeddrukmeting

Voor het vaststellen van een hoge bloeddruk gaat men uit van de hoogstgemeten waarde (gemeten aan de bovenarm). De bloeddruk bij tandheelkundige controle onder voor de patiënt bekende omstandigheden, stijgt significant, maar niet meer dan bij een bezoek aan de huisarts (◘ fig. 22.1) [6]. De polsbloeddrukmeters zijn alleen onder strikte voorwaarden als meetinstrument voor de arteriële bloeddruk bruikbaar. Door de perifere plaatsing is de bloeddruk houdingsafhankelijk en wisselend, en lager dan de standaardbloeddruk aan de bovenarm gemeten. De pols dient gefixeerd te worden midden op het sternum ter hoogte van het rechteratrium. De vingerbloeddrukmeters zijn bedoeld voor de vergelijking van bloeddrukken tijdens behandeling en niet als primaire registratie.

22.9 Hypertensie

De keuze van het afkappunt tussen een normale bloeddruk en hypertensie is arbitrair. Bij personen van zestig jaar en ouder zonder manifeste hart- en vaatziekten, diabetes en familiaire hypercholesterolemie worden waarden van ≥160 mmHg en respectievelijk ≥90 mmHg aangehouden [3–5].

Het streven van artsen, vooral in de Verenigde Staten, om de bloeddruk zo laag mogelijk te houden, heeft bij ouderen al geleid tot meer mortaliteit en morbiditeit dan een hoge bloeddruk veroorzaakt. Doordat ouderen geen soepele vaten meer hebben, schiet bij het stellen van eisen aan de circulatie de doorstroming van de hersen- en/of coronairvaten tekort, met alle gevolgen van dien. Richtlijnen zijn prima mits toegepast met verstand.

22.10 Oorzaak hypertensie

In 95 % van de gevallen is er geen orgaandefect als oorzaak voor de hypertensie en spreekt men van een essentiële hypertensie of primaire hypertensie. Beter verwoord: 'We weten het niet.' Bij de essentiële vorm bestaat veelal een familiaire 'belasting' met hypertensie. Al op jeugdige leeftijd wordt een hogere basale bloeddruk gevonden [7, 8]. Bij de resterende 5 % is er sprake van (enkele extreem zeldzame oorzaken daargelaten) een chronisch nierlijden (◘tab. 22.6). Onderschat wordt de invloed van dieet en medicatie (anticonceptiepil). Onbekend is veelal het gebruik van glycyrrizinehoudende producten (drop), waarbij water- en zoutretentie optreden (◘tab. 22.7) [9–11]. Glycyrrizine wordt gebruikt in snoep, geneesmiddelen, dranken, kauwgum, tandpasta, oliën en drop. Bij een aanleg voor hypertensie kan een dagelijks dropgebruik van 20–40 gram per dag leiden tot een permanente hoge bloeddruk.

22.11 Symptomen van hoge bloeddruk

De patiënt met een essentiële en meest licht verhoogde bloeddruk is klachtenvrij. Een enkeling heeft (achterhoofd) ochtendhoofdpijn. Deze vorm kan jarenlang bestaan zonder complicaties. De ernstige vormen, waarbij complicaties het eerste symptoom zijn, vindt men bij de nefrogene en hormonaal bepaalde hoge bloeddruk. De eerste klacht wordt gevormd door de eerste complicatie. Deze complicaties berusten op de exponentiële toename van de zuurstofbehoefte van de hartspier bij het stijgen van de bloeddruk (◘fig. 22.2) en op het feit dat arteriele vaten onder een hoge druk kunnen barsten of samenkrimpen.

22.12 Complicaties (acuut)

- Stoornissen in de visus door bloedingen en exsudaten in de retina.
- Cerebrovasculaire accidenten door een bloeding, vaatspasme of door een embolie/trombose.
- Acute splijting van de wand van de aorta thoracale (aneurysma dissecans).

22.12 · Complicaties (acuut)

Tabel 22.6 Bekende oorzaken van hypertensie [6]

systolisch en diastolisch

renaal
acute en chronische nefritis
cystenieren, hydronefrose
diabetische nefropathie
arteria-renalisstenose

endocrien
hyperaldosteronisme
overproductie renine, mineralocorticoïden
syndroom van Cushing
feochromocytoom
hyperparathyreoïdie
acromegalie
zwangerschap, eclampsie

neurologisch
quadriplegie
syndroom van Guillain-Barré
verhoogde intracraniale druk
dysautonomie

drugs en medicatie
cyclosporine
orale anticonceptie, eetlustremmers
glucocorticoïd-, mineralocorticoïdsuppletie
sympathicomimetica
antidepressiva, tyramine en MAO-remmers
erytropoïetine
fenothiazinen
overdosis: cocaïne, amfetamine
coarctatio aortae

geïsoleerd systolische hypertensie
verlies windketelfunctie aorta
arterioveneuze shunts
ziekte van Paget
beriberi

— Maligne hypertensie is een uit de hand gelopen hoge bloeddruk met waarden ≥200/120–130 mmHg. De grens is afhankelijk van de literatuur die men raadpleegt. Bij onbehandelde bloeddruk is de mortaliteit na één jaar 80 % en na twee jaar 100 %.
— Een snelle bloeddrukstijging tot 250/150 mmHg. kan leiden tot een hypertensieve crisis, gekenmerkt door hoofdpijn en tekenen van een hypertensieve encefalopathie, zoals epileptische manifestaties, soms voorbijgaande en vaak gevarieerde halfzijdige verlammingen, verwardheid, opwindingstoestanden gevolgd door bewusteloosheid.

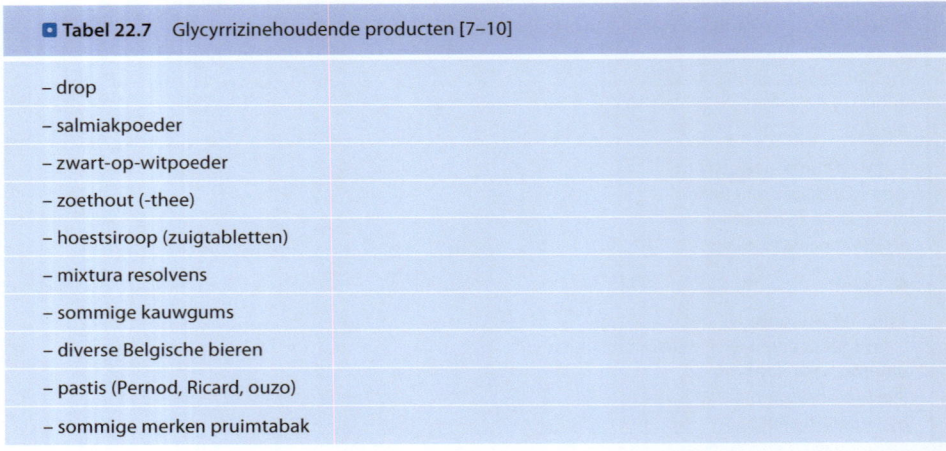

Tabel 22.7 Glycyrrizinehoudende producten [7–10]

– drop

– salmiakpoeder

– zwart-op-witpoeder

– zoethout (-thee)

– hoestsiroop (zuigtabletten)

– mixtura resolvens

– sommige kauwgums

– diverse Belgische bieren

– pastis (Pernod, Ricard, ouzo)

– sommige merken pruimtabak

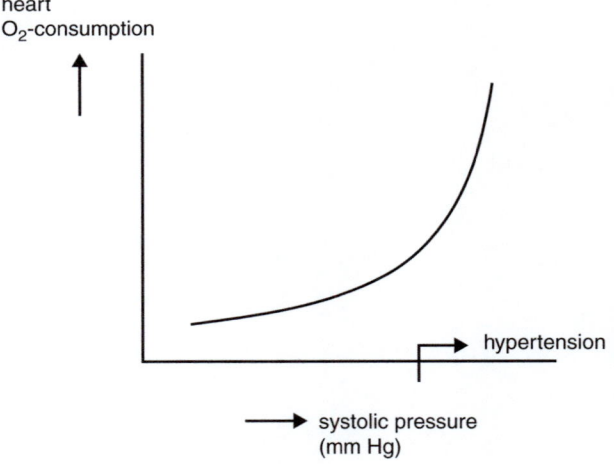

Figuur 22.2 Hartbelasting en RR

22.13 Complicaties (chronisch)

— Cardiale overbelasting leidt via linkerventrikelhypertrofie tot dilatatie van de linkerharthelft, krachtsverlies met als gevolg een linksdecompensatie, ritmestoornissen, angina pectoris of infarcering (fig. 22.3).
— Progressieve nierfunctiedaling.
— Sneller verlopende en intensievere atherosclerose.
— Cognitieve achteruitgang [12].

22.14 Bloeddrukmeting en tandheelkunde

Voor de tandarts algemeen practicus die een 'win-win'-situatie wil creëren in zijn praktijk, voor zichzelf en zijn patiënt, is het bekend zijn met de hoogte van de bloeddruk van zijn patiënt van belang [6].

22.14 · Bloeddrukmeting en tandheelkunde

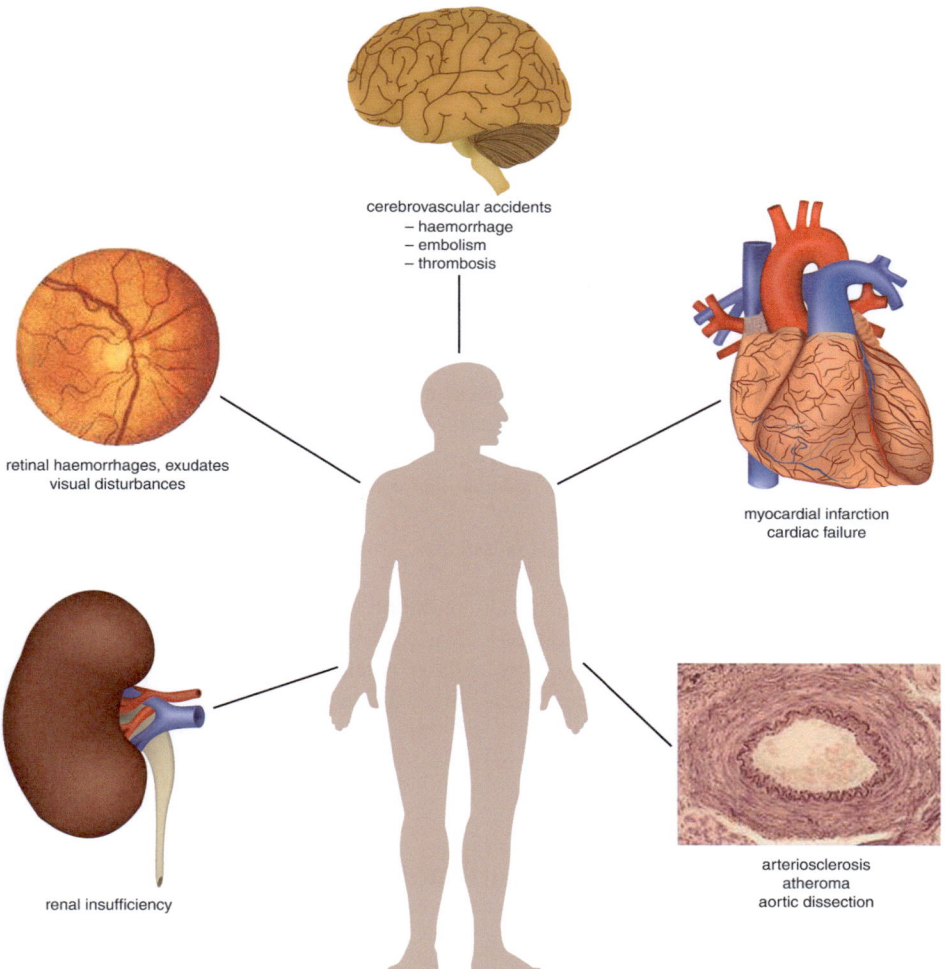

▣ **Figuur 22.3** Complicaties die bij een onvoldoende behandelde hypertensie kunnen optreden

Al sinds jaren wordt gepleit voor een bloeddrukmeting bij elk tandheelkundig patiëntcontact *(American Dental Association ADA, American Dental Hygienists Association ADHA)*. Een Japans onderzoek bij 3811 patiënten toonde aan dat 20,4 % een tot dat moment onbekend hoge bloeddruk had, van wie 1,5 % met een bloeddruk >180/110 mmHg. In Engeland is in 2009 in algemene praktijken gebleken dat 44 % van de patiënten een hoge bloeddruk had en dat hiervan maar 18 % bekend was [13–16].

Een screening door de tandarts is in Nederland gestrand doordat in 1990 van overheidswege werd gemeld dat dit ongewenst was. Het werd als 'beroepsvervalsing' beschouwd. De acceptatie in de tandartspraktijk blijft nog steeds achter bij het belang van preventie [6, 17] De investering in tijd is door de automatische meetapparatuur tot een minimum beperkt. Daarbij kan de meting worden uitgevoerd door hulpkrachten of door de patiënt zelf in de wachtkamer.

Het nut van een meting in de praktijk is drieërlei. Het voorkomen van acute accidenten in de stoel, het helpen voorkomen van chronische complicaties door het registreren en verwijzen van een onbekende hypertensie, en het aanpassen van de eigen behandeling bij gevonden te hoge waarden [18].

22.15 Predisponerende factoren voor een snelle stijging van de bloeddruk

- Overmatig zoutgebruik.
- Alcoholmisbruik.
- Adipositas.
- Het plotseling onderbreken van antihypertensieve medicatie (rebound-fenomeen).
- De interactie met gebruikte medicatie, waarbij de interactie van adrenaline met tricyclische antidepressiva, MAO-remmers en sympathicolytica berucht is [19].
- Tandheelkundige en mondhygiënische behandelingen, zoals extracties van frontelementen, en scalen en rootplanen.
- Pijn, onverwacht en chronisch (casus pulpitis).

Dat een excessieve stijging van de bloeddruk ook bij normotensieve patiënten kan optreden bij pijn werd aangetoond tijdens onderzoek. Een patiënt had gedurende tweemaal 24 uur tijdens zijn normale werkzaamheden een strikt normale bloeddruk (◘fig. 22.4). Tijdens een pijnperiode bij een conserverende behandeling stegen de bloeddrukwaarden systolisch >200 mmHg. Het is bekend dat de bloeddruk tijdens stress en pijn onvoorspelbaar stijgt. Deze stijging is bij patiënten met een hypertensie sterker en meer onvoorspelbaar dan bij normotensieve patiënten [20].

22.16 Preventie gerelateerd aan de EMRRH

Risico mASA II.
- Ken de bloeddruk van uw patiënt!
- Voorkeurstijdstip van de behandeling in de middag (laagste bloeddruk over de dag).

Conserverende tandheelkunde met lokale anesthesie in combinatie met een vasoconstrictor (adrenaline 1:100.000 of 1:200.000) lege artis uitgevoerd, geeft een grotere stabiliteit van de bloeddruk dan behandelen zonder effectieve pijnbestrijding. Lege artis toedienen betekent met aspireren en langzaam spuiten! Intraligamentaire en intraoseale injecties worden om deze reden afgeraden. Onderzoek heeft uitgewezen dat lokale anesthesie met adrenaline 1:80.000 als vasoconstrictor vergelijkbaar is met een ergometerstresstest van 25 watt bij jonge mensen en 15 watt bij ouderen. (◘fig. 22.5 en 22.6) [21–24].
- Antihypertensieve therapie kan interfereren met tandheelkundig handelen. (◘tab. 22.8) *mASA III*
- Premedicatie als nitroglycerine oromucosaal spray of 1 tabl s.l. of isosorbidedinitraat in zittende of liggende houding, verlagen de bloeddruk. Deze laat de bloeddruk dalen en daarmee de belasting voor het hart. Behalve hoofdpijn kent dit preparaat geen bijwerkingen.

22.16 · Preventie gerelateerd aan de EMRRH

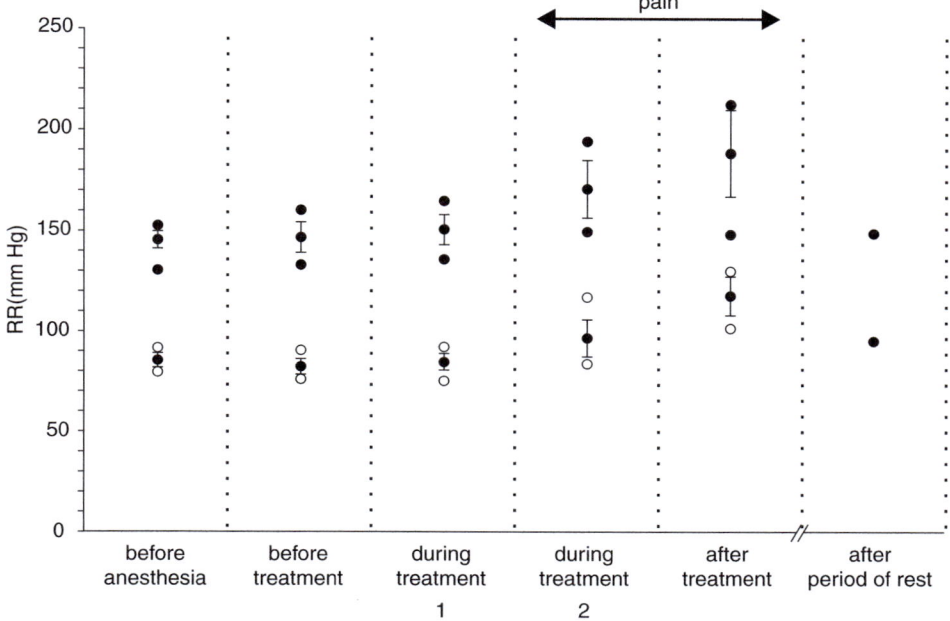

☐ **Figuur 22.4** Het bloeddrukverloop voor het geven van lokale anesthesie tijdens de lokale anesthesie met adrenaline 1:100.000 lege artis toegediend

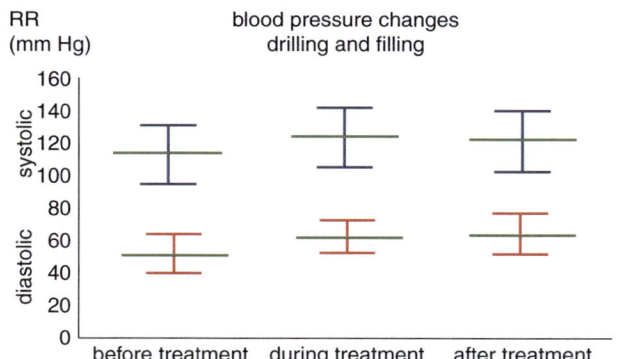

☐ **Figuur 22.5** Het bloeddrukverloop bij patiënten zonder lokale anesthesie

— In overleg met de huisarts bij een nerveuze bloeddrukverhoging eventueel 15 minuten voor de behandeling een tranquilizer oraal. Na deze medicatie kan de patiënt niet met eigen vervoer naar huis.
— Behandeling onder lachgassedatie of hypnose voldoet.
 mASA IV
— Geen electieve ingrepen [18].

Verwijs de patiënt met een bloeddrukniveau >120 diastolisch of >200 mmHg systolisch naar huisarts of eerstehulppost. Vóór verdere electieve tandheelkundige interventie dient de bloeddruk eerst door huisarts of specialist op een acceptabel niveau gebracht te worden.

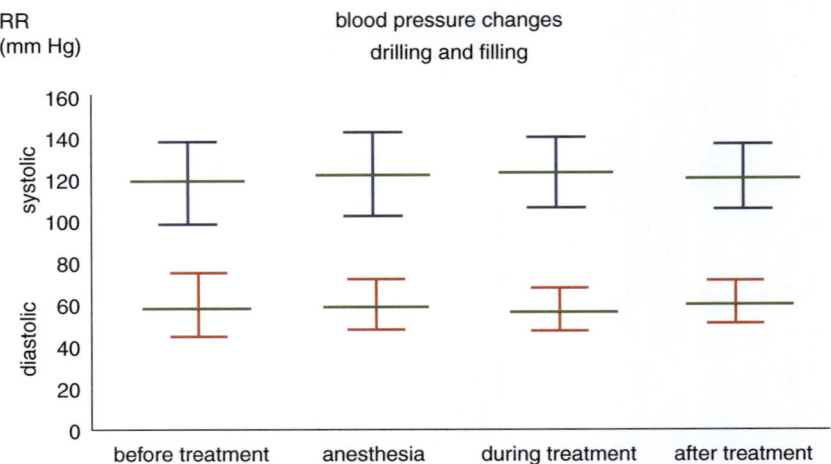

Figuur 22.6 Het bloeddrukverloop bij patiënten bij wie vergelijkbare handelingen werden verricht onder lokale anesthesie met adrenaline 1:100.000 lege artis toegediend

Tabel 22.8 Bijwerkingen van bloeddrukverlagende middelen [14]

middel	bijwerking van belang voor tandheelkunde
ACE-remmers	initiële hypotensie gestoorde smaak prikkelhoest hyperkaliëmie angioneurotisch oedeem nierfunctievermindering
bètablokkers	bradycardie slapeloosheid koude acra dromen depressie bronchospasme potentiestoornissen diarree
alfablokkers	orthostatische hypotensie impotentie palpitaties
calciumantagonisten	palpitaties orthostatische hypotensie gingivahyperplasie misselijkheid, diarree
diuretica	hypokaliëmie hyponatriëmie jicht glucose-intolerantie potentiestoornissen

Dit hoeft in een acute situatie niet lang te duren (enkele uren). Vermijd pijnlijke, langdurige ingrepen ook na de correctie van de bloeddruk. In noodsituaties met extreme bloeddrukken is het altijd beter de patiënt naar een eerstehulppost te verwijzen dan zelf het risico te nemen van een herseninfarct. In geval van twijfel zal men daar bij de patiënt een infuus inbrengen zodat er voor alle nog eventueel benodigde medicatie een toegangsweg naar het vaatstelsel is. Daarna wordt klinische behandeling toegepast, eventueel onder intraveneuze sedatie. Problemen komen voor als de behandelende arts van de patiënt niet bereid is deze voor de hoge bloeddruk te behandelen. Hoewel zeldzamer dan in de vorige eeuw, komt dit nog steeds voor. Het argument, veelal geuit bij de jongere patiënt, is dan: 'Door de behandeling maak je van de patiënt een 'zieke', *een cripple*. In deze gevallen is overleg met de patiënt de enige oplossing [6, 25].

22.17 Bijwerkingen en interactie van medicatie bij behandeling hypertensie (◘ tab. 22.8)

Bij de essentiële hypertensie is de behandeling symptomatisch. De therapie kan interfereren met tandheelkundig handelen. De bijwerkingen van antihypertensieve behandeling zijn afhankelijk van het type medicament, van de gebruikte dosering en van de patiënt.

- *Bètablokkers* fixeren een lage hartfrequentie. De werking van bètablokker berust op de antagonistische werking tegen het sympathicussysteem. Daarbij zijn twee receptoren van belang; de α- en β-receptoren. Prikkeling van de α-receptoren die vooral in bloedvaten van de huid en van de buik zitten, geven vasoconstrictie met een stijging van de diastolische bloeddruk en daling van het hartminuutvolume. De β-receptoren zijn te verdelen in β1 en β2. De β1-receptoren veroorzaken bij prikkeling een tachycardie en een toename van het hartminuutvolume. De β2-receptoren hebben invloed op de luchtwegen, waardoor een verwijding van de bronchioli ontstaat met een verminderde kliersecretie. Verder hebben deze receptoren invloed op de bloedvaten van de dwarsgestreepte spieren en worden de glycogenolyse en de lipolyse gestimuleerd. De werking van de niet-selectieve bètablokkers is tegengesteld aan alle bovenbeschreven functies. Niet-selectieve bètablokkers kunnen interfereren met hogere doses adrenaline intravasaal als gevolg van herhaald bijspuiten of bij directe intravasale toediening. Het gevolg is een stijging van de bloeddruk door alfa-receptorstimulatie. De min of meer selectieve bètablokkers oefenen hun werking voornamelijk uit op de β1-receptoren. Veel interactie met de adrenaline valt dan niet te verwachten, zoals in de beschreven casus 'de steigerende bloeddruk'.
Door de gefixeerde pols met frequenties meest onder de 65/minuut, is compensatie door het hart als dat nodig is niet mogelijk, zoals bij een bloeddrukdaling, in geval van lichamelijke of geestelijke stress, en bij houdingsveranderingen zoals van liggen naar zitten of staan. Dit kan symptomen van een forward failure doen ontstaan tot collaps toe.
- Bij *calciumantagonisten*, waarvan de bekendste verapamil en nifedipine zijn, wordt gingivahyperplasie beschreven. Behandeling van de hyperplasie is alleen zinvol als de medicatie gestaakt kan worden. Maximale mondhygiëne zou het ontstaan tegengaan. Hetzelfde wordt gesuggereerd van spoelen met chloorhexidine [26].
- Bijwerkingen van *ACE-remmers* zijn: smaakstoornissen, droge kuch, angio-oedeem en urticaria. Alfablokkers geven als belangrijkst probleem orthostatische klachten.
- *Alfablokkers* veroorzaken als belangrijkste probleem orthostatische klachten.
- *Niet-steroïde anti-inflammatoire ontstekingsremmers* (NSAID's) interacteren met bètablokkers, ACE-remmers, centraal werkende antagonisten, vaatverwijders en alfablokkers. Dit

leidt tot een minder werkzaam worden van de antihypertensieve therapie. Voor het kortdurend (een enkele dag) voorschrijven van lage dosis NSAID's door de tandarts bestaat geen bezwaar.
- De antihypertensieve medicatie is er primair op gericht om het bloedvolume te verminderen (de eerste stap in de hypertensiebehandeling zijn diuretica) en secundair om het bloed ergens in het lichaam op te slaan. Door de combinatie ontstaat een krappe circulatie dat het fysiologisch reguleringsmechanisme verstoort dat nodig is om houdingsveranderingen op te vangen. Met andere woorden: geen plotselinge houdingsveranderingen voor de behandelde hypertensiepatiënt in verband met de kans op een orthostatische hypotensie (bijvoorbeeld van liggen naar zitten en van zitten naar staan). Preventief de patiënt aan het eind van de behandeling langzaam op laten komen, daarna de benen even laten bengelen over de stoelrand en ten slotte langzaam van de stoel af laten komen, anders zijn klachten van duizeligheid, licht in het hoofd zijn of collaps het gevolg.
- Bij de behandelde hypertensiepatiënt dient de tandarts alert te zijn op het continueren van de antihypertensiva, omdat onderbreking van de behandeling een rebound effect op de bloeddruk kan hebben.
- De meeste anti-hypertensieve behandelingen verminderen kwalitatief en kwantitatief de speekselvloed. In uiterste gevallen treedt slijmvliesatrofie op met meer kans op candida-infecties. Aanbevolen wordt toe te zien op een optimale mondhygiëne, zo nodig professioneel ondersteund. Het gebruik van Na-fluoride, 1 % chloorhexidine-gel of spoelvloeistof als extra cariëspreventie wordt aangeraden.
- Andere bijwerkingen zijn speekselklierzwellingen, eventueel met pijn.
- Lichenoïde veranderingen niet te onderscheiden van lichen planus worden meest gevonden op de buccale mucosa, op de gingiva en op de laterale zijde van de tong. Geheel verschillende geneesmiddelen worden hiervoor verantwoordelijk gesteld, zoals diuretica (thiaziden, furosemide, spironolacton), maar ook labetalol, propanolol en captopril [19].

22.18 Oplossingen zonder/met juridische aspecten

Heftige pijn bij pulpitis, meestal zeer pijnstillingresistent, is een groot probleem voor de tandarts. De patiënt van de casus heeft een hoog medisch risico blijkend uit de lang bestaande ongecontroleerde hypertensie (onzekerheid 1), de cardiologische ondersteuning wijst mogelijk op cardiale overbelasting. (onzekerheden 2), klepgebreken bij grote linkerventrikel (3?). De alcohol en het overgewicht passen bij hyperlipidemie. Deze drie tezamen (bloeddruk, alcohol en roken) staan borg voor een vervroegde en ernstige atherosclerose (onzekerheid 4: angina pectoris?). De stress van het moment zal de bloeddruk bepaald niet drukken. Alles overziend: bij een tandarts die onder die omstandheden niet in staat is om de bloeddruk van de patiënt te meten, luidde mijn advies: de patiënt insturen naar een medisch centrum.

In de weekenddienst is verwijzen voor een chirurgische verwijdering naar de kaakchirurg niet mogelijk als gevolg van geen poli of OK-personeel. De kaakchirurg kan dan alleen pijnstilling bieden, maar dit kan de tandarts zelf ook. Beter is het als een dienstdoende tandarts (niet in elk ziekenhuis voorhanden) in dit soort gevallen niet tot extractie overgaat, maar als acute hulp alleen de pulpa extirpeert. Bij het geven van adequate lokale anesthesie wordt de pijn doorgaans direct al minder en de patiënt rustiger. Het verschil tussen behandelen in de algemene praktijk en een eerstehulppost ligt in de eerste benadering van de patiënt. Op een eerstehulppost zal primair de bloeddruk worden gemeten, er zal een cardiogram worden gemaakt en bij een extreem hoge bloeddruk zal per infuus de bloeddruk met medicatie worden verlaagd, waarna een kaakchirurg of tandarts zijn werk onder veilige omstandigheden zal kunnen doen.

Neemt de tandarts toch het risico bij onvoldoende informatie, met mogelijk in het achterhoofd de gedachte 'na de verdoving wordt het beter', dan draagt hij de volle verantwoordelijkheid van de gevolgen van zijn/haar handelen. Wat ook wordt beslist, zorg voor een goede verslaglegging met (en daar is het weer) concrete waarden van RR, pols en gegevens bij inspectie, uitgevoerde handelingen, inclusief tijdstippen van de acties.

Het is zo simpel: maak gebruik van de enige op deze wereld getoetste medische anamnese (EMRRH) die opbrengt wat je van een anamnese mag verwachten en trek dan de consequenties [27, 28].

Literatuur

1. Abraham-Inpijn L. Voorkoming van medische accidenten. Elsevier Gezondheidszorg Maarssen. 2009. 2e druk.
2. Abraham-Inpijn L. Bloeddruk, van shock tot hypertensie. 2012 e-Wise, Internet learning.
3. Hart W. De nieuwe CBO-richtlijn: 'hoge bloeddruk': huisartsen en specialisten op een lijn. NRvG. 2001;145(43):2065–7.
4. Wiersma TJ, Walma EP, Thomas S, Assendelft WJJ. Samenvatting van de 'Standaard Hypertensie' (derde herziening) van het Nederlands Huisartsen Genootschap. NTvG. 2004;148(19):923–31.
5. Bots ML. Epidemiologie van verhoogde bloeddruk. Diagnose Informatie en Medische statistiek (DIMS). 1998;29:4–9.
6. Gortzak RATh. Blood pressure variation during dental treatment. Thesis. Universiteit van Amsterdam. 1992.
7. Kist-van Holthe JE, Heijden AJ van der. Hypertensie bij kinderen; vergeten te meten. NTvG 1006;140(52):2597-2600.
8. Viswanathan K, Muzzin K, Pickett FA, Kaelber D. Monitoring pediatric blood pressure at dental appointments. J Dent Child (Chic). 2010;77(3):140–5.
9. Uum SHM van, Koopmans PP. Welke schadelijke effecten van drop zijn mogelijk. Internisten Vademecum 1997;12:27 juni.
10. Brouwers AJBW, van de Meulen J. Drophypertensie; ook door zoethoutthee. NTvG 2001;145(15):744–746.
11. Boganom H, Hee K van, Grundmeijer HGLM. Hypertensie door consumptie van drop en zoethoutthee. NTvG. 2007;151(51):2825–58.
12. Abraham-Inpijn L. Spoedeisende Geneeskunde in de Tandheelkundige praktijk. Assen: Van Gorcum; 2008.
13. Sproat C, Beheshti S, Harwood AN, Crossbie D. Should we screen for hypertension in general dental practice? Br Dent J. 2009;207(6):275–7.
14. Silvestre FJ, Salvador-Martínez I, Bautista D, Silvestre-Rangil J. Clinical study of hemodynamic changes during extraction in controlled hypertensive patients. Med Oral Pathol Oral Cir Bucal. 2011;16(3):e354–8.
15. RC. Hypertensie neemt wereldwijd toe Medisch Contact 2005; 60(3):113.
16. Miyawaki T, Nishimura F, Kohjitani A, Maeda S, Higuchi H, Kita F, Shimada M. Prevalence of blood pressure levels and hypertension-related diseases in Japanese dental patients. Community Dent Health. 2004;21(2):134–7.
17. Smeets EC, Jong KJM de, Abraham-Inpijn L. Detecting the medically compromised patient in dentistry by means of the medical risk-related history. Prev Med 1998;27:530–535.
18. Abraham-Inpijn L. Voorkoming medische accidenten. Elsevier Gezondheidszorg, Maarssen; 2009. 2^e druk.
19. Farmacotherapeutisch Kompas 2015.
20. Palmer-Bouva CCR, Van R, Vries de R, Abraham RE, Groen H, Abraham-Inpijn L. Fainting in the dental chair. A case report focusing on blood pressure, heart rate, epinephrine, norepinephrine, cortisol and psychodynamic background. Oral Surg Oral Med Oral Pathol Oral Radiol Endod. 1998;86(5):508–510.
21. Palmer-Bouva CCR, Oosting J, Vries R de, Abraham-Inpijn L. Stress in elective dental treatment: epinephrine, norepinephrine, VAS and DAS in 4 different procedures. Gen Dent. 1998:356–361.
22. Ezmek B, Arslan A, Delilbasi C, Sencift K. Comparison of hemodynamic effects of lidocaine, prilocaine and mepivacaine solutions without vasoconstrictor in hypertensive patients. J Appl Oral Sci. 2010;18(4):354–9.
23. Svajhler T, Knezevic G. Postextraction complications and the choice of anaesthesia. Acta Stomatol. Croat. 1990;24(4):241–51.

24 Tsirlis AT, Iakovidis DP, Parissis NA. Dry socket: frequency of occurrence after intraligamentary anaesthesia. Quintessence Int. 1992;23(8):575–7.
25 Geneesmiddelenbulletin. Het onderbouwd voorschrijven van antihypertensiva bij hypertensie 2005;39(2): 13–24.
26 Carty O, Walsh E, Abdelsalem A, MaCarthy D. Case report: drug-induced gingival overgrowth associated with the use of a calcium channel blocker (amlodipine). J Ir Dent Assoc. 2015;61(5):248–251.
27 Abraham-Inpijn L. Geautomatiseerd EMRRH-systeem. Complan Valens BV. 2014.
28 Abraham-Inpijn L, Russell G, Abraham EA, Bäckman N, Baum E, Bullón-Fernández P, Declerck D, Fricain JC, Georgelin M, Karlsson KO, Lamey PJ, Link-Tsatsouli I, Rigo O. A patient-administered Medical Risk Related History questionnaire (EMRRH) for use in 10 European countries (multicenter trial). Oral Surg Oral Med Oral Pathol Oral Radiol Endod. 2008;105(5):597–605.

Twee doortastende collegae

23.1 Antwoord – 218

23.2 Antwoord – 220

23.3 Achtergrondinformatie – 222

23.4 Terug naar de basis – 223

23.5 Acute complicaties van angina pectoris en een myocardinfarct – 226

23.6 Wetenswaardigheden samengevat – 227

Literatuur – 227

© Bohn Stafleu van Loghum, onderdeel van Springer Media BV 2017
L. Abraham-Inpijn, *Tandarts in de knel*, DOI 10.1007/978-90-368-1442-3_23

> **PAOT doe je niet voor niets**
> *De tandarts, en zeker de mondhygiënist, wordt regelmatig onderschat wat hun medische kennis betreft. Soms is dat helaas nog terecht, want er is nog altijd een groep collegae die de geneeskunde een ver-van-mijn-bed-show vinden. De twee vrouwelijke collegae (zijn vrouwen toch ijveriger?) van deze Feedback Post wisten van wanten.*

> **Casus 1**
> *Voor een halfjaarlijkse controle zit een 35-jarige vrouw met twee kleuters in de wachtkamer. De vrouw voelt zich niet goed en de tandarts valt de bleekheid en het klamme aspect van de patiënte op. Bij navraag heeft zij een lam gevoel in de linkerarm en –hand, die mogelijk ook tintelt. Daarnaast heeft zij een drukkend gevoel midden op de borst. Zij heeft dit nooit eerder gehad. Zij zegt te willen gaan liggen omdat zij misselijk wordt en het gevoel heeft te collaberen. De tandarts legt patiënte bij intact bewustzijn in stabiele zijligging en vermoedt angina pectoris op grond van het geleerde op een nascholingscursus. De patiënt noch de tandarts beschikken over een nitroglycerinepreparaat, het middel van keuze in deze situatie. Daarom besluit de tandarts een ambulance te laten komen.*
> *Deze arriveert na circa 13 minuten. Het ambulancepersoneel stelt de diagnose hyperventilatiesyndroom en raden de patiënte aan met een taxi naar huis te gaan. De tandarts wordt geadviseerd zijn werk af te maken. De tandarts vindt dat de vrouw een te zieke indruk maakt en houdt voet bij stuk wat betreft haar diagnose angina pectoris, ondanks de leeftijd van de patiënte. Zij dringt aan op presentatie in een ziekenhuis, wat door de ambulancebroeders ietwat wrevelig van de hand wordt gewezen. Tijdens de volgende discussie treden de klachten na een aanvankelijke geringe verbetering in toenemende hevigheid op. Uiteindelijk wordt toch maar tot overbrenging naar een eerstehulppost besloten.*
> *Bij opname blijkt er wel degelijk een ernstige cardiale ischemie te bestaan. Anamnestisch blijken er belastende factoren aanwezig. Patiënte is een intensief rookster met in de eerste lijn een belaste familie wat betreft myocardinfarcten. De vraag die de tandarts stelt luidt: 'Was het nu primair hyperventileren of angina pectoris?' (◘tab. 23.1).*

Ik hou mij verre van de discussie over de orale invloed op coronair sclerose [1].

23.1 Antwoord

> De klachten, zoals het tintelen van de linkerhand, werken verwarrend. Bij hyperventileren zijn de paresthesieën symmetrisch en niet alleen in de vingers van één hand, daarbij ook meest rond de mond.
> De vraag is hier: wat was er eerder, de kip of het ei? Zelf denk ik aan de ischemie. Bij langdurig hyperventileren treedt een respiratoire alkalose op met een lage concentratie geïoniseerd calcium in de circulatie, hetgeen kan uitmonden in vaatspasme zich uitend in kortademigheid, visusklachten en eventueel pijn op de borst (◘fig. 23.1). In de literatuur worden tijdens langdurig hyperventileren wel angina pectoris c.q. myocardinfarct beschreven. Essentieel is de volgorde waarin de klachten ontstaan; meestal is daaruit een waarschijnlijkheidsdiagnose te destilleren. In dit geval ging de *pijn* vooraf aan alle andere klachten. Ondanks de leeftijd en het geslacht van de patiënte die beide epidemiologisch niet in de eerste plaats wijzen op een infarct, moet dan toch met een dergelijk beeld rekening gehouden worden. Het feit dat patiënte bleek was, misselijk en een collapsneiging toonde, wijst op een dalende bloeddruk.

23.1 · Antwoord

Tabel 23.1	Cumulatieve risicofactoren voor atherosclerose
'major risks':	hypertensie
	hyperlipemie
	roken
'minor risks':	obesitas
	bewegingsarmoede
	stressverwerking
	sociale status
	alcoholabuses, infecties
	hardheid van het water
	contraceptivagebruik, met name het oestrogeengehalte is van belang.

$$H_2O + CO_2 \leftrightarrows H_2CO_3 \leftrightarrows HCO_3^- + H^+$$

$$H^+ + \text{proteïne}^- \leftrightarrows H\text{-proteïne}$$

$$2\ \text{proteïne}^- + Ca^{2+} \leftrightarrows Ca/\text{proteïne}$$

Figuur 23.1 Chemie van hyperventileren

De vastberadenheid van de collega gebaseerd op recente nascholing maakte het mogelijk zich te weren tegen het ambulancepersoneel, ten gunste van de patiënt.

? Casus 2

'Ik ben een oude student van u bij Acta. Vandaag valt een patiënt naast me neer in een revalidatiecentrum waar mijn moeder tijdelijk ligt.
Stabiele zijligging, pols en ademhaling en response op de vragen: allemaal ok!
Patiënte geeft aan dat zij angina pectoris heeft en daarvoor haar spray in haar zak heeft. Ik spuit 2x onder de tong; ik wilde haar suikerwater geven, maar dat mocht niet van een stel beledigde zusters. Ze deden haar warme kleding uit en een nat doekje op haar hoofd. De patiënte was bleek en verder wel redelijk ok.
Zij hadden in tussen 112 gebeld. De patiënte mocht niet zitten van de zusters. Ik vroeg of we nog eens de nitrobaatspray zouden gebruiken. Dat hebben we uiteindelijk herhaald. Toen de ambulance kwam heb ik mij er buiten gehouden. De patiënt werd meegenomen met verwijten aan mijn adres. Ik zou met de nitroglycerinespray een lage bloeddruk hebben veroorzaakt.
Klopt dit?? Ik heb niet kunnen slapen.
Sorry dat ik u hiermee lastigval.'

23.2 Antwoord

 Trek het u niet aan! Verpleging en ambulancepersoneel verklaren anderen altijd voor inferieur. Voor de ambulancebroeders geldt dat zij door hun extra opleiding in acute zaken de differentiatie van acute accidenten snel leren maken en dus in die gevallen ook in staat zijn adequaat te handelen.

Uw patiënte geeft zelf aan angina pectoris te hebben en u gebruikt het eigen medicament van de patiënt, waarschijnlijk in de dosis die op de verpakking staat. 'So far so good' (◘tab. 23.2).

De patiënt was bleek. U schrijft niets over transpireren, dus voorlopig neem ik aan dat dat niet het geval was. In ieder geval kan deze kleur een aanwijzing zijn dat de bloeddruk is gedaald, zeker als de patiënt voor de nitroglycerinegift wel een kleurtje had. Nitroglycerine heeft als functie het doen dalen van de arteriële bloeddruk, waardoor het hart minder belast wordt en het evenwicht tussen myocardbelasting en doorstroming van de coronairvaten meer op elkaar worden afgestemd. Gaat de patiënt daarna zitten of zelfs staan, dan daalt de bloeddruk verder en is een collaps niet uitgesloten. Dus plat blijven liggen was in dit geval prima.

Het is niet duidelijk waarom in deze situatie een tweede dosis nitroglycerine is gegeven. De enige indicatie is blijvende angina pectoris. Ik vraag mij af of dat het geval was omdat kennelijk de bloeddruk al gedaald was. Of de tweede dosis geïndiceerd was, weet u dus alleen.

De eerste handeling van u was perfect. Het laten bestaan van angina pectoris betekent voor de patiënt een bedreigende situatie, want ventrikelfibrilleren met functionele hartstilstand treedt op vanuit het ischemische gebied, waarvan bij angina pectoris sprake is.

Dat men vaststelde (wanneer? staand?) dat de patiënte een lage bloeddruk had, was het gevolg van, in aanleg, een juiste behandeling en het doel waarna u streefde.

U wilde suikerwater geven. De ratio daarvan is mij onduidelijk. Had de patiënte diabetes? In acute situaties is het vaak beter niet te laten drinken. Als de patiënt niet helemaal helder is (◘tab. 23.3 en 23.4) dan is verslikken niet ondenkbaar. De slikreflex komt namelijk later terug dan het bewustzijn. Patiënten die bijkomen uit een fase van bewustzijnsvermindering of bewusteloosheid, braken vaak direct na het bijkomen spontaan grote hoeveelheden ('ze keren hun maag om'). Dit is de ratio achter de stabiele zijligging, zodat het braaksel uit de mond en niet in de luchtwegen verdwijnt. Geef als het nodig is dat de patiënt wat drinkt, (bijvoorbeeld uitdroging als reden) de patiënt zelf de beker in de hand en laat zelf drinken. Giet je te vroeg de vloeistof in de mond, dan is verslikken waarschijnlijk.

De kleding en de natte doek zijn voornamelijk symboliek en voldoen aan de behoefte iets 'te doen' zonder kwaad te berokkenen.

23.2 · Antwoord

Tabel 23.2 Opvang angina-pectorisaanval

- rust, behandeling direct staken
- voorkeurshouding aan laten nemen
- laat de patiënt éénmaal gedurende 10 seconden persen, want dit blokkeert soms een angina-pectorisaanval
- nitroglycerinepreparaat geven, zittend of liggend[a] (controleer vervaldatum)
- pols- en bloeddrukcontrole

als de pijn binnen 5 minuten totaal verdwenen is:
- noodvoorzieningen
- nieuwe afspraak maken

als de pijn na 5 minuten nog (geheel/deels) aanwezig is:
- nitroglycerine herhalen
- pols en bloeddruk meten. Bij waarden hoger dan 120/80 mmHg 40 mg furosemide oraal overwegen. Het geven van zuurstof per neusbril of kapje heeft geen functie in het verbeteren van de doorstroming of saturatie ter plaatse, maar werkt vaak als tranquillizer voor de patiënt, evenals een 10 mg diazepam[b]

als de pijn na 10 minuten niet totaal weg is:
- ambulance bellen (instabiele angina pectoris)
- pols en bloeddruk meten
- verslag maken van gebeurtenissen, met name ook of er bloedige ingrepen zijn verricht. mocht in het ziekenhuis cardiale interventie met antistolling nodig blijken, dan is dat van belang

[a] De enige bijwerking van nitroglycerine is hoofdpijn.
[b] Na angina pectoris die direct over is kan de patiënt onder begeleiding (niet met eigen vervoer) naar huis. Bij langer durende angina pectoris presentatie op een eerstehulppost.

Tabel 23.3 Snelle indeling bewustzijnsniveau

- *diep bewusteloze patiënt*: geen reactie op aanspreken, pijn of schudden.
- *soporeuze patiënt*: patiënt kreunt, de motoriek is inadequaat, geen verbaal contact mogelijk.
- *somnolente patiënt*: de suffe, vaak traag reagerende patiënt, van wie de reacties wel adequaat zijn.
- *heldere patiënt*: elke opdracht wordt direct en adequaat uitgevoerd.

Tabel 23.4 Formele indeling bewustzijn (de Glasgow Coma Scale[a])

E (eyes, het actief openen van de ogen)		
de patiënt		1. opent de ogen niet, op geen enkele prikkel
		2. opent de ogen op pijnprikkels
		3. opent de ogen op aanspreken
		4. opent de ogen spontaan
M (motoriek van de armen)		
de patiënt		1. toont geen reactie op pijnprikkel
		2. toont extensie op pijnprikkel
		3. toont abnormale buigreactie op pijnprikkel
		4. toont normale flexie op pijnprikkel
		5. lokaliseert een pijnprikkel
		6. voert eenvoudige opdracht uit
V (verbale reactie)		
de patiënt		1. produceert geen verbale uitingen
		2. produceert onverstaanbare klanken, kreunt
		3. spreekt in losse woorden
		4. kan converseren, maar taalgebruik is verward
		5. kan zich oriënteren in plaats, tijd en persoon

Bij E4M6V5 is de patiënt maximaal helder.
[a] Hoe lager de totaalscore (E1M1V1) des te dieper het coma.

23.3 Achtergrondinformatie

Angina pectoris als symptoom van een tekort aan zuurstof in het myocard wordt regelmatig onderschat, niet in de laatste plaats door de patiënt zelf: 'Daar heb ik het weer' en 'Ik neem wel een aspirientje.' Dit symptoom betekent ischemie van een deel van de hartspier.

De meest serieuze complicatie bij angina pectoris is het ventrikelfibrilleren waarbij het hart functioneel stilstaat. Deze hoge frequentie is doodsoorzaak nummer een bij ischemie.

Een hartinfarct bestaat uit een dood hartspierdeel en daarom heen een ischemisch gebied. In wezen hetzelfde als de situatie bij angina pectoris. Essentieel is dat er bij direct ingrijpen bij angina pectoris geen blijvende schade optreedt en bij een infarct wel. Daarom wordt aangeraden om een nitroglycerinepreparaat in de praktijk te hebben voor gevallen als boven beschreven, maar ook voor patiënten die zelden nitroglycerine gebruiken. Ze hebben het dan vaak wel op zak, maar veelal is de vervaldatum al gepasseerd [1–3].

Door de ischemie kunnen vroege, door de necrose bij het infarct late complicaties ontstaan (fig. 23.2).

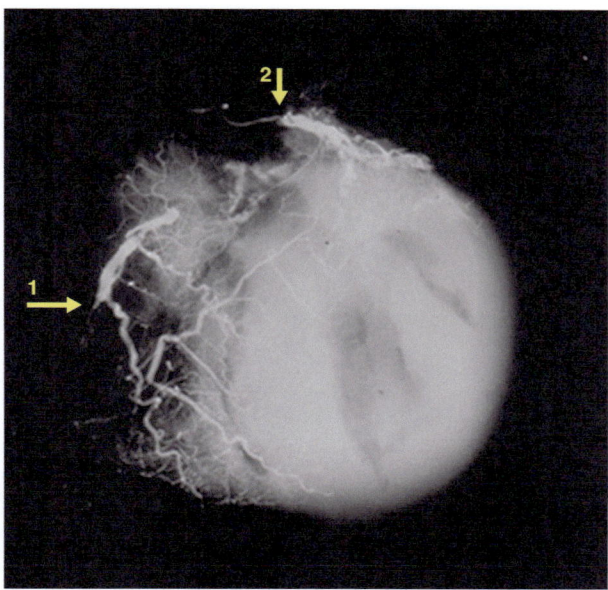

Figuur 23.2 Deze foto laat bij pijl 1 een langzaam ontstane obstructie zien van een coronair-vat met de vorming van collaterale (angina pectoris), en bij pijl 2 een acute complete obstructie met een dodelijk hartinfarct als gevolg

23.4 Terug naar de basis

Angina pectoris/myocardinfarct

De oorzaak is een negatieve balans tussen zuurstofbehoefte en zuurstofaanbod aan de hartspier, ten nadele van de laatste.

Lokalisatie van de pijn is retrosternaal met eventueel een *uitstralingspatroon* langs de sternaallijn en eventueel naar een arm, met een voorkeur voor links waarbij de pijn kan doortrekken tot in de pink. Vooropgesteld: niet iedere pijn op de borst is cardiaal (◘ tab. 23.5). De lokalisatie van de pijn wordt meestal vrij specifiek met de vuist of met beide handen op de borst aangegeven (teken van Levin, ◘ fig. 23.3). Uitstraling van de pijn kan ook plaatsvinden naar de nek, schouders en rug. De pijn kan zich ook alleen een- of tweezijdig aan de mandibula(e) manifesteren [4, 5]. In het verleden lag de nadruk op eenzijdige pijn. Deze laatste manifestatie als uiting van angina pectoris is altijd gekoppeld aan inspanning (◘ fig. 23.4).

Het *karakter van de pijn* bij myocardischemie (dus ook bij een infarct) is dof, drukkend, samensnoerend, knellend of een bankschroefgevoel. Deze pijn wordt ook gekarakteriseerd als een moe of lam gevoel.

Ischemische symptomen zijn nooit een steek maar hebben altijd een zekere *tijdsduur en een continuïteit* omdat herstel van het zuurstoftekort enige tijd vergt.

De *provocatie van de pijn* houdt verband met geestelijk of lichamelijke inspanning en is daardoor aanvalsgewijs. Bij angina pectoris vermindert de pijn in rust binnen de 5 minuten (◘ tab. 23.6).

Tabel 23.5 Differentiële-diagnosemogelijkheden
– angina pectoris
– myocardinfarct
– slokdarmafwijkingen
– aspiratie
– hyperventileren/paniek

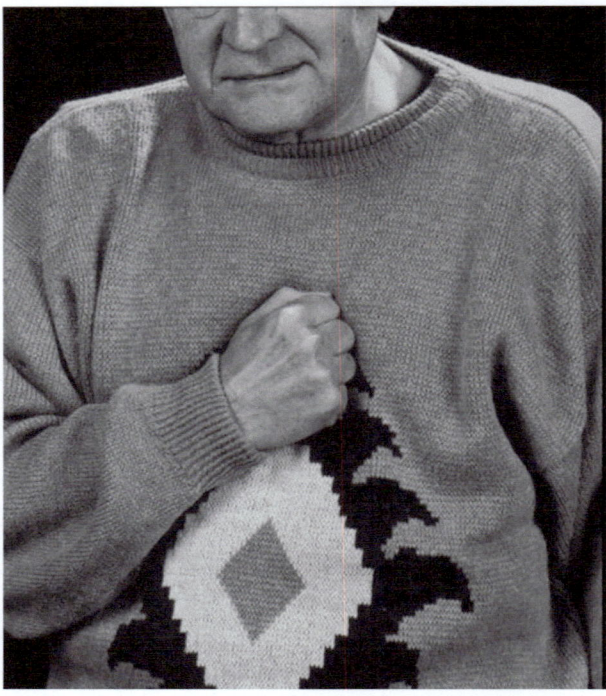

Figuur 23.3 Teken van Levin

De *herhalingsfactor* hoeft niet aanwezig te zijn. Vragen als 'Is een dergelijke pijnklacht eerder opgetreden? Wanneer? Hoe vaak? Onder welke omstandigheden? Is er progressie in de ernst of de frequentie van de klachten?' wijzen op een toenemende neiging tot infarcering. Toenemende ernst van de angina pectoris wordt instabiele angina pectoris genoemd (vroeger: dreigend infarct) (tab. 23.7 en 23.8).

Begeleidende symptomen zoals misselijkheid en braken, zijn aspecifiek. Veel patiënten reageren op pijn, spanning of angst met een braakneiging. Onofficieel worden deze symptomen bij een infarct toch gezien als 'een slecht teken'.

De voorgeschiedenis is de beste manier om angina pectoris op te sporen. In rust of na gebruik van vaatverwijdende middelen daalt de bloeddruk en verdwijnt of vermindert de pijn binnen vijf minuten (tab. 23.9).

Angina pectoris wordt stabiel genoemd als de patiënt steeds bij een identieke inspanning hetzelfde pijngevoel heeft. De patiënt leert de pijn te vermijden door zijn activiteiten te

23.4 · Terug naar de basis

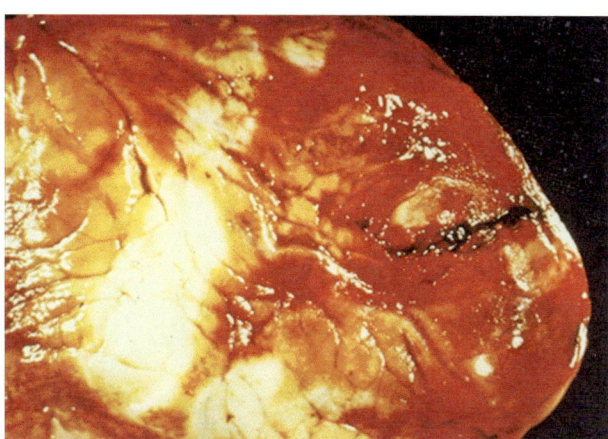

Figuur 23.4 Hartspierperforatie bij recent infarct

Tabel 23.6 Predisponerende factoren

- psychische en lichamelijke inspanning
- hartspierhypertrofie als gevolg van een langer bestaande overbelasting van het hart (hoge bloeddruk, klepafwijkingen, ritmestoornissen)
- plat op de rug liggen veroorzaakt een verminderde ventilatie
- afkoeling. Het lichaam probeert bij *afkoeling* warmte vast te houden door spasme van de perifere arteriolae; hierdoor neemt de perifere weerstand toe en stijgt voornamelijk de diastolische bloeddruk. Bij iedere stijging van de bloeddruk neemt de zuurstofbehoefte van de hartspier toe, eerst lineair, daarna bij een bloeddruk boven de 140/90 mmHg zelfs exponentieel;
- een copieuze maaltijd (circulatie rond de maag en bovenbuik nemen toe)
- roken, het gebruik van stimulerende middelen en drugs
- koorts, anemie, een versterkte schildklierfunctie, aortastenose

Tabel 23.7 Indeling pijn bij angina pectoris[a]

I alleen onder uitzonderlijke omstandigheden
II bij grote inspanning, overgang warmte/koude en emoties
III bij elke inspanning, emotie of temperatuurverandering
IV in rust (progressief)

a *Canadian Cardiovascular Society (CCS) en meer functioneel de New York Heart Association (NYHA).*

verminderen of door voor het ontstaan van de klachten preventief een vaatverwijder, bijvoorbeeld en nitroglycerinepreparaat te nemen. Na enige tijd accepteert de patiënt deze situatie als de norm voor zijn dagelijks leven. De anamnese kan daardoor misleidend zijn. In circa 50 % van deze gevallen kondigt zich het infarct niet aan als angina pectoris, maar treedt dit

Tabel 23.8 Anamnesevraag EMRRH
hebt u pijn of een knellend gevoel op de borst bij inspanning (angina pectoris)? Zo ja,
hebt u uw activiteiten moeten verminderen?
hebt u pijn op de borst in rust?
zijn uw klachten recent toegenomen?

Tabel 23.9 Aanbevolen medicatie bij angina pectoris
nitroglycerinepreparaten
– nitroglycerine oromucosaal (in pepermuntolie en alcohol) spray 0,4 mg/dosis; nitrolinguaal (pompspray) 0,4 mg/dosis.
bijwerkingen:
– 1–10 % hoofdpijn, duizeligheid, somnolentie. orthostatische hypotensie.
– tachycardie.asthenie.
– 0,1–1 % overgevoeligheidsreacties zoals gezwollen tong, allergische dermatitis.
– verergering van angina pectoris, bradycardie, cyanose. Roodheid in het gezicht
– cardiovasculaire collaps. misselijkheid, braken
isosorbidedinitraatpreparaten
– isordiltablet (Titradose) 30 mg/dosis, sublinguaal 5 mg/dosis.
isosorbidedinitraat
– sublinguaal 5 mg/dosis.
bijwerkingen:
– >10 % hoofdpijn
– 1–10 % duizeligheid, slaperigheid, tachycardie, bleekheid, overmatig, transpireren
interacties voor deze producten zijn gelijk aan die voor nitroglycerinepreparaten en voor isosorbidedinitraatpreparaten.

voor de patiënt volkomen onverwachts op als een 'donderslag bij heldere hemel', zoals door een plotselinge afsluiting op basis van een bloedplaatjesprop. In 5–15 % ontbreekt echt ieder voorafgaand symptoom.

23.5 Acute complicaties van angina pectoris en een myocardinfarct

- *Acute hartdood* door ventrikelfibrilleren als gevolg van de ischemie. Alle ischemische cellen in het lichaam neigen tot spontane elektrische ontlading. Bij ventrikelischemie leidt dat tot snelle, ineffectieve, niet-gecoördineerde spiervezelcontracties met een frequentie van 500 of meer per minuut, waardoor een normale hartspiercontractie wordt verhinderd en functioneel gezien een hartstilstand optreedt. Stilstand van de sinusknoop bij ischemie als oorzaak van een hartstilstand is mogelijk, maar zeldzaam.

- *Andere ritmeafwijkingen* ten gevolge van ischemische hartlaesies. Deze zijn onvoorspelbaar en beginnen peracuut.
- *Hartfalen* kan optreden afhankelijk van de grootte van het ischemische gebied en de necrose bij het infarct. Het ischemische gebied pompt niet meer, met als gevolg afhankelijk van de grootte en locatie een bloeddrukdaling of forward failure of een decompensatio cordis van de linker- (longstuwing tot longoedeem) of rechterharthelft (leverstuwing, eventueel pijn in de bovenbuik rechts).

Latere complicaties bij infarct:
- *Perforatie* van het necrotische myocardweefsel. Dit ontstaat vooral tussen de vijfde en zevende dag na het ontstaan van het myocardinfarct en leidt tot een letale harttamponnade. In deze fase is de necrose namelijk nog onvoldoende vervangen door trekvast littekenweefsel. Een plotselinge, niet-extreme bloeddrukverhoging kan voldoende zijn om de hartwand te laten scheuren.
- *Aneurysmavorming* van het gevormde litteken.
- *Ritmestoornissen* van allerlei aard.
- *Thrombusvorming* op het littekenweefsel met kans op embolieën.

23.6 Wetenswaardigheden samengevat

1. Een bekend advies is altijd: zorg voor een geüpdatete medische anamnese, want voor angina pectoris is dat het beste diagnosticum. Die anamnese laat de tandarts hier in de steek.
2. Epidemiologische waarheden gelden vaak niet voor de individuele patiënt.
3. Bij een accident in de stoel is het van belang het tijdstip vast te leggen van het begin en de volgorde van klachten en handelingen. Bij interventie van ambulancepersoneel of medici is dat het eerste waar naar wordt gevraagd.
4. Kijk in uw bestand welke medische pathologie er bij uw patiënten voorkomt die kan leiden tot acute problemen en bereid u daarop voor. Een ambulance in Nederland heeft een 'lag time' of aanrijtijd van 15 minuten die u moet kunnen overbruggen door de patiënt in een zo optimale mogelijke conditie te houden. Hebt u een oudere patiëntenpopulatie dan behoort daar een nitroglycerinepreparaat in uw voorraad medicamenten bij.
5. Volg PAOT als u denkt dat uw kennis in acute situaties tekortschiet.
6. Bel bij twijfel in (niet-)acute situaties een huisarts voor advies, of laat de patiënt presenteren op een eerstehulppost.

Literatuur

1. Ziebolz D, Priegnitz A, Hasenfuss G, Helms HJ, Hornecker E, Mausberg RF. Oral health status of patients with acute coronary syndrome - a case control study. BMC Oral Health. 2012;22(12):17.
2. Becker D. Emergency drug kits: pharmacological and technical considerations. Anesth Prog. 2014;61(4):171–9.
3. Abraham-Inpijn L. Voorkoming van medische accidenten. Maarssen: Elsevier Gezondheidszorg; 2009.
4. Kreiner M, Alvarez R, Waldenström A, Michelis V, Muñiz R, Isberg A. Craniofacial pain of cardiac origin is associated with inferior wall ischemia. Oral Facial Pain Headache. 2014;28(4):317–21.
5. López-López J, Adserias-Garriga MJ, Garcia-Vicente L, Jané-Salas E, Chimenos-Küstner E, Pereferrer-Kleiner D. Orofacial pain of cardiac origin, serial of clinical cases.

Patiënt heeft alles

24.1 Uiteindelijk advies (mist er geen hyperthyroïdie bestaat, etc.) – 232

24.2 Voorzorgen – 232

24.3 Onderbouwing van het advies – 234

Literatuur – 236

❓ Zonder ingevulde vragenlijst geen goed advies

Een tandarts mailt het volgende: *'Een patiënt heeft vandaag gebeld en komt morgen met een spoedklacht; dikke wang uitgaande van een losse kies in de onderkaak. De informatie geef ik uit mijn hoofd want ik kan nu niet bij de gegevens in de computer van de praktijk (is niet mijn eigen praktijk).*
Patiënt heeft enkele jaren geleden een 5-voudige bypass ondergaan, is zwaarlijvig en erg bang voor de tandarts. Hij gebruikt Plavix en acetylsalicylzuur en heeft aan de assistente doorgegeven nu ook Acenocoumarol te gebruiken. Hij moet antibioticumprofylaxe krijgen bij bloedige ingrepen. Bij het vorige bezoek heeft hij alleen de hoogstnoodzakelijke behandelingen laten uitvoeren en komt verder alleen bij klachten, ondanks dat hij meerdere malen van ons te horen gekregen heeft dat juist hij onder regelmatige controle moet blijven.
Kunt u mij, met deze beknopte informatie, vertellen wat ik nu als spoedbehandeling voor deze patiënt kan betekenen?
Ik hoop dat u mij verder kunt helpen, zeker bij dit soort patiënten wil ik geen risico lopen op complicaties door mijn handelen.'

❓ Mijn (LAI) eerste reactie

Wat is de leeftijd van de patiënt en kunt u per mail bijgevoegde vragenlijst laten invullen, dan weten we meer.

❓ Reactie tandarts

Bijgaand de ingevulde EMRRH (◘ tab. 24.1)

❓ LAI

Graag als aanvulling de medicatielijst, want deze is nu niet in overeenstemming met de opgegeven pathologie.
Niet ingevuld: Waarvoor bestaat de allergie? Welke maligniteit is er geweest? Geen insuline en toch ontregeld? Welke schildklierziekte zonder medicatie? Welke lever- en welke nierziekte
Begrijpt de patiënt de lijst?

❓ Tandarts

Ik heb de 46-jarige patiënt vandaag gezien, de mond bekeken en heb een röntgenfoto gemaakt. Verder heb ik geprobeerd zo veel mogelijk duidelijk te krijgen over de ingevulde vragenlijst. De allergie betreft Amoxicilline. Hij heeft nu geen acetylsalicylzuur meer maar wel acenocoumarol en is ook onder controle van de trombosedienst. Normaal gesproken is zijn INR tussen 2,9 en 3,4. Diabetes was volgens hem nu onder controle met waarden rond de 5,6.
De foto liet ernstige lokale botafbraak zien met alleen de wortelpunt van element 35 nog in het bot. Zeer snel gegaan want op een solo van een jaar eerder was wel wat botafbraak te zien maar niet ernstig. De wang bleek nu niet meer dik en ook niet erg pijnlijk.
Trombosedienst had desgevraagd gezegd dat kies er wel zo uit getrokken kon worden omdat ie zo los stond… Ik wilde de extractie inplannen voor volgende week en dan gebruik maken van citanest en antibioticaprofylaxe (natuurlijk geen amoxicilline). Is dit de juiste benadering?

❓ LAI

Veel blijft nog onopgelost. Wat echter absoluut van belang is: 'Wat is de aard van de schildklierafwijking'! Was de cardioversie in verband met boezemfibrilleren?

Tabel 24.1 Positieve antwoorden op vragen uit de EMRRH

hebt u ooit een hartinfarct gehad? Zo ja	x	0	II
hebt u uw activiteiten moeten verminderen?	x	0	III
hebt u in de laatste 6 maanden een hartinfarct gehad?	0	X	IV
hebt u een hartgeruis of hartklepgebrek?	x	0	II
hebt u een kunsthartklep?	0	x	II
hebt u korter dan 6 maanden geleden een hart- of vaatoperatie ondergaan?	0	0	II
hebt u een pacemaker?	0	0	II
hebt u uw activiteiten moeten verminderen?	0	0	III
nee, wel cardioverse dec. 2012			
hebt u nu of hebt u in het verleden een hoge bloeddruk gehad? Zo ja	x	0	II
wat is uw laatst gemeten bloeddruk? *135–72*			
hebt u suikerziekte? Zo ja	x	0	II
gebruikt u insuline?	0	x	II
bent u vaak 'ontregeld' (hypo/hyperglykemie)?	x	0	III
hebt u een schildklierziekte? Zo ja	x	0	II
is dit een vertraagde functie?	0	0	III
is dit een versterkte functie?	0	0	IV
hebt u daarvoor dieet of medicijnen?	0	0	III
hebt u een nierziekte? Zo ja	x	0	II
hebt u nierfunctievervangende behandeling (dialyse)	0	0	IIII
hebt u een niertransplantaat?	0	0	IV
hebt u nu of hebt u ooit een kwaadaardige ziekte (tumor), of bloedziekte gehad? Zo ja	x	0	II
welke?..			
bent u onder behandeling?	0	0	III
bent u bestraald voor een tumor of gezwel aan hoofd of hals? Zo ja	0	0	IV
wanneer?...			
gebruikt u op dit moment medicijnen op recept of zelf gekocht?	x	0	II
voor het hart?	x	0	
loopt u bij de trombosedienst of gebruikt u bloed verdunnende middelen?	x	0	
tegen hoge bloeddruk?	x	0	
aspirine of andere pijnstillers?	0	0	
voor suikerziekte?	x	0	
voor allergie?	0	x	
prednison, corticosteroïden of andere afweerremmende middelen?	0	x	
tegen huid-, darm-, of reumatische ziekten?	0	x	
medicijnen tegen kanker of bloedziekten?	0	x	

Tabel 24.1 Vervolg			
penicilline of antibiotica?		0	x
kalmerende middelen, slaaptabletten antidepressiva, verdovende middelen?		0	x
gebruikt u drugs?		0	x
andere medicijnen?		0	x

24.1 Uiteindelijk advies (mist er geen hyperthyroïdie bestaat, etc.)

> Voorop staat bij het opnemen van de medische anamnese dat tandarts of mondhygiënist de ingevulde vragen verifieert en lacunes met de patiënt doorneemt en aanvult. Ondanks herhaalde pogingen maakt de medisch anamnese een onbetrouwbare indruk. Vragen blijven niet compleet ingevuld en nog steeds wordt voor lever-, nier- en schildklierpathologie in het geheel geen medicatie aangegeven. Deze onbetrouwbaarheid is in overeenstemming met de non compliance voor de tandheelkunde. Het klinisch beeld komt overeen met de verwachting, al is betrokkene wel erg jong voor vijf by-passes (overgewicht, hypertensie, diabetes mellitus, waarschijnlijk lipidenverhoging met slechte compliance) (fig. 24.1).
>
> De maximale scores betreffen het hartinfarct en de diabetes mellitus. Nu zegt de ervaring dat patiënten op orale antidiabetica zelden het beeld van wisselende bloedsuikers tonen. Meestal is de bloedsuiker chronisch aan de hoge kant of zelfs verhoogd met waarden tot 20 mmol/l. De hypertensie lijkt onder controle zonder dat bekend is waarmee.
>
> Er bestaat geen contra-indicatie met betrekking tot de extractie van dit element, mits er geen hyperthyroïdie bestaat en de maligniteit geen systeem betreft (een of andere vorm van leukemie bijvoorbeeld).
>
> Bij een nierinsufficiëntie kan de bloedplaatjesaggregatie gestoord zijn… Als het leverprobleem berust op een vorm van hepatitis, dan dreigt besmettingsgevaar. Gezien weer de anamnese zou alcohol-abusis ook een verklaring kunnen zijn. Dit zijn suggesties, meer niet, maar het geeft aan hoe belangrijk completering van de anamnese is.

24.2 Voorzorgen

> - Bij zelfcontrole van bloedsuikers, deze voor de behandeling laten uitvoeren. Door de ingreep zullen deze zeer waarschijnlijk stijgen.
> - Met de trombosedienst afspreken dat zij bij voorkeur 1 uur voor de ingreep, maar in ieder geval zo kort mogelijk voor de extractie, de INR bepalen. Deze mag het maximum van 3,5 niet overschrijden.
> - Voor de behandeling de bloeddruk meten. Waarden ≥200/115 mmHg vormen een absolute contra-indicatie. Bij waarden die een mASA III geven, kan preventief om een geringe bloeddruk aling te bereiken nitroglycerine oromucosaal spray of 1 tabl s.l. of isosorbidedinitraat zittend of liggend gegeven worden. Nitroglycerinespray of Nitrolingual bevat 0,4 mg/dosis in pepermuntolie en alcohol. Isosorbidedinityraat (Cedocard retard 10, 20 of 40 mg; Isodil oromucosaal 5 mg; Isosorbidedinitraat tablet 5 mg).

24.2 · Voorzorgen

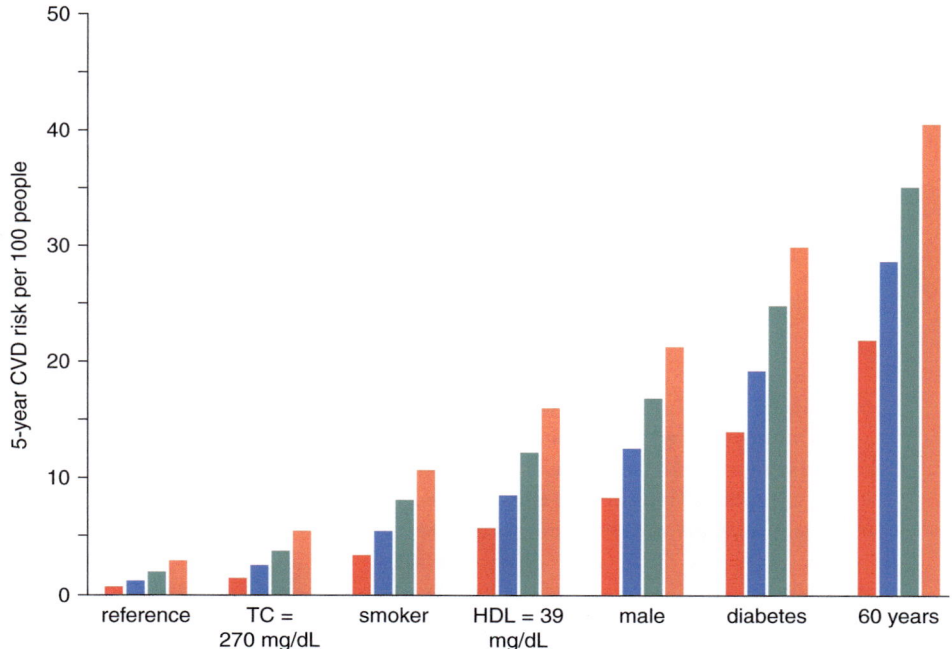

Figuur 24.1 [6] Cumulatief absoluut risico op een hartinfarct bij verschillende hypertensieniveaus bij respectievelijk een systolische bloeddruk van 110, 130, 150 en 170 mmHg. (TC = totaal cholesterol, HDL = high density lipiden)

- Goedzittende lokale anesthesie met vasoconstrictor. Als de voorkeur uitgaat naar citanest is dat prima.
- Overhechten.
- Bevorder lokale hemostase door compressie (20–30 minuten) met een gaastampon, gedrenkt in fysiologisch zout, trombine (concentratie: 5000 U/ml) of tranexaminezuur.
- Plotselinge houdingsveranderingen vormen een provocatie voor een orthostatische hypotensie bij alle behandelde patiënten. De medicatie zelf of de krappe circulatie van de patiënt kunnen het fysiologisch reguleringsmechanisme verstoren dat nodig is om houdingsveranderingen op te vangen. Klachten van duizeligheid, licht in het hoofd zijn of collaps zijn het gevolg [1, 2].
- Dit is te voorkomen door de patiënt aan het eind van de behandeling langzaam op te laten komen, daarna de benen even laten bengelen over de stoelrand en ten slotte langzaam van de stoel af te laten komen.
- Spoelen met tranexaminezuur (firma Fagron) via apotheek te verkrijgen. Tranexaminezuur 50 mg/ml, 200 ml flacon mondspoeling. Dosering: 4dd 10 ml. Beginnen de avond voor de ingreep en 6 dagen volhouden. Na openen 6 maanden (!) in koelkast houdbaar.

Tabel 24.2 Medische indicaties voor antibioticumprofylaxe met hartvaatlijden

– Eerder doorgemaakte endocarditis

– Hartklepprothese (incl. bioprothese, allegraft en conduit)

– Bepaalde aangeboren hartafwijkingen

– Onbehandelde cyanotische afwijkingen

   – met shunt/conduits behandelde cyanotische hartafwijkingen

   – 6 maanden na volledige correctie als prothesemateriaal is gebruikt

   – restafwijking bij patch of device die endothelialisatie belemmert

---

- De patiënt mag pas naar huis als hemostase bereikt is:
    - dichtbijten op een gaas als de bloeding opnieuw begint – geen bloed inslikken;
    - warm eten/drinken vermijden (vorming insufficiënt stolsel door vasodilatatie);
    - als pijnstiller alleen paracetamol eventueel in combinatie met codeïne.
- Ik zie geen indicatie voor antibioticaprofylaxe. Heeft de behandelaar dat gevraagd?

Het klepgebrek, waarbij geen operaties worden aangegeven en volgens de anamnese ook nimmer heeft geleid tot een endocarditis, vormt geen indicatie voor antibiotiumprofylaxe.(tab. 24.2) [3]. De diabetes is op zich ook geen reden. Gezien de diabetes en de kans op stijgen van de bloedsuikers is een frequentere orale inspectie dan gebruikelijk na de extractie aangewezen, zodat bij een beginnende infectie direct kan worden ingegrepen. Tegelijk zal de diabetesverpleegkundige of iemand anders die de diabetes superviseert de medicatie tijdelijk moeten verhogen [4, 5]!

24.3 Onderbouwing van het advies

- *Het hartinfarct* scoort mASA III. Dit betekent een beperking in het dagelijks leven. Wat deze beperking bij de patiënt inhoudt komt uit de anamnese niet naar voren. In ieder geval wordt angina pectoris ontkend. Planning van een eventueel beperkt behandelplan en de beschikbaarheid van hulpmiddelen en medicatie is aan te raden bij patiënten die eerder een myocardinfarct hebben doorgemaakt, zodat u hulp kunt bieden als zich onverwachts een complicatie voordoet. Kunt u in geval van reanimeren voldoende hulp rekruteren zonder dat u de patiënt behoeft te verlaten?
- Het voorkeurstijdstip van de behandeling ligt in de middag, omdat de bloeddruk dan over de dag gerekend het laagst is. In dit geval echter, waarbij ook een diabetes in het spel is, toch maar in de ochtend behandelen, circa 2 uur na het ontbijt. Deze aanpassing berust op het feit dat 's morgens de bloedsuiker het meest stabiel is en de bloeddruk goed onder controle lijkt. De voorkeurshouding is halfzittend. Voor de veiligheid vooraf de bloeddruk meten. De behandelde hypertensie vraag op twee tijdstippen aandacht in verband met de medicatie, namelijk tijdens en aan het einde van de behandeling. Bij de essentiële hypertensie is de behandeling symptomatisch. De bijwerkingen van antihypertensiva tijdens de behandeling zijn afhankelijk van het type medicament, van de dosering en van de patiënt. Omdat de medicatie niet bekend is een overzicht van wat men kan verwachten op zijn plaats.

Bètablokkers fixeren de polsfrequentie op een laag niveau zodat, indien nodig, extra cardiale energie alleen kan komen van een hogere output per slag. Als dit niet mogelijk is door de slechte toestand van het myocard, kan de bloeddruk dalen, met bijbehorend klachten. Niet-selectieve bètablokkers kunnen interfereren met hogere doses adrenaline intravasaal als gevolg van herhaald bijspuiten of bij directe intravasale toediening. Het gevolg is een stijging van de bloeddruk door alfa-receptorstimulatie.

Bij *calciumantagonisten* wordt gingivahyperplasie beschreven. Behandeling van de hyperplasie is alleen zinvol als de medicatie gestaakt kan worden. Optimale mondhygiëne vermindert het sterk patiëntafhankelijke optreden gunstig. Hetzelfde wordt gesuggereerd van spoelen met chloorhexidine.

Bijwerkingen van ACE-remmers zijn: smaakstoornissen, droge kuch, angio-oedeem en urticaria.

Alfablokkers geven als belangrijkste probleem orthostatische klachten.

De interactie van bètablokkers, ACE-remmers, centraal werkende antagonisten, vaatverwijders en alfablokkers met niet-steroïde anti-inflammatoire ontstekingsremmers (NSAID's) leidt tot een mindere werkzaamheid van de antihypertensieve therapie. Voor het kortdurend (een enkele dag) voorschrijven van lage dosis NSAID's door de tandarts bestaat geen bezwaar.

- Van het grootste belang is goedzittende lokale anesthesie met aspireren omdat pijn de bloeddruk sterk laat stijgen. Juist piekvormige stijging geeft kans op complicaties, zoals hersenbloedingen of vaatspasme. Felypressine als vasoconstrictor kan adrenaline vervangen. Bij pijnklachten op de borst tijdens de behandeling, kortademigheid of andere klachten, de behandeling direct staken. Patiënt zijn/haar voorkeurshouding laten bepalen en eigen medicamenten laten innemen. Als de patiënt geen medicatie bij zich heeft, dan geeft men nitraten of isosorbidedinitraat (zie angina pectoris). Houdt de pijn daarna nog 5 minuten aan, dan de nitraten herhalen. Is de pijn na 10 minuten nog steeds aanwezig, dan is met spoed vervoer naar een eerstehulppost aangewezen. Verlaat de patiënt niet meer.

   De behandeling van patiënten die door de tandarts verdacht worden van een myocardinfarct dient geen intramusculaire injecties te omvatten. Verwacht mag worden dat deze patiënten binnen een half uur na het begin van de klachten in een ziekenhuis worden gepresenteerd. Daar zal zo mogelijk trombolytische therapie worden toegepast in een poging de ontstane trombus op te lossen. De oorspronkelijke insteekopening van intramusculaire injecties, ook die van de lokale anesthesie, veroorzaken dan een kans op bloedingen. Essentieel voor een snelle opvang in een eerstehulppost is de informatie die de tandarts/mondhygiënist de patiënt meegeeft. Een kort verslag met daarin tijdstip van het begin van de pijn, pols- en bloeddrukverloop tijdens observatie in de praktijk en een kopie van de medische anamnese kunnen van onschatbare waarde zijn. Meld ook als u reeds een bloedige ingreep hebt verricht.
- *De allergie* voor amoxicilline betekent dat dit middel vervangen dient te worden bijvoorbeeld door clindamycine (fig. 24.2).
- De *diabetes mellitus type II* behandeld met tabletten heeft zelden grote bloedsuikerschommelingen tot gevolg. Wel is de type II-diabeet, zeker op oudere leeftijd, vaak niet optimaal ingesteld. Ervaring leert dat de patiënt soms aangeeft 'de dokter is erg tevreden', maar dat het laboratorium dan een bloedsuiker van 16 mmol/l meldt. Infecties, traumata en ingrepen verhogen de insulinetolerantie en daarmee stijgt de bloedsuikerspiegel. Bij waarden zeker boven de 10 mmol/l neemt bij een afnemende afweer de kans op infecties toe. Het is dus zaak dat de tandarts een beginnende infectie snel attaqueert en overlegt met de behandelaar van de diabet (tegenwoordig vaak in eerste instantie de diabetes-verpleegkundige) om de medicatie te verhogen.

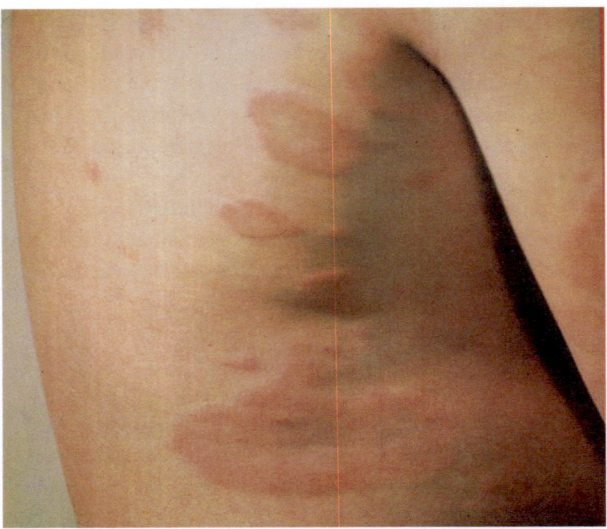

Figuur 24.2 Amoxicilline-allergie

Met betrekking tot de schildklier-, lever- en nierpathologie en de gevolgen van de maligniteit kwam uiteindelijk bij de patiënt van deze casus vast te staan dat dit een verkeerde invulling betrof, zodat hiermee extra beperking vervielen. Het mag nooit zo zijn dat *'Wat niet weet, niet deert*. Het kan de bottleneck zijn voor de behandeling[7].

Literatuur

1. Abraham-Inpijn L. Voorkoming van medische accidenten. Tweede herziene druk: Elservier gezondheidszorg; 2009.
2. Abraham-Inpijn L. Bloeddruk – van shock tot hypertensie. In: ▶ www.cme-online.nl/tandartsen.
3. Abraham-Inpijn L. Antistolling en tandheelkundige ingrepen. Het Tandheelkundig Jaar 2012. Houten: Bohn Stafleu van Loghum; 2012. p. 242–58.
4. Abraham-Inpijn L. STOLLING. E-wise. 2012.
5. Nederlandse hartstichting. Preventie bacteriële endocarditis. 2008.
6. Jackson R, Lawes CM, Bennett DA, Milne RJ, Rodgers A. Treatment with drugs to lower blood pressure and blood cholesterol based on an individual's absolute cardiovascular risk. Lancet. 2005;365(9457):434–41.
7. Greenwood M. Essentials of medical history-taking in dental patients. Dent Update. 2015;42(4):308–310, 313–315.

Hartfalen

25.1 Hartfalen – waarnemer weigert info – 238

25.2 Klacht over waarnemend huisarts – 238

25.3 Toelichting – 239

25.4 Afloop – 244

25.1 Hartfalen – waarnemer weigert info

De WGBO maakt geen verschil tussen arts en tandarts.
Regelmatig klinkt de klacht van tandartsen en mondhygiënisten: 'Ik krijg onvoldoende informatie over mijn patiënten uit de medische sector. Of ze laten me weten geen antwoord op mijn vragen te kunnen geven.'

25.2 Klacht over waarnemend huisarts

> Een tandarts stuurde de volgende vraag in: *'Een patiënt van mij heeft zich na een lang ziekbed weer gemeld voor controle. De man is op leeftijd en gebruikt de nodige medicatie in verband met hartklachten en te veel vocht. Problemen die zich ook al enkele jaren geleden hebben voorgedaan. Hij wordt niet meer door de cardioloog behandeld. Heb de assistent van de waarnemend huisarts gesproken en uitgelegd dat ik enkele operatieve extracties moet uitvoeren. Ik heb gevraagd of ik rekening moet houden met het afbouwen van medicatie. De patiënt gebruikt onder andere anticoagulantia. De waarnemend huisarts laat via zijn assistent weten dat het gebruikelijk is dat de tandarts dit zelf beslist. Verder weigert hij alle hulp en advies en wil mij niet persoonlijk te woord staan. Wat nu te doen? De ingrepen kunnen niet langer worden uitgesteld.'*

Eerste reactie

> Per omgaande heb ik deze tandarts geantwoord: 'Ik zou de patiënt de medische anamnese (EMRRH) laten invullen, inclusief leeftijd, geslacht en uitgebreide medicatielijst. Gezien de reactie van de huisarts zou u de ingevulde lijst in kopie naar hem kunnen sturen met een begeleide brief met de vraag of de lijst juist is ingevuld en of hij het risico van deze patiënt voor uw handelen wil bepalen met suggesties om het risico te verkleinen. Met als slotzin dat u in verband met de behandeling van de patiënt graag binnen 10 dagen na dato een antwoord verwacht. U kunt de lijst in kopie ook aan mij sturen, dan kan ik u als spoed is geboden adviseren, en kunt u eventueel later het antwoord van de huisarts verifiëren.'

Aanvullende informatie van patiënt en tandarts

» Het betreft een man van 80 jaar zonder kunstkleppen. De EMRRH beperkt zich tot hartfalen en de medicatie (◻ tab. 25.1). Tweeëneenhalf jaar geleden was patiënt al ernstig gedecompenseerd met vocht in de ledematen en achter de longen. Sindsdien gebruikt hij Ascal-cardio, carvedilol, diovan, promethazine, spirolacton en temazepam. De behandelingen betreffen mondhygiëne en extracties van de parodontaal verloren 25/26. Ik heb begrepen dat het afbouwen van Ascal niet meer consequent wordt toegepast in de kaakchirurgie. Wat is uw mening?

Tabel 25.1 Positieve antwoorden EMRRH

hebt u last van hartzwakte (hartfalen)	ja
zo ja, wordt u bij plat liggen kortademig?	ja
slaapt u met meer dan twee kussens omdat u anders kortademig wordt?	nee
medicatie op recept of zelf gekocht?	
voor het hart?	Ascal, spironolacton
loopt u bij de trombosedienst of gebruikt u medicijnen tegen hoge bloeddruk?	Carvedilol; Diovan
aspirine of andere pijnstillers?	Ascal
voor suikerziekte?	
voor allergie?	promethazine
prednison, corticosteroïden of andere afweerremmende middelen?	
tegen huid-, darm-, of reumatische ziekten?	
medicijnen tegen kanker of bloedziekten?	
penicilline of antibiotica?	
kalmerende middelen, slaaptabletten	Temazepam
antidepressiva, verdovende middelen?	
gebruikt u drugs?	
andere medicijnen?	

25.3 Toelichting

Bij deze casus spelen drie punten: mASA-risicoscore III voor chronisch hartfalen, de medicatie, en de weigering van de waarnemend huisarts informatie te verstrekken.

1. *mASA-risicoscore III voor chronisch hartfalen*
   De oorzaak van het chronisch hartfalen wordt uit de medische anamnese niet duidelijk. De oorzaken zijn in de praktijk divers, waarvan de belangrijkste zijn ischemische hartziekte en hypertensie (◘ tab. 25.2). Bij de cardiomyopathie zijn er voldoende hartspiervezels maar is de bouw of functie hiervan afwijkend. Daarbij is de wand te slap (gedilateerde vorm) of te stug en dik (restrictieve vorm). Vooral de verbeterde behandeling van het hartinfarct, met een daarbij relatief lage vroege sterfte, heeft de incidentie en prevalentie van hartfalen doen toenemen. Het feit dat stellig een kunstklep wordt ontkend, zou kunnen wijzen op een hartklepprobleem.

   Hartfalen is geen ziekte maar een complex van symptomen als gevolg van een verminderde hartpompfunctie. Daardoor ontstaat stuwing in de veneuze aanvoer naar het hart. Gesproken wordt van vocht in de extremiteiten en achter de longen. Dat betekent dat zowel de rechterharthelft als de linkerharthelft het bloed onvoldoende rondpompen ◘ fig. 25.1. De klachten zijn deels aspecifiek. In het algemeen voelt de patiënt zich moe en slap. Het gewicht neemt door vochtretentie toe. De overige symptomen zijn specifiek voor de harthelft die in pompfunctie tekortschiet (◘ tab. 25.3).

Tabel 25.2 Oorzaken hartfalen in volgorde van frequentie

- zuurstoftekort hartspier (ischemie)
- hypertensie
- klepgebreken
- myocarditis
- cardiomyopathie
- infectieuze endocarditis
- congenitale cardiale afwijkingen
- pulmonale hypertensie
- longembolie
- hormonale oorzaken

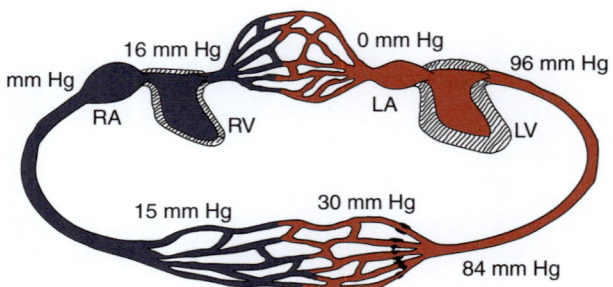

Figuur 25.1 Normale bloeddrukverhoudingen in de circulatie. Bij hartfalen (decompensatio cordis) kunnen deze gemiddelde drukken niet meer worden opgebouwd en stagneert het bloed. Het bloed van de rechterharthelft op de laagste plaatsen in het lichaam stagneert als eerste (staand en zittend in de benen, later ook in de organen, zoals de lever). Het bloed uit de linkerharthelft stagneert in de longen – aanvankelijk bij zitten en alleen basaal, maar liggend verspreidt het vocht zich over de hele long

Linkerhartfalen veroorzaakt longstuwing en daardoor toenemende kortademigheid. Doordat het vocht in zittende en staande houding door de zwaartekracht naar beneden zakt en zonder inspanning alleen de bovenkwabben van de longen nodig zijn voor het oxigeneren van de circulatie, treedt de kortademigheid aanvankelijk alleen op bij inspanning. Bij toename van het vocht gebeurt dit uiteindelijk ook in rust. Dit proces verloopt in drie fasen, afhankelijk van de ernst van de stuwing. Het begint met prikkelhoest bij platliggen waardoor de patiënt er de voorkeur aan geeft op meerdere kussens te slapen. In liggende houding verspreidt het vocht zich basaal uit de longen (inwerking zwaartekracht) over een groter oppervlak. In de tweede fase neemt de kortademigheid toe bij steeds geringere inspanning. In de derde fase ten slotte is de patiënt in rust kortademig en geeft hij roze, schuimend sputum op. De patiënt spant bij het ademen zijn hulpademhalingsspieren aan, is onrustig met een verlengd piepende uitademing. Ten slotte snakt de patiënt naar adem en wil hij/zij alleen rechtop zitten, liefst met gesteunde armen en met de benen naar beneden afhangend (orthopnoe). Op afstand is de ademhaling reutelend hoorbaar. Het nog geringe bruikbare longoppervlak schiet tekort voor de zuurstofopname, met als symptoom een centrale cyanose.

25.3 · Toelichting

Tabel 25.3 Symptoomvergelijking linker- versus rechterhartfalen

links (vroeg)	rechts (vroeg)
inspanningskortademigheid	oedeem aan de benen
toenemende kortademigheid	anorexie, misselijkheid
niet-productieve hoest	vervelend gevoel rechts bovenbuik (hepatomegalie)
moeheid	moeheid
nycturie	nycturie
	verhoogde veneuze druk
links (later)	**rechts (later)**
verminderde inspanningstolerantie	verminderde inspanningstolerantie
cognitieve stoornissen	gewichtstoename
hypoxie	ascites
tachypneu	pleuravocht
tachycardie	kortademigheid

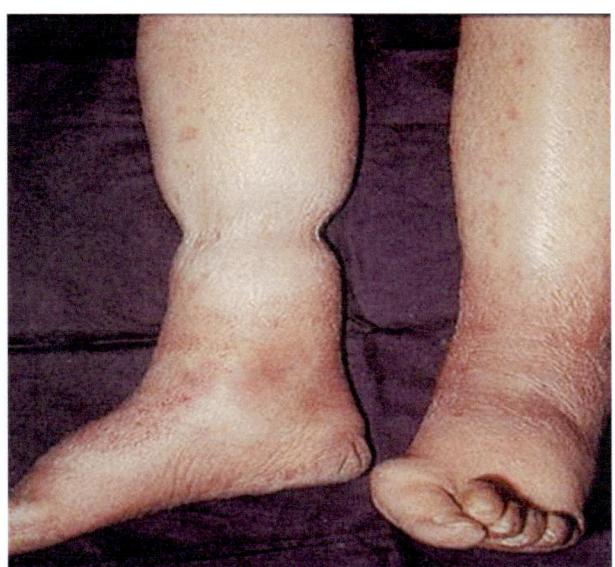

Figuur 25.2 Rechterventrikelfalen veroorzaakt symmetrisch beenoedeem van het 'pitting' type, door de zwaartekracht bepaald

Rechterventrikelfalen veroorzaakt symmetrisch beenoedeem van het *'pitting'* type (fig. 25.2) ook weer door de zwaartekracht bepaald. Bij toenemend falen treedt stuwing in de lever op. Door de zwelling veroorzaakt dit een snel vol gevoel bij de maaltijd, eventueel gepaard gaande met anorexie, misselijkheid en een braakneiging.

De symptomen van een rechterhartfalen kunnen liggend, zowel 's nachts als bij langdurige tandheelkundige behandeling (langer dan zestig minuten), overgaan in een acute links-

◘ Tabel 25.4	Hartfalen volgens de New York Heart Association (NYHA)
I. geen beperking bij fysieke activiteit (geen kortademigheid, moeheid of hartkloppingen)	
II. geringe beperking van fysieke activiteit (wel moeheid, hartkloppingen, kortademigheid, maar in rust geen enkele klacht)	
III. uitgesproken beperkingen van de activiteit (in rust geen klachten)	
IV. bij ieder activiteit en in rust klachten	

◘ Tabel 25.5	Preventieve maatregelen bij mASA III
– voorkeurshouding is zittend	
– behandelduur is kort, afhankelijk van de patiënt	
– polsfrequentie en bloeddruk meten	
– goede lokale anesthesie met vasoconstrictor	
– interactie met gebruikte geneesmiddelen nagaan	
– zuurstoftoediening met zuurstofkapje of -bril wordt in sommige landen aangeraden	
– na toestemming van de patiënt: overleg met de huisarts om te bespreken of aanvullende medicatie de situatie van de patiënt kan verbeteren	

decompensatie of *astma cardiale*. Dit komt doordat in liggende houding vocht uit de benen door het wegvallen van de zwaartekracht in de circulatie wordt teruggeresorbeerd. Bij een astma-cardiale ontwikkelen de drie fasen zich in enkele minuten tot een uur. De patiënt denkt te stikken. Dit activeert het sympathicussysteem en de adrenaline-uitscheiding extra. De hierdoor ontstane vasoconstrictie verhoogt de bloeddruk – een extra ongunstige factor voor de pompfunctie van de linkerventrikel.

In Nederland wordt hartfalen ingedeeld volgens de *New York Heart Association (NYHA)* indeling (◘tab. 25.4). Een patiënt die onder 'dagelijkse' omstandigheden een falende pompfunctie van het hart toont, dient gevrijwaard te blijven van psychische en fysieke belasting. De horizontale positie bij tandheelkundige behandeling bevordert de overgang van een rechter- in een linkerhartfalen.

Bij een mASA III als bij deze patiënt is preventie noodzakelijk (◘tab. 25.5). Als het een electieve tandheelkundige ingreep betreft kan in overleg met huisarts of behandelend specialist mogelijk door wijziging van de medicatie verbetering tot een risicoscore II worden bereikt. Voor de verbetering wordt arbitrair drie weken uitgetrokken. Treedt toch een acute linksdecompensatie (astma cardiale) op bij een al bestaande rechtsdecompensatie, dan direct de behandeling staken en als volgt handelen:

- 112 (laten) bellen;
- pols en bloeddruk meten en tijdstip vaststellen;
- patiënt rechtop zetten met de benen over de rand van de behandelstoel;
- bij een bloeddruk > 120/80 mm/Hg, 40 mg furosemide (Lasix) per os, eventueel na 15 minuten herhalen; ook nitroglycerine of isosorbidedinitraat kan de bloeddruk doen dalen.
- bij progressie van de kortademigheid om beide bovenbenen stuwbanden aanbrengen, onder controle van de arteriële pulsaties aan de voeten (de voeten moeten dik en blauw worden, absoluut niet wit). Zuurstof 4 l/min met een zuurstofbril.

25.3 · Toelichting

Tabel 25.6 Bijwerkingen van toegepaste geneesmiddelen

naam	functie	bijwerking
Ascal-cardio	bloedplaatjesaggregatieremming	capillair bloedingen; geremde primaire stolling
Carvedilol	niet-selectieve bètablokker	orthostatische hypotensie, moeheid, duizeligheid, bradycardie, braken, bronchospasme
Diovan	angiotensine I-antagonist	orthostatische hypotensie, moeheid, stoornis van lever- en nierfunctie, smaakstoornissen, droge kuch, angio-oedeem, urticaria
Promethazine	antihistaminicum	duizeligheid, slaperigheid, droge mond, hypotensie, neiging tot flauwvallen
Spirolacton	diureticum	misselijkheid, braken, vertigo, droge mond
Temazepam	benzodiazepine	moe, duizeligheid, amnesie, kan leiden tot afhankelijkheid

2. *Medicatie*

Met de uitgebreide medicatie wordt ernaar gestreefd de bloeddruk zo laag mogelijk in te stellen, zodat van de hartkracht een minimale inspanning wordt geëist.

Afhankelijk van de ernst van het ziektebeeld bestaat de behandeling uit sterk werkende diuretica om het volume laag te houden (spironolacton, een aldosteronantagonist) en bij NYHA klasse III wordt om de bloeddruk te verlagen een ACE-remmer en/of een bètablokker (carvedilol, diovan) toegevoegd.

Ascal-cardio wordt gegeven ter voorkoming van trombo-embolische complicaties, en in dit geval promethazine, een antihistaminicum mogelijk tegen jeuk en/of misselijkheid. Temazepam is als inslaapmiddel toegevoegd. (Voor bijwerkingen die van belang zijn voor de tandheelkundige setting: zie tab. 25.6).

Bijwerkingen die preventie vragen

- De droge mond met extra cariëspreventie en nadruk op een optimale mondhygiëne, zo nodig professioneel ondersteund. Het gebruik van Na-fluoride wordt aangeraden.
- De kans bestaat op een bloeddrukdaling bij plotselinge bewegingen en in staande houding (orthostatische hypotensie), met als gevolg duizeligheid en een valneiging. De patiënt aan het eind van de behandeling langzaam op laten komen, daarna de benen even laten bengelen over de stoelrand en ten slotte langzaam van de stoel af laten komen. Deze omzichtige wijze van werken voorkomt orthostatisch hypotensie. De medicatie zelf of de krappe circulatie van de patiënt kunnen het fysiologisch reguleringsmechanisme verstoren dat nodig is om houdingsveranderingen op te vangen. Klachten van duizeligheid, licht in het hoofd of collaps zijn het gevolg.
- Bètablokkers fixeren een lage hartfrequentie. Ook bij stress of angst kan de hartfrequentie dan niet stijgen. Samen met de lage bloeddruk kan dit tot tekenen van (cerebrale) hypoxie leiden. De patiënt is bleek, misselijk, licht in het hoofd en meent zelfs flauw te vallen. Niet-selectieve bètablokkers kunnen interfereren met hogere doses adrenaline intravasaal

als gevolg van herhaald bijspuiten of bij directe intravasale toediening. Het gevolg is een stijging van de bloeddruk door alfa-receptorstimulatie.
- Bijwerkingen van ACE-remmers zijn: smaakstoornissen, droge kuch, angio-oedeem en urticaria.
- De interactie van bètablokkers, ACE-remmers, met niet-steroïde anti-inflammatoire ontstekingsremmers (NSAID's) leidt tot een minder werkzaam worden van de antihypertensieve therapie. Tegen het kortdurend (een enkele dag) voorschrijven van lage dosis NSAID's door de tandarts bestaat geen bezwaar.
- Bij de behandeling van dit type patiënten dient de tandarts alert te zijn op het continueren van de bloeddrukverlagende therapie, omdat onderbreking van de behandeling een reboundeffect op de bloeddruk kan hebben.
- De Ascal-cardio kan zonder enig probleem worden gecontinueerd, ook bij invasieve ingrepen.

3. *De waarnemend huisarts*
Een apart punt in deze casus vormt de weigering van de waarnemend huisarts om aan de tandarts gegevens te verstrekken. Hiervoor bestaat geen enkele grond. De tandarts is 'medebehandelaar' en heeft recht op gegevens uit het dossier van de patiënt. Het ingenomen standpunt is onterecht en ondermijnt een optimale behandeling van de medisch gecompromitteerde patiënt – die in toenemende mate meer ingrijpende tandheelkundige interventies ondergaan in het kader van de kwaliteit van leven (mondzorg).

Wat de WGBO betreft is er geen verschil tussen arts en tandarts. Uitwisseling van intercollegiale informatie dient plaats te vinden. Het beroepsgeheim geldt niet jegens degene die bij een behandeling betrokken is. Dit geldt ook voor de tandarts en vrijgevestigde mondhygiënist (art.7:457 BW). Alleen de patiënt kan de communicatie tussen beide behandelaren blokkeren.

25.4 Afloop

De eigen huisarts van patiënt heeft naar aanleiding van het gebeurde de tandarts gebeld en excuses aangeboden voor het gedrag van zijn waarnemer. Hij was zeer behulpzaam en stond op het (terechte) standpunt dat de huisarts eindverantwoordelijk is.

Hoe ver moet je gaan?

26.1 Confrontatie met medisch-ethische en juridische problematiek – 246

26.2 Wat aan de orde is – 246

26.3 Advies en achtergrond – 247

26.4 Advies en achtergrond – 250

Literatuur – 252

© Bohn Stafleu van Loghum, onderdeel van Springer Media BV 2017
L. Abraham-Inpijn, *Tandarts in de knel*, DOI 10.1007/978-90-368-1442-3_26

26.1 Confrontatie met medisch-ethische en juridische problematiek

Tandartsen en mondhygiënisten worden, en niet alleen door het stijgen van de gemiddelde leeftijd, geconfronteerd met steeds ziekere en soms bijna terminale of wilsonbekwame patiënten. Hoe ver ga je dan met je behandeling? Deze vraag is een algemeen medisch probleem die veel discussie oproept.

> **Twee vragen van tandartsen**
> **Casus 1**
> *De eerste casus betreft een terminale patiënt met een uitgebreide, gemetastaseerde pancreastumor. De tumor heeft inmiddels ook de darmen aangetast, waardoor patiënt inmiddels al drie weken niet meer kan eten. Op welke wijze de patiënt gevoed wordt is bij de tandarts niet bekend. De nierfunctie is aangetast, de mogelijkheid van leverfalen op korte termijn is aanwezig. De patiënt is opgevangen in een hospice. Chirurgisch kan men voor de patiënt niets meer betekenen en ook verdere behandelopties ontbreken. Patiënt heeft recentelijk een epileptisch insult gehad, waarvan de oorzaak wordt gezocht in de veranderde bloed- en hersenenchemie. Patiënt is niet bekend met epilepsie. Bij dit insult is een voortand stukgebeten in de toch al gemutileerde dentitie. De partner vraagt de tandarts om een extractie uit te voeren en om een element bij te plaatsen op de thans gedragen prothese zodat de patiënt weer 'netjes' is. Wij begrijpen goed dat de partner deze patiënt tot het uiterste wil verzorgen.*
> *De vraag is natuurlijk of een dergelijke ingreep medisch nog verantwoord is. En dan het ethische aspect. Moet de tandarts zijn patiënt in zijn laatste levensdagen nog belasten met een meer of minder risicovolle ingreep op verzoek van de partner? De extractie is redelijk atraumatisch. Het betreft een parodontaal afgezwakte centrale bovenincisief.*

26.2 Wat aan de orde is

In deze en de volgende casus lijkt het erop dat het meer de omgeving is dan de patiënt zelf die een behandeling wenst. Voor het al of niet doorgaan van een behandeling is in principe niet de toestemming van de partner, maar die van de patiënt zelf relevant (art. 7:450 BW). Pas als de patiënt, ook na ontvangst van op de persoon toegesneden informatie, niet in staat is zijn belangen op dit punt redelijk in te schatten, komt de toestemming van de partner in beeld (art. 7:465 BW). Dan gaat het echter om het toestemmingsvereiste en niet om 'Ik roep, u behandelt'.

Naast de autonomie van de patiënt bestaat namelijk ook de professionele autonomie. Dit wil zeggen dat de tandarts niet gedwongen kan worden tot een behandeling die tegen de professionele standaard in gaat. Overigens: dat lijkt een recht van de tandarts, feitelijk is het een verbod, namelijk een verbod om zich buiten de professionele standaard te begeven (art. 7:453 BW).

26.3 · Advies en achtergrond

Tabel 26.1 EMRRH-vragen casus 1

vragen	mASA-score
hebt u nu of hebt u ooit een kwaadaardige ziekte (tumor), of bloedziekte gehad? Zo ja	II
welke?	
bent u onder behandeling? Zo ja	III
bent u bestraald voor een tumor of gezwel aan hoofd of hals? Zo ja	IV
wanneer?	
hebt u nu of hebt u in het verleden een leverziekte gehad? Zo ja	II
hebt u daarvoor dieet of medicijnen? Zo ja	III
hebt u een nierziekte? Zo ja	II
hebt u nierfunctievervangende behandeling (dialyse)? Zo ja	III
hebt u een niertransplantaat? Zo ja	IV
hebt u epilepsie? Zo ja,	II
wisselt u regelmatig van medicijnen? Zo ja	III
hebt u ondanks medicijnen regelmatig aanvallen? Zo ja	IV
gebruikt u op dit moment medicijnen op recept of zelf gekocht? Zo ja	II

De professionele standaard heeft iets te zeggen over de uitvoering van een behandeling, maar ook over de indicatie. Een van de zaken die een rol kunnen spelen is of een behandeling proportioneel is en nog bijdraagt aan een redelijk behandeldoel.

26.3 Advies en achtergrond

> In het eerste geval was het advies aan de tandarts: ga zelf eerst met de patiënt praten, bij voorkeur zonder de partner, om beïnvloeding door de bezorgde derde te voorkomen. Als de patiënt het met zijn partner eens is, dan staat de weg in principe open. Het is voor menig patiënt belangrijk ook in de laatste fase van zijn leven het decorum te behouden. Daarna is overleg met de behandelend arts essentieel in verband met het gesuggereerde verhoogde risico's (tab. 26.1). Dat zijn:

— *Een maligne pancreastumor* interacteert evenals andere solide tumoren, mits niet onder behandeling, niet of nauwelijks met de orale status (minder dan 12 %). Orale problemen bij solide tumoren, niet gelokaliseerd in het hoofd-halsgebied treden voornamelijk op als gevolg van de therapie. De betrokken patiënt is uitbehandeld, onbekend is echter welke therapie is gegeven en hoe lang geleden deze plaatsvond. De complicaties van dit pancreascarcinoom ontstaan door de lokale uitbreiding.

- *Leverfunctie.* De primaire tumor in de pancreas (vrijwel altijd in de pancreaskop) ligt dicht bij de leverhilus; vaatobstructies en -ingroei behoren naast destructie van de grote galwegen tot de mogelijkheden – dit onafhankelijk van metastasering in lymfklieren en organen. Metastasen van maligne tumoren in de lever leiden vaak niet tot dermate ernstige functiestoornissen dat dit de tandarts parten speelt.

Bij vaat- en galwegproblemen kan de stoornis de leverfunctie echter wel belangrijk aantasten. Van belang zijn daarbij het ontstaan van een verminderde aanmaak van stollingseiwitten, een vertraagde wondgenezing en een verminderde ontgiftende werking van stoffen die in de lever worden afgebroken, zoals amide lokale anesthetica. Ook de stapelingsfunctie van glycogeen kan verminderd zijn. De patiënt kan door onvoldoende beschikbaar bloedglucose een hypoglykemie krijgen.

De laatste en meest ernstige fase van leverlijden is het hepatisch coma door verstoring van het hersenmetabolisme. Dit kan geleidelijk optreden, maar ook plotseling geprovoceerd worden als er bloed in het maag-darmkanaal komt. Het opgenomen bloed uit de darm wordt niet meer verwerkt, waardoor ammoniakstapeling optreedt. Een ammoniakgeur bij een Kussmaul-ademhaling illustreert het onvermogen van de lever om ammoniak om te zetten in ureum en wijst op verzuring van de circulatie. De belangrijkste symptomen zijn een gedaald bewustzijn met verwardheid, motorische onrust overgaand in apathie. Ook een insult kan tot de symptomatologie behoren. Een extractie bij deze patiënt met mogelijk een stollingsprobleem kan leiden tot bloed in de tractus digestivus met afhankelijk van de hoeveelheid en de ernst een kans op een 'coma hepaticum'.

- *De gevolgen van de voedingsproblemen zijn moeilijk in te schatten.* Onbekend is hoe lang deze bestaan en of deze voorafgegaan zijn door resorptiestoornissen bij uitval of beperking van de functie van de pancreas. De gebrekkige vetopname kan in beide gevallen hebben geleid tot een tekort aan de vetopname-afhankelijke vitamines D en K. Ook een eiwit- en ijzertekort met anemie is niet denkbeeldig. Bij extractie van het gebroken element zal de vitamine K-deficiëntie de aanmaak van stollingsfactoren nog verder minimaliseren. Stollingsfactoren worden in de lever gemaakt. Vier van deze stollingsfactoren worden pas actief als zij bij de vorming in de lever onder invloed van vitamine K een ombouw ondergaan. Deze factoren II, VII, IX en X zijn afhankelijk van vitamine K dat noodzakelijk is voor de carboxylering van de glutaminezuurgroep van deze factoren. Op deze wijze worden de niet-actieve factoren geactiveerd tot stollingsfactoren.
- *Nierinsufficiëntie* (◘tab. 26.2): Hierbij kunnen essentiële functies in het geding zijn, zoals de water- en zoutregulatie, uitscheiding van door de stofwisseling geproduceerd zuur en uitscheiding van ureum, creatinine, overtollige elektrolyten, glucose en metabolieten van geneesmiddelen en de hormoonproductie met invloed op de bloeddruk (renine-angiotensinesysteem), op de aanmaak van rode bloedcellen uit het beenmerg door het hormoon erytropoëtine, en vitamine D-vorming. De inherent aan de gestoorde nierfunctie verminderde trombocytenaggregatie zal het bloedingsrisico alleen vergroten.
- *Medicatiegebruik.* Met betrekking tot de gebruikte medicatie, mogelijk voor comorbiditeit, is niets bekend. Dit kan echter van belang zijn (zie ►casus 2).

Informatie van de medisch behandelaar over de status quo van de patiënt is derhalve essentieel, waarna de tandarts het risico tegen het profijt moet afwegen. Dit laatste ook weer in

26.3 · Advies en achtergrond

Tabel 26.2 Dosering antimicrobiële middelen bij nierfunctievermindering [1]

medicament	nierfunctie*	effect	advies
aciclovir	<30	bijwerkingen↑	hoge doses aanpassen
amoxicilline (clavulaanzuur)	<30	kans op bijwerkingen↑	2x daags doseren i.p.v. 3x daags
claritromycine	<30	bijwerkingen↑	dosering halveren
ciprofloxacine	<30	kans op bijwerkingen↑	eenmalige dosis geen wijziging, anders ½ dosis
cotrimoxazol	<30	kans op bijwerkingen↑	dosis halveren of interval verdubbelen
famciclovir	30–50	kans op bijwerkingen↑	normale dosis 1x dd
famciclovir	<30	kans op bijwerkingen↑	halve dosis 1x dd
fluconazol	<50	kans op bijwerkingen↑	eenmalige dosis geen wijziging, anders normale start, daarna ½ dosering.
nitrofurantoine	<50	toxische neuropathie	gecontra-indiceerd;
trimethoprim	<50	kans op toxische neuropathie	3 dagen normale dosis, daarna 1/2 dosis
norfloxacine	<30	kans op bijwerkingen↑	kies ander antibioticum, risico op te lage spiegel
ofloxacine	30–50	kans op bijwerkingen↑	geen aanpassing bij 1x, anders 50 % dosis
ofloxacine	<30	kans op bijwerkingen↑	geen aanpassing bij 1x, anders 25 % dosis
tetracycline	<30	kans op bijwerkingen↑	onderhoudsdosering 250 mg 1x dd
valaciclovir	<80	kans op bijwerkingen↑	dosis volgens bijsluiter

overleg met de patiënt. Voor de tandarts zijn het stollingsmechanisme en daarmee de hoeveelheid bloed dat in het darmkanaal te verwachten is, van belang. Het gebruik van amide lokale anesthesie zoals ultracaïne of een vergelijkbaar amide dient beperkt te blijven. De trombocytenaggregatieremming zal weinig storen. Mocht de arts bezwaar maken in verband met een verhoogd risico, dan is er een tripartite-overleg (arts, tandarts, patiënt) gewenst.

Enkele dagen later volgt een aanvullend bericht van de tandarts: 'Voordat het een en ander in gang gezet was, is de patiënt overleden.'

❓ Casus 2

De tweede ziektegeschiedenis begint met een toevallige ontmoeting waarbij een implantoloog ondergetekende aanschiet met de vraag of hij bij een 80-jarige man een volledige extractie kan uitvoeren, omdat implantaten met een vaste constructie gewenst zijn. Het wordt niet duidelijk van wie de wens uitgaat. Omdat de implantoloog weinig van de medische kant van de patiënt weet en hierin ook niet erg geïnteresseerd lijkt te zijn, stel ik voor de patiënt zelf te zien.

▶ Consult

Ik ontmoet een oude man die er in overeenstemming met zijn biologische leeftijd uitziet. Hij heeft geen idee wat hem bij de implantoloog te wachten staat. Uit de medische anamnese blijkt dat hij verschillende hartinfarcten heeft doorgemaakt die geleid hebben tot een verminderde linkerventrikelfunctie, met klinisch het beeld van hartfalen en ritmestoornissen (◘ tab. 26.3). Hiervoor heeft hij uitgebreide medicatie, maar hij houdt zowel angineuze klachten als klachten passend bij ritmestoornissen met een sterk verminderde inspanningstolerantie. Bij laboratoriumonderzoek en ECG-registratie blijkt de nierfunctie beperkt, maar het grote probleem ligt bij het functioneren van het hart. Behalve het duidelijke hartfalen ondanks uitgebreide medicatie, toont het ECG grove afwijkingen met name permanente ischemie in rust en diverse ritmeafwijkingen, waaronder runs ventriculaire slagen, die de prognose uitermate dubieus maken.

26.4 Advies en achtergrond

Deze patiënt toont, ondanks zijn optimale medicatie voor angina pectoris, anamnestisch herhaalde angineuze aanvallen en tijdens het onderzoek bij het draaien van het cardiogram tekenen van zuurstoftekort van de hartspier. Hoewel in fasen van onderzoek niet gesproken kan worden van 'rust' zoals in de EMRRH beschreven, kan worden gesteld dat er een instabiele angina pectoris aanwezig is, vroeger 'dreigend infarct' genoemd. Hierbij bestaat ischemie en dreigt een infarct met necrose van de hartspier als de relatie tussen de zuurstofbehoefte en het zuurstofaanbod niet in gunstige zin verandert. In 20 % van de gevallen van instabiele angina pectoris treedt binnen drie maanden een hartinfarct op. Een belasting als gevolg van een tandheelkundige ingreep is in deze situatie niet aan de orde. Voor angina pectoris en het hartinfarct wordt respectievelijk een mASA risicoscore IV en III genoteerd. Het hartfalen en de ritmestoornissen worden toegeschreven aan littekenvorming in de hartspier op basis van de infarcten en aan de aanwezige ischemie. Vormt het hartfalen een risico III-IV? Dat deel van de hartspier dat ischemisch is doet namelijk niet meer mee aan het contraheren van het hart. De ritmepathologie met klachten, gezien het type stoornis, geeft kans op ventrikelfibrilleren en wordt daarmee geduid als IV. Zowel dus de angina pectoris als de ritmeafwijkingen vormen voor niet-electieve ingrepen een mASA IV.

Bij mASA IV is het risico zo groot dat afgezien moet worden van elke tandheelkundige ingreep door de algemeen practicus. Wel bestaat in het algemeen de mogelijkheid de patiënt met aanvullende medicatie terug te brengen tot situatie III.

Bij deze patiënt, de ernstige pathologie in aanmerking genomen met vrijwel maximale medicatie, valt niet veel verbetering te verwachten; dus geen reversibiliteit naar een lagere mASA-score. Mijn advies aan de betrokken implantoloog luidde dan ook: 'Ondanks het feit dat betrokkene mogelijk de extracties overleeft, is de prognose van de patiënt zo slecht dat ik implantaten met alles wat daarbij op de patiënt afkomt, sterk afraad.' (Ik heb zelfs van een

26.4 · Advies en achtergrond

Tabel 26.3 EMRRH-vragen casus 2

vraag	mASA-score
hebt u pijn of een knellend gevoel op de borst bij inspanning (angina pectoris)? Zo ja,	II
hebt u uw activiteiten moeten verminderen? Zo ja	III
hebt u pijn op de borst in rust? Zo ja	IV
zijn uw klachten recent toegenomen? Zo ja	IV
hebt u ooit een hartinfarct gehad? Zo ja,	II
hebt u uw activiteiten moeten verminderen? Zo ja	III
hebt u in de laatste 6 maanden een hartinfarct gehad? Zo ja	IV
hebt u zonder inspanning aanvallen van hartkloppingen? Zo ja,	II
moet u tijdens deze aanvallen rusten, zitten of liggen? Zo ja	III
wordt u bleek, duizelig of kortademig tijdens de aanvallen? Zo ja	IV
hebt u last van hartzwakte (hartfalen)? Zo ja	II
wordt u bij plat liggen kortademig?	III
slaapt u met meer dan twee kussens omdat u anders kortademig wordt?	IV
gebruikt u op dit moment medicijnen op recept of zelf gekocht? Zo ja	II
– voor het hart?	
– loopt u bij de trombosedienst of gebruikt u bloedverdunnende middelen?	
– tegen hoge bloeddruk?	
– aspirine of andere pijnstillers?	
– voor suikerziekte?	
– voor allergie?	
– prednison, corticosteroïden of andere afweerremmende middelen?	
– tegen huid-, darm- of reumatische ziekten?	
– medicijnen tegen kanker of bloedziekten?	
– penicilline of antibiotica?	
– kalmerende middelen, slaaptabletten?	
– antidepressiva, verdovende middelen?	
– gebruikt u drugs?	
– andere medicijnen?	

levensverwachting in maanden gesproken, wat ik anders nooit doe, omdat ik het gevoel had dat mijn bericht niet overkwam.)

Na dit advies heb ik niets meer van de implantoloog vernomen. Circa driekwart jaar later ontmoet ik deze collega weer bij toeval en vraag hoe het met de betrokken patiënt is afgelopen. De lichaamstaal van de implantoloog straalde totale ergernis uit. Wat daarna volgde komt neer op: ik heb de implantaten gezet, daarna is de patiënt overleden en de familie weigert de rekening te betalen. Doek!

Zeker in dit soort casussen zal de tandarts, als de patiënt dan wel zijn familie om behandeling vraagt, kijken of er nog op proportionele wijze een redelijk doel gediend wordt. Het betreft in beide gevallen ernstig zieke patiënten bij wie de kans op complicaties bepaald niet gering is. Er kan dus ernstig getwijfeld worden aan de proportionaliteit van bijvoorbeeld een bloedige ingreep. Zouden die risico's niet aanwezig zijn, dan zou een tandarts kunnen denken dat er toch geen redelijk doel gediend wordt omdat het een mogelijk terminale patiënt betreft. Er zijn echter redenen te bedenken om in dit soort situaties een patiënt wel te behandelen. Een voor de hand liggende reden is natuurlijk pijn. Een patiënt heeft het al moeilijk genoeg en dan kan hij kiespijn er niet even bij hebben.

In beide casus zou het gevoel voor decorum een rol kunnen spelen. Een mens heeft de neiging om tot het eind van zijn leven zijn waardigheid te willen behouden en daar zou dan het opvullen van een ontbrekende tand bij kunnen horen. Mijn ervaring is dat er in dit soort gevallen vaak wel iets te bedenken valt dat simpel is uit te voeren, maar toch voldoende effectief is om tijdelijk het probleem op te lossen. Vaak levert dat simpele plakwerk een tevreden patiënt en een dankbare familie op, en dat is toch de kern van het goed hulpverlenerschap.

> De juridisch adviezen in deze Feedback Post werden verzorgd door dr. mr. W. Brands, waarvoor mijn dank.

Literatuur

1 Abraham-Inpijn L. *Antibiotica en infecties*. Houten: Bohn Stafleu van Loghum; 2016.

Haast! Ik heb een CVA-patiënt in de stoel!

27.1　Behandelen ná overleg met de medisch behandelaar – 254

27.2　Over een CVA – 254

27.3　Cardiaal en hypertensie – 255

27.4　Achtergrondinformatie – 256

27.5　Behandeladviezen bij CVA – 257

27.6　Preventie bij hypertensie – 259

27.7　Preventie bij diabetes – 260

27.8　Conclusie – 261

　　　Literatuur – 261

© Bohn Stafleu van Loghum, onderdeel van Springer Media BV 2017
L. Abraham-Inpijn, *Tandarts in de knel*, DOI 10.1007/978-90-368-1442-3_27

27.1 Behandelen ná overleg met de medisch behandelaar

Bij herhaling worden vragen gesteld met uiterst summiere informatie over de patiënt. Dat maakt het beantwoorden vrijwel onmogelijk zonder als vraagbak een risico te lopen. Ook een telefonische vraag is niet altijd even simpel te beantwoorden. Een antwoord vraagt toch vaak wikken en wegen en dat vergt tijd.

❓ Een tandarts belt

Het gesprek
Tandarts: 'Ik heb een patiënt in de stoel die circa 2 maanden geleden een CVA heeft gehad. Ik wil die behandelen. U schreef eerder dat je in zo'n geval een half jaar moet wachten voor behandeling, maar ik heb de neuroloog gebeld en die weet van niets en zegt: behandel maar gewoon. Ze moet ook antibioticaprofylaxe hebben.'
Ondergetekende: 'Waaruit bestaat de behandeling'?
Tandarts: 'Uitgebreide parobehandeling met diep scalen.'
Ondergetekende: 'Heeft die patiënt niet een of ander vorm van antistolling? En waarom profylaxe?'
Tandarts: 'Ze heeft geen antistolling en ze heeft een hartgeruis. Wat moet ik nu doen?'
Ondergetekende: 'Dit vraagt meer dan even een telefoontje. Stuur per omgaande een mail met de gegevens inclusief medische anamnese en ik mail direct terug.'

Mail
In de mail die ik vervolgens ontvang schrijft de tandarts dat de neuroloog hem verteld had dat hij gezien haar aanpassing van de antistolling (5 dagen gestopt) en haar antibioticaprofylaxe (amoxilline) gewoon kon behandelen. Mevrouw heeft destijds aangegeven dat zij een hartruis heeft (◘ tab. 27.1). Tijdens haar verblijf in het ziekenhuis heeft ze ook een onderzoek van de cardioloog gehad. 'Mevrouw moet terugkomen. Verder stuur ik u als bijlage het medicijngebruik van mevrouw. Wat nu?'

Antwoord
'Begrijpelijkerwijze had ik liever een andere medische medisch anamnese gezien met meer info (◘ tab. 27.2). Aan de hand van de medische anamnese zal ik aangeven waarom ik u afraad nu de voorgestelde behandeling uit te voeren. Een uitvoerige toelichting vindt u onder het kopje "achtergrondinformatie". De beslissing ligt uiteraard bij u.'

27.2 Over een CVA

Het betreft een recidief-CVA. Gezien de aspirine- en antistollingsbehandeling is als oorzaak een trombose of een embolie waarschijnlijk. Ik neem aan dat het onderbreken van de antistolling in overleg met de regionale trombosedienst heeft plaatsgevonden. Dat de aspirine gecontinueerd is (overigens een niet gebruikelijke combinatie met antistolling) bij deze patiënt, is juist. Bij tandheelkundige behandeling hoeft dit niet te worden gestaakt. U schrijft niets over de gevolgen van de CVA. Van belang is te weten of het een TIA of een CVA betreft. Daarvan hangt het tijdstip af waarop weer behandeld kan worden [1].

27.3 · Cardiaal en hypertensie

Tabel 27.1	Ingevulde gezondheidsvragenlijst (voor zover positief beantwoord)	
hebt u een hartgeruis, een hartklepgebrek?		ja
hebt u verlammingen (beroerte of attaque) of spraakstoornissen gehad?		ja
hebt u in de laatste 6 maanden een beroerte of attaque gehad?		ja
hebt u hooikoorts?		ja
hebt u ooit een allergische reactie gehad na geneesmiddelengebruik of na gebruik van medische materialen (jodium, rubber, pleisters)? (Zo ja, waarvoor? Antbiotica?)		ja
hebt u suikerziekte?		ja
gebruikt u op dit moment medicijnen?		ja
tegen hoge bloeddruk? (Zo ja, welke?)		ja
andere medicijnen? Zo ja, welke?		ja

Handtekening:
NB Mevrouw heeft op 16 april 2006 al eens eerder een beroerte gehad.

27.3 Cardiaal en hypertensie

Ondanks dat de patiënt geen hypertensie in de anamnese aangeeft, blijkt ze vier verschillende bloeddrukverlagers te gebruiken. Het niet invullen van de vraag naar hypertensie roept twijfels op over de vraag naar ritmestoornissen. Aannemend dat de moeilijk behandelbare hypertensie langere tijd aanwezig is, zal de linkerharthelft gereageerd hebben met een spierhypertrofie en eventueel verwijding (dilatatie). Als reactie kunnen daarbij ritmestoornissen ontstaan, waarvan de meest voorkomende het boezemfibrilleren is. De verwijding bij een dilatatie kan een insufficiënte hartklep veroorzaken. Zeker intermitterend (paroxysmaal) boezemfibrilleren zou een verklaring kunnen zijn voor een hersenembolie. In de fase van hartfibrilleren staat de boezem stil en ontstaat veelal in de hart-oren een trombose. In de fase van een gewoon ritme breken daar emboliëen af die naar het brein vervoerd worden [1]. De cardioloog geeft daarover uitsluitsel. Voor een eventueel klepgebrek zonder vervanging is sinds 2008 geen profylaxe nodig (◘tab. 27.3) [2, 3]. Heel plezant, want betrokkene is allergisch voor een (welk?) antibioticum. De antihypertensieve medicatie vraagt bij deze patiënt ook aandacht.

De diabetes type II zoals in de anamnese aangegeven, kan ontregeld zijn. Deze veronderstelling berust op uw uitspraak dat het een paropatiënt betreft. Zonder overleg met de arts die de diabetes behandelt en afspraken om tot een goede instelling van de diabetes te komen, zal de orale ontsteking niet tot rust komen. Omgekeerd kan een goede mondhygiëne en bestrijding van de parodontitis de diabetes stabiliseren. Alleen in samenwerking is een betere toestand te bereiken [4].

Als ongevraagde opmerking nog dit: de handtekening van de patiënt onder de anamnese biedt in Nederland geen juridische bescherming. De behandelaar, tandarts, blijft verantwoordelijk, ook als de neuroloog zijn akkoord geeft.'

Tabel 27.2 EMRRH-vragen [34–38]

hebt u een hartgeruis of hartklepgebrek?	II
hebt u een kunsthartklep?	II
hebt u korter dan 6 maanden geleden een hart- of vaatoperatie ondergaan?	II
hebt u een pacemaker?	II
hebt u uw activiteiten moeten verminderen?	III
hebt u zonder inspanning aanvallen van hartkloppingen? Zo ja,	II
moet u tijdens deze aanvallen rusten, zitten of liggen?	III
wordt u bleek, duizelig of kortademig tijdens de aanvallen?	IV
hebt u nu of hebt u in het verleden een hoge bloeddruk gehad? Zo ja,	II
wat is uw laatst gemeten bloeddruk? ………………………………………..	
is de bovendruk meestal tussen 160 en 200?	III
is de onderdruk meestal tussen 95 en 115?	III
is de bovendruk meestal 200 of hoger?	IV
is de onderdruk meestal 115 of hoger?	IV
hebt u ooit verlammingen (beroerte of attaque) of spraakstoornissen gehad? Zo ja,	II
hebt u in de laatste 6 maanden een beroerte of attaque gehad?	III
hebt u tevens (recent) vergelijkbare klachten die korter dan 24 uur bestaan?	IV
hebt u suikerziekte? Zo ja,	II
gebruikt u insuline?	II
bent u vaak 'ontregeld' (hypo/hyperglykemie)?	III
gebruikt u op dit moment medicijnen op recept of zelf gekocht?	II
hebt u een ziekte waarnaar niet gevraagd is?	
zo ja, welke?	

27.4 Achtergrondinformatie

Een *transit ischemic attack* (TIA) wordt gedefinieerd als een aanval met compleet reversibele neurologische uitvalsverschijnselen met een maximale duur van 24 uur, maar meestal niet langer durend dan 10 tot 15 minuten. In de leeftijdscategorie van 55–64 jaar is de prevalentie van TIA's 1,9 %, 3,5 % in de leeftijd tussen 65–74 jaar en boven de 75 jaar 5,1 % [5].

Bewusteloosheid is bij de TIA geen obligaat symptoom. De TIA wordt beschouwd als de voorloper van een cerebrovasculaire accident (CVA). Het risico van een beroerte na een TIA is 8–12 % na 7 dagen, oplopend tot 11–15 % na een maand [6].

Een totale afsluiting wordt in 10–20 % van de gevallen voorafgegaan door een TIA, omgekeerd worden TIA's in 35–50 % van de gevallen gevolgd door een totale afsluiting binnen 5 jaar.

Wie eenmaal een CVA heeft gehad, loopt een kans van 6–12 % op een recidief binnen een jaar. In 80 % is een CVA een infarct en 20 % een bloeding. In de eerste week sterft 15 % van de patiënten [7].

> **Tabel 27.3** Indicaties voor antibioticaprofylaxe bij cardiale afwijkingen [2]
>
> *medische indicaties*
> – eerder doorgemaakte endocarditis
> – hartklepprothese (incl. bioprothese, allograft en conduit)
> – bepaalde aangeboren hartafwijkingen
> – onbehandelde cyanotische afwijkingen
> – met shunt/conduits behandelde cyanotische hartafwijkingen
> – 6 maanden na volledige correctie als prothesemateriaal is gebruikt
> – restafwijking bij patch of device die endothelialisatie belemmert
> *tandheelkundige indicaties*
> – behandelingen met manipulatie van de gingiva
> – wortelkanaalbehandelingen waarbij instrumentarium door foramen apicale wordt gegaan
> – extracties of verwijdering wortelresten
> – alle overige operatieve ingrepen in de mond, incl. abcesincisie, parodontale chirurgie
> – operatieve ingrepen ten behoeve van implantaten, incl. botankers ten behoeve van orthodontische behandeling

De cardiovasculaire embolus is verantwoordelijk voor 30 % van alle CVA's. Deze ontstaat veelal bij een klepafwijking en bij atriumfibrilleren. De TIA-patiënt wordt preventief behandeld met aspirine. Een uitzondering vormen de patiënten met boezemfibrilleren: deze krijgen cumarinen.

27.5 Behandeladviezen bij CVA

mASA II
- De voorkeursbehandeltijd is aan het eind van de ochtend. In verband met de hoogte van de bloeddruk zou men eerder aan het midden van de middag denken, maar dan is de patiënt na een CVA met restafwijkingen, zoals een halfzijdige verlamming, vaak moe. Bij deze patiënt wordt niet gesproken over restverschijnselen na het CVA, dus mogelijk speelt hier de moeheid geen rol van betekenis.
- De voorkeurshouding is afhankelijk van bijkomende klachten. Bij dysfagie en een vertraagde slikreflex een (half)zittende behandeling, eventueel met gebruik van rubberdam. De slikproblemen komen in 55 % tot uiting bij het 'even spoelen'.
- De duur van de controle/behandeling in overleg met de patiënt bepalen. Bij een afasie is de communicatie bemoeilijkt. Uw mondmasker vermindert daarbij de contactmogelijkheid. Hulp van verzorgers is van belang. Patiënten kunnen bij een afasie ook hun frustraties niet kwijt, waardoor ze vaak als bot en 'onbehandelbaar' overkomen, met emotionele uitbarstingen en depressieve episoden [7].
- Blijf maximaal conservatief.

- Lokale anesthesie met adrenaline 1:200.000 onder aspiratie.
  Let op:
  - *verslapte gezichtmusculatuur*: occlusie- en protheseproblemen;
  - *xerostomie* vraagt extra mondhygiëne; speekselsubstitutie kan nodig zijn;
  - *verlammingen van hand en gezicht* bemoeilijken de mondhygiëne; via ergotherapie tandenborstel aanpassen (elektrische tandenborstel) [8];
  - *door abnormale tongbewegingen* eventueel ophoping van voedsel onder de tong met als klacht halitose.
- Interacties bestaan met antistolling. Bij bloedige ingrepen regeling treffen met regionale trombosedienst. Aspirine continueren.

mASA III
- De eerste controle na een recent TIA of CVA moet niet langer dan 10 minuten duren. Behandelingen van enige importantie pas als een CVA of TIA's langer dan drie tot zes maanden geleden heeft plaatsgevonden.
- Mocht zich tijdens de behandeling een recidief accident voordoen, dan met spoed laten vervoeren naar een stroke unit. Hoewel een tandarts op het klinische beeld niet kan differentiëren tussen een trombose (embolie), vaatspasme of een bloeding, is het essentieel dat deze differentiatie in de klinische setting duidelijk wordt. Voor patiënten met een trombose die binnen drie uur na het accident intraveneuze trombolyse ondergaan, verbetert de prognose [9].
- Hypertensie is een symptoom zonder klachten en geen diagnose. De eerste klacht is veelal ook de eerste complicatie. Zowel de *American Dental Association (ADA)* als de *American Dental Hygienists Association (ADHA)* pleiten sinds jaren voor een bloeddrukmeting bij elk tandheelkundig patiëntcontact. Deze acceptatie bestaat in Nederland niet. Het meten van de bloeddruk kan niet meer afgedaan worden met: 'Bij een tandarts is de bloeddruk altijd verhoogd!' Er zijn nu voldoende publicaties die deze opvatting naar de prullenmand verwijzen [10–12]. In 95 % van de hypertensiegevallen is er geen orgaandefect (essentiële hypertensie). De resterende 5 %, met vaak ernstige hypertensie, bestaat vooral uit patiënten met een chronisch nierlijden. Ook negroïde patiënten hebben vaak op jonge leeftijd al een ernstige hypertensie. De complicaties zijn:
- visusdaling door bloedingen en exsudatie in de retina;
- linkerhartfalen, angina pectoris of een hartinfarct respectievelijk ritmestoornissen;
- acute splijting van de wand van de aorta thoracalis (aneurysma dissecans);
- cerebrovasculaire accidenten als bloedingen of als vaatspasme;
- progressief nierfunctieverlies;
- versterkte, versnelde gegeneraliseerde atherosclerose;
- cognitieve achteruitgang.

Berucht is een plotselinge bloeddrukstijging, zoals deze optreedt bij onverwachte pijn tijdens tandheelkundige behandeling. Een hypertensieve crise wordt gedefinieerd als een acuut ontstane, sterk verhoogde bloeddruk (systolisch > 220 mmHg; diastolische druk > 120–130 mmHg), die gecompliceerd kan worden door orgaanschade. Bij een locatie in cerebro spreekt men van een hypertensie-encefalopathie. Dit beeld wordt beheerst door hoofdpijn, misselijkheid, braken, convulsies, opwindingstoestanden gevolgd door bewusteloosheid [13].

27.6 Preventie bij hypertensie

mASA II
- Ken de bloeddruk van uw patiënt [14, 15]!
- Voorkeurstijdstip van de behandeling is in de middag. De bloeddruk is dan het laagst van de dag.
- Lokale anesthesie met vasoconstrictor. Goede pijnstilling is essentieel [15–23].
- Antihypertensieve therapie kan, afhankelijk met het type medicatie, interfereren met tandheelkundig handelen: *Metoprolol,* een bètablokker. Deze fixeren een lage hartfrequentie. Niet-selectieve bètablokkers kunnen interfereren met hoge doses adrenaline intravasaal als gevolg van herhaald bijspuiten of bij directe intravasale toediening. Het gevolg is een stijging van de bloeddruk door alfa-receptorstimulatie.

Exforge, een combinatie van een ACE-remmmer en een calciumantagonist. Calciumantagonisten kunnen gingivahyperplasie veroorzaken. Behandeling van de hyperplasie is alleen zinvol als de medicatie gestaakt wordt. Een optimale mondhygiëne verbetert het sterk patiëntafhankelijke optreden. Hetzelfde wordt gesuggereerd van spoelen met chloorhexidine.

Bijwerkingen van *ACE-remmers* zijn: smaakstoornissen, droge kuch, urticaria en angio-oedeem, ook nog na jaren gebruik.

Diuretica veroorzaken evenals vele andere antihypertensiva een klein circulerend bloedvolume en een droge mond. Het gebruik van Na -fluoride, 1 % chloorhexidine-gel of -spoelvloeistof wordt als extra cariëspreventie aangeraden.
- Tegen het kortdurend (een enkele dag) voorschrijven van lage dosis NSAID's bestaat geen bezwaar.
- Geen plotselinge houdingsveranderingen voor de behandelde hypertensiepatiënt. De patiënt aan het eind van de behandeling langzaam op laten komen, daarna de benen even laten bengelen over de stoelrand en ten slotte langzaam van de stoel af laten komen. Deze omzichtige wijze van werken voorkomt orthostatisch hypotensie.

mASA III
- Vermijd pijn in verband met de niet-voorspelbare bloeddrukstijging [24].
- Nitroglycerine in zittende of liggende houding laat de bloeddruk dalen en heeft behalve hoofdpijn geen bijwerkingen.
- Bij een nerveuze bloeddrukverhoging 15 minuten voor de behandeling 5–10 mg benzodiazepam (Valium) oraal. Na deze medicatie kan de patiënt niet zelf naar huis rijden [10].

mASA IV
- Verwijs de patiënt met een bloeddrukniveau hoger dan 120 mmHg diastolisch of hoger dan 200 mmHg systolisch naar huisarts of eerstehulppost. Vóór verdere electieve tandheelkundige interventie dient de bloeddruk eerst door huisarts of specialist op een acceptabel niveau gebracht te worden [25–27].

Diabetes mellitus type II wordt gevormd door een heterogene groep afwijkingen, die alleen de verhoogde bloedsuiker gemeen hebben en behandeld worden met orale antidiabetica, eventueel bij een onvoldoende resultaat aangevuld met insuline. Patiënten met een bloedsuiker tussen de 3,5 en 9,0 mmol/l kunnen tandheelkundig als gezond worden beschouwd, afgezien van al opgetreden complicaties van vasculaire of neurologische aard [28].

De verhoogde infectiekans wordt oraal snel merkbaar. Fysiologisch wordt bij bacteriële invasie de eerste verdedigingslinie gevormd door snel gemobiliseerde granulocyten om hun fagocyterende functie. Bij een bloedsuiker die hoger ligt dan 10.0 mmol/l worden de reactie op chemotaxis en de fagocyterende functie geremd. Deze vertraging biedt extra tijd en gelegenheid tot hechting en vermenigvuldiging van micro-organismen. In de tandheelkunde wordt dit principe nog versterkt door stoornissen in de microcirculatie van de gingiva en de alveolaire mucosa, verandering van de orale microflora en een abnormaal collageenmetabolisme. De gevolgen (marginale parodontitis, gekenmerkt door de vorming van sulci, eventueel parodontoclasie en tandverlies met ulceraties) zijn afhankelijk van de ernst en duur van de ontregeling. Het loslaten van de parodontale membraan doet in versnelde mate pocketvorming met abcedering optreden. In hoeverre verhoogde collagenasespiegels in de creviculaire vloeistof een rol spelen is niet met zekerheid vastgesteld. Ook is de lymfocytenfunctie van diabetici verminderd. Parodontale afwijkingen treden bij 75 % van de langer bestaande diabetes type II op. Significante verschillen worden lang niet door elke onderzoeker gemeld. Het probleem ligt waarschijnlijk in de hoogte van de bloedsuikerwaarden van de diabetesproefpersonen en daarover wordt in veel artikelen onvoldoende informatie verstrekt. De vertraagde wondgenezing door een abnormaal collageenmetabolisme in combinatie met de verhoogde infectiekans veroorzaakt niet zelden orale complicaties. Deze zijn afhankelijk van de ernst en de duur van de ontregeling [29–31].

De cognitieve achteruitgang als complicatie van een slechte instelling staat de laatste jaren in de belangstelling [32, 33].

27.7 Preventie bij diabetes

mASA II
- Tijdstip voor de behandeling is 2–3 uur na het ontbijt. In de Verenigde Staten wordt de bloedsuiker bij labiele diabetespatiënten voorafgaand aan de behandeling bepaald. Veel patiënten kunnen dit onderzoek zelf uitvoeren.
- Lokale anesthesie met adrenaline 1:200.000 lege artis toegediend.
- Extra controle op mondhygiëne; eventueel professionele reiniging.
- Fluorideapplicatie bij geringe speekselproductie.
- In fasen van ontregeling grote wondoppervlakken vermijden. Omgekeerd doen infecties of ingrepen, ook in de mond, de tolerantie voor insuline toenemen, waardoor de bloedsuiker stijgt. Denk bij niet-verklaarbare cariës en parodontale afwijkingen aan ontregeling. Infecties worden niet alleen onderhouden, maar accelereren, hetgeen de bloedsuikerspiegel opdrijft.
- Antibioticumprofylaxe is onnodig.
- Geneesmiddelen-interacties: salicylaten kunnen de werking van tolbutamide en glibenclamide versterken. Als pijnstiller heeft paracetamol, zo nodig met codeïne, de voorkeur.
- Bij een (dreigende) hypoglykemie iedere behandeling staken. Deze complicatie is bij type II die alleen behandeld worden met tabletten niet direct te verwachten [10].

27.8 Conclusie

Het is de moeite waard ter voorkoming van medische accidenten in de stoel om de tijd te nemen. Een betrouwbare medische anamnese kan voor tandarts en patiënt veel ongemak voorkomen, weliswaar misschien niet 'du moment', maar wel later. Preventie doet de rest [34–37].

Literatuur

1. Kwok C, McIntyre A, Janzen S, Mays R, Teasell R. Oral care post stroke: a scoping review. J Oral Rehabil. 2015;42(1):65–74.
2. Nederlandse Hartstichting. Preventie Bacteriële Endocarditis 2008.
3. Abraham-Inpijn L. Soms loopt iemand bij de tandarts een hartontsteking op. Feedback Post. Tandarts Praktijk. 2008;29:67–73.
4. Abraham-Inpijn L. Belang van diabetes mellitus voor de tandheelkundige praktijk. 2008;15:22–5.
5. Wilk EC van der, Bots ML, Koudstaal PJ, Hofman A, Grobbee DE. 'Transcient ischaemic attack' bij de algemene bevolking van 55 jaar of ouder: prevalentie en risicofactoren; het ERGO-onderzoek. Ned Tijdschr Geneesk. 1998;142(6):301–5.
6. Thomas S de. standaard 'TIA' (eerste herziening) van het Nederlands Huisartsen Genootschap; reactie van uit de huisartsgeneeskunde. Ned Tijdschr Geneesk. 2005;149(7):333–4.
7. Orchardson R. Aphasia–the hidden disability. Dent Update. 2012;39(3):168–74.
8. Schimmel M, Leemann B, Schnider A, Herrmann FR, Kiliaridis S, Müller F. Changes in oro-facial function and hand-grip strength during a 2-year observation period after stroke. Clin Oral Investig. 2013;17(3):867–76.
9. Luijckx GJR, Schuling J. De trombolytische behandeling van het acute herseninfarct. Geneesmiddelen bulletin. 2003;37(10):117.
10. Gortzak RATh. Blood pressure variation during dental treatment (proefschrift). Amsterdam: Universiteit van Amsterdam; 1992.
11. Aubertin MA. The hypertensive patient in dental practice: updated recommendations for classification, prevention, monitoring, and dental management. Gen Dent. 2004;52(6):544–52.
12. Yagiela JA, Haymore TL. Management of the hypertensive dental patient. J Calif Dent Assoc. 2007;35(1):51–9.
13. Abraham-Inpijn L. Spoedeisende geneeskunde in de tandheelkundige praktijk. Assen: Van Gorcum; 2008.
14. Wiersma TJ, Walma EP, Thomas S, Assendelft WJJ. The revised practice guideline on hypertension from the Dutch college of general practitioners. Ned Tijdschr Geneesk. 2004;148(19):923–31.
15. Arrigoni J, Lambrecht JT, Filippi A. Cardiovascular monitoring and its consequences in oral surgery. Schweiz Monatsschr Zahnmed. 2005;115(3):208–13.
16. Greenwoord M, Lowry RJ. Blood pressure measuring equipment in the dental sugery: use or ornament? BDJ. 2002;193(5):273–5.
17. Hughes CT, Thompson AL, Browning WD. Blood pressure screening practices of a group of dental hygienists: pilot study. J Dent Hyg. 2004;78(4):11.
18. Schaffer EM, Germaine C, Rhodus N, Halhuber M, Watanabe Y, Halberg F. Blood pressure outcomes of dental patients screened chronobiologically. JADA. 2001;132:891–9.
19. Palmer-Bouva CCR, Oosting J, Vries R de, Abraham-Inpijn L. Stress in elective dental treatment: epinephrine, norepinephrine, VAS and DAS in 4 different procedures. Gen Dent. 1998:356–61.
20. Silvestre FJ, Salvador-Martínez I, Bautista D, Silvestre-Rangil J. Clinical study of hemodynamic changes during extraction in controlled hypertensive patients. Med Oral Pathol Oral Cir Bucal. 2011;16(3):e354–8.
21. Bader JD, Bonito AJ, Shugars DA. A systematic review of cardiovascular effects of epinephrine on hypertensive patients. Oral Surg Oral Med Oral Pathol Oral Radiol Endodont. 2002;93(6):647–53.
22. Ezmek B, Arslan A, Delilbasi C, Sencift K. Comparison of hemodynamic effects of lidocaine, prilocaine and mepivacaine solutions without vasoconstrictor in hypertensive patients. J Appl Oral Sci. 2010;18(4):354–9.
23. Adlesic EC. Cardiovascular anesthetic complications and treatment in oral surgery. Oral Maxillofac Surg Clin North Am. 2013;25(3):487–506.
24. Palmer-Bouva CCR, Van R, Vries R de, Abraham RE, Groen H, Abraham-Inpijn L. Fainting in the dental chair. A case report focusing on blood pressure, heart rate, epinephrine, norepinephrine, cortisol and psychodynamic background. Oral Surg Oral Med Oral Pathol Oral Radiol Endod. 1998;86(5):508–10.

25. McCarthy FM. A new patient-administered medical history developed for dentistry. J Am Dent Assoc. 1985;111:595–7.
26. Abraham-Inpijn L, Smeets EC, Russell JG, Abraham EA. Introductory notes regarding a European medical Risk related History questionnaire (EMRRH) designed for use in dental practice. Br Dent J. 1998;185:445–9.
27. Smeets EC, Keur I, Oosting J, Abraham-Inpijn L. Acute medical complications in 277 general dental practices. Prev. Med. 1999;28:481–7.
28. Bouma M, Rutten GEHM, Grauw WJC de, Wiersma Tj, Goudswaard AN. Samenvatting van de standaard 'diabetes mellitus type 2 (tweede herziening) van het Nederlands Huisartsen Genootschap. Ned Tijdschr Geneesk. 2006;150(41):2251–6.
29. Sastrowijoto SH. Periodontal condition in impaired glucose tolerance and diabetes mellitus (proefschrift). Amsterdam: Universiteit van Amsterdam; 1989.
30. Fouad AF, Burleson J. The effect of diabetes mellitus on endodontic treatment outcome: data from an electronic patient record. J Am Dent Assoc. 2003;134(1):43–51.
31. Safkan-Seppala B, Sorsa T, Tervahartiala T, Beklen A, Konttinen YT. Collagenases in gingival crevicular fluid in type 1 diabetes mellitus. J Periodontol. 2006;77(2):189–94.
32. Deary IJ, Frier BM. Editorial: Severe hypoglycaemia and cognitive impairment in diabetes. Br Med J. 1996;313:733–67.
33. Veneman ThF. Hersenafwijkingen bij patiënten met van insuline afhankelijke diabetes. Ned Tijdschr Geneeskd. 1998;142(1):41.
34. Fenton MR, McCartan BE. Validity of a patient self-completed health questionnaire in a primary care dental practice. Community Dent Oral Epidemiol. 1992;20:130–2.
35. Smeets EC, Jong KJM de, Abraham-Inpijn L. Detecting the medically compromised patient in dentistry by means of the Medical Risk Related History (MRRH). Prev Med. 1998;27:530–5.
36. Abraham-Inpijn L, Russell G, Abraham EA, Bäckman N, Baum E, Bullón-Fernández P, Declerck D, Fricain JCh, Georgelin M, Karlsson KO, Lamey PhJ, Link-Tsatsouli I, Rigo O. A patient-administered Medical Risk Related History Questionnaire (EMRRH) for use in ten European countries (multi centre trial). Oral Surg Oral Med Oral Pathol Oral Radiol and Endodont. 2008;105(5):597–605.
37. Kuo YW, Yen M, Fetzer S, Lee JD, Chiang LC. Kuo YW, Yen M, Fetzer S, Lee JD, Chiang LC. Effect of family caregiver oral care training on stroke survivor oral and respiratory health in Taiwan: a randomised controlled trial. Community Dent Health. 2015;32(3):137–42.
38. Abraham-Inpijn L. Voorkoming medische accidenten. (2nd ed.) Maarssen: Elsevier Gezondheidszorg; 2009.

Zorgplicht en allergie

28.1 Verantwoordelijkheid nemen? – 264

28.2 Achtergrondinformatie – 264

Literatuur – 268

28.1 Verantwoordelijkheid nemen?

Bij verdenking op een allergische reactie: verwijzen.

Bij sommige vragen, zo ook bij deze casus, is het een kwestie van drie-in-één: antibiotica-profylaxe, allergie type I en de verantwoordelijkheid van tandarts en mondhygiënist.

> **Multipele vraagstelling**
> Geachte mevrouw Abraham-Inpijn, Ik zou u graag de volgende vragen willen stellen:
> Voordat er geïmplanteerd wordt in onze praktijk wordt er antibioticumprofylaxe toegepast.
> (1) De patiënten nemen het antibioticum in 1 uur voor de ingreep. In geval van een allergische reactie kan het echter zijn dat deze reactie optreedt tijdens het vervoer naar de praktijk toe. (2) Dit kan tot ongemakkelijke situaties leiden. Is er iets op tegen om de profylaxe de avond voor de ingreep te starten, zodat eventuele reacties thuis plaatsvinden?
> Als er een allergische reactie optreedt (rood/zwelling/hoge hartfrequentie) is het dan toch verantwoord om het implantaat te plaatsen. Wellicht met toediening van een anti-allergiemiddel? Is hiervoor toestemming van de patiënt vereist? (3)

> **Antwoorden**
> *Profylaxe* wordt alleen toegepast bij infectiedreigingen op plaatsen die bij onderzoek niet eenvoudig zichtbaar zijn (locus minoris resistentiae). Profylaxe in deze casus is discutabel. Stel eerst vast waarvoor de profylaxe moet worden gegeven. Is de verwachte locatie van de infectie hier niet gewoon in zicht?
> De profylaxe 1 uur voor de ingreep in één dosering geven. Bij een positieve anamnese op allergisch reageren het antibioticum in de praktijk geven, eventueel onder Tavegil-bescherming. De vraag is of het in deze casus niet de bedoeling van de behandelaren is een scherm te geven tijdens de wondgenezingsfase? In dat geval is profylaxe onvoldoende [1].
> *Een allergische reactie* te verwachten voor een bepaald antibioticum? Dan ligt het voor de hand een ander antibioticum te geven. De meeste richtlijnen doen in deze gevallen suggesties (☐tab. 28.1).
> Het direct starten met de plaatsing van een implantaat of daarmee doorgaan na of tijdens een allergische reactie is praktisch niet haalbaar, maar ook niet verantwoord. Als een allergische reactie begint, weet men nooit hoe deze zich verder zal ontwikkelen. Alle aandacht moet gericht zijn op de patiënt, het ziektebeeld en de benodigde medicatie.
> De patiënt die op *advies van de tandarts* of mondhygiënist het antibioticum thuis inneemt ontslaat beiden niet van hun verantwoordelijkheid als zorgverlener. Ook een door de patiënt ondertekende verklaring van overname van de verantwoordelijkheid voor thuisinname van het antibioticum heeft in Nederland geen juridische waarde. De behandelaar blijft verantwoordelijk!

28.2 Achtergrondinformatie

Profylaxe

Profylaxe wordt gedefinieerd als een 6–24 uur durende bescherming tegen kolonisatie door endogene of exogene micro-organismen. Profylaxe is geïndiceerd als men bij een patiënt een

28.2 · Achtergrondinformatie

Table 28.1 Overzicht toediening profylaxe

	Medicatie	Tijd
Volwassenen	Amoxycilline 3 gram per os bij voorkeur in dispers vorn	1 uur voor de ingreep
Kinderen	Amoxycilline-suspensie 50 mg/kg per os, max 3 gram	1 uur voor de ingreep

	Medicatie	Tijd
Volwassenen	Amoxycilline 2 gram i.v.	30 min voor de ingreep
Kinderen	Amoxycilline 50 mg/kg i.v. Maximaal 2 gram	30 min voor de ingreep

Bij overgevoeligheid voor penicilline of behandeling met penicilline in de 7 dagen voor de ingreep:

	Medicatie	Tijd
Volwassenen	Clindamycine 600 mg per os i.v.	1 uur voor de ingreep / 30 min voor de ingreep
Kinderen	Clindamycine per os <10 kg: 150 mg 10-30 kg: 300 mg >30 kg: 450 mg Clindamycine i.v. 20 mg/kg, max 600 mg	1 uur voor de ingreep / 30 min voor de ingreep

locus minoris resistentiae kent die niet in zicht is en waarvan bij infectie een hoge morbiditeit of mortaliteit te verwachten valt.

Het antibioticum wordt bij voorkeur 1 uur, tot maximaal 2 uur voor de ingreep gegeven. Het antibioticum wordt daarbij zo gekozen dat dit op de specifieke lokalisatie in voldoende dosering penetreert om werkzaam te kunnen zijn voor de verwachte micro-organismen, maar een zo smal mogelijk spectrum heeft. De halfwaardetijd wordt daarbij zo gekozen dat één dosering per ingreep voldoende is. Als men te vroeg begint, is resistentievorming mogelijk, of krijgen andere pathogene bacteriën de kans zich te manifesteren. Voorts wordt dan niet de gewenste hoogte van de bloedspiegel bereikt op het moment dat dit noodzakelijk is. De piekconcentratie ligt dan vroeger. De avond voor de behandeling starten is dus gecontra-indiceerd.

Allergie

Kennelijk wordt hier geduid op een allergie type I-reactie en heeft deze tandarts, gelet op de verdere vraagstelling, al eerder hiermee te maken gehad.

De aanleg om allergisch te reageren is genetisch bepaald. De oorzaak van dit type allergie (immediate type allergy) is het vrijkomen van vasoactieve stoffen die onder meer dilatatie van kleine arteriën en postcapillaire venulen veroorzaken, waarbij de permeabiliteit van deze vaten toeneemt. Hierdoor wordt vooral het losmazige bindweefsel oedemateus. Het vocht kan

Tabel 28.2 Vraag EMRRH-systeem	
hebt u ooit een allergische reactie gehad op penicilline, aspirine, latex, tandheelkundige of medische materialen of iets anders? Zo ja,	II
bezocht u voor deze reactie een arts of ziekenhuis?	III
was het bij uw tandarts ? Zo ja,	IV
waarvoor bent u allergisch? ………………………………………..	

Tabel 28.3 Fasen van ernst bij type I allergische reactie	
graad I	jeuk, urticaria/erytheem
graad II	graad I met oedeem, misselijkheid, braken, pijn op borst, buikpijn, diarree, licht in het hoofd
graad III	graad I en graad II met stridor, dysfagie, heesheid, dysartrie, dyspnoe
graad IV	graad I, II en III met cyanose, hypotensie, collaps, incontinentie, bewusteloosheid, hartritmestoornissen

ook rond de luchtwegen, in het bijzonder in het gebied bij de glottis, uittreden met spasme rond de bronchusboom. De beste preventie tegen het optreden van een van deze allergische reactie is een goede medische anamnese met risico-inschatting en het toepassen van voorzorgsmaatregelen (tab. 28.2) [2]. De meeste patiënten zijn al eerder geconfronteerd met een of andere allergische reactie, zoals een allergische rhinitis (hooikoorts), conjunctivitis, astma bronchiale, constitutioneel eczeem (dauwworm), jeukende uitslag, urticaria (netelroos, galbulten) of ernstiger anafylactische reacties. Ook in de familie zijn in de regel allergische reacties bekend. De genoemde klinische beelden wisselen per patiënt in de tijd. Bij de leden van een familie kunnen overigens verschillende manifestaties optreden. Een patiënt kan als kind hooikoorts hebben doorgemaakt en op latere leeftijd eczeem of astma ontwikkelen [3].

Er worden vier graden van deze allergische reactie gedefinieerd (tab. 28.3). Allergische veranderingen aan de huid of slijmvliezen van het type I zijn altijd symmetrisch. Een anafylactische reactie wordt voorafgegaan door motorische onrust, paresthesieën en jeuk in gezicht en handen. De patiënt is goed aanspreekbaar. Ook buikpijn met misselijkheid en braken kunnen op de voorgrond staan. Na seconden tot minuten volgt in niet-voorspelbare intensiteit de verdere reactie. Het begin van een anafylactische reactie wordt regelmatig slecht herkend, juist door de verschillende combinaties bij de start. Bij graad III veroorzaakt de zwelling van de mucosa in de luchtwegen de obstructie. Bij glottisoedeem krijgt de patiënt het gevoel dat zijn keel wordt dichtgeknepen. Er ontwikkelt zich een inspiratoire verlenging van de ademhaling met een stridor. De stem van de patiënt wordt hees. De kortademigheid kan meer of minder progressief zijn. Ook kan oedeem en constrictie van de bronchioli optreden met kortademigheid (astma bronchiale). Bij de allergische shock zijn de perifere vaten gegeneraliseerd verwijd en de toegenomen permeabiliteit zorgt voor diffuus oedeem, waardoor de bloeddruk daalt. De ademhaling, aanvankelijk snel en oppervlakkig door bronchusconstrictie, wordt met toename van de zuurgraad van het bloed toenemend diep en frequent (Kussmaul-ademen). Na enige tijd functioneren de organen op minimumniveau. De patiënt wordt traag met lage reflexen en een verminderde sensibiliteit, ook voor pijnprikkels. Hierna treedt uitputting en apathie in. Bewustzijnsverlies, convulsies en eventuele dood kunnen in extreme gevallen binnen 5–10 minuten intreden. Anafylaxie is ernstig maar extreem zeldzaam.

Tabel 28.4 Behandeling van allergie in relatie tot de ernst[a]

graad I	antihistaminica
	clemastine (Tavegil) 2 tabletten à 2 mg/per os
graad II	antihistaminica en corticosteroïden
	dexamethasonnatriumfosfaat 1 amp à 5 mg/ml/i.m. (Oradexon)
graad III	*starten met adrenaline, direct gevolgd door corticosteroïden en antihistaminica*
	adrenaline HCL 1:1.000, 1 amp à 1 mg/ml i.l./i.m. als EpiPen (gewoon en junior) of Anapen. Kinderdosering: 0,01 ml/kg tot een maximum van 0,3 ml
graad IV	*adrenaline, direct gevolgd door corticosteroïden en antihistaminica met zuurstof 4,0 l/min*

[a] Controleer altijd ampul op de inhoud voordat gespoten wordt.

Tabel 28.5 Aanvulling basisbehandeling anafylaxie

– bij bronchusobstructie: salbutamol (Ventolin), 1 amp à 0,5 mg/ml/i.m. of salbutamol inhaler (Ventolin), 1 dos. à 200–400 mg

– bij hypoxie: zuurstof per neussonde (4,0 l/min)

– ernstige hypoxie door hoge luchtwegobstructie: laryngopunctie

– bloeddrukdaling: patiënt plat neerleggen met de benen hooggebogen in de heupen

– zuurstof per neussonde (4,0 l/min) of via de opening van de laryngopunctie

– vervoer naar een medisch centrum door assistente laten regelen

Hoewel een blanco allergische anamnese het krijgen van een allergische reactie bij antibioticaprofylaxe niet voor honderd procent uitsluit, is de kans wel verwaarloosbaar klein. Bij een positieve anamnese is onderzoek naar het agens waarvoor de patiënt allergisch is noodzakelijk. Als volgens bovenstaande een allergische reactie optreedt op een medicament dat u de patiënt voorschrijft, bent u verantwoordelijk voor de gevolgen. Bij onzekerheid ten aanzien van allergisch reageren op een bepaald medicament kan preventief clemastine (Tavegil) 2 tabletten à 2 mg/per os worden gegeven. (In België niet beschikbaar.) Dit middel vertraagt het optreden van de allergische reactie en maakt deze minder heftig, maar het blokkeert het allergisch reageren niet totaal. De meest optredende bijwerkingen zijn slaperigheid, duizeligheid en een slechte coördinatie. Dus geen middel dat de patiënt kort voor zijn vertrek naar de praktijk kan innemen – en zeker niet met eigen vervoer.

Bij een risico op een allergische reactie kan het van levensbelang zijn dat u beschikt over de aanbevolen medicatie. Leer uw assistente haar rol in acute situaties.

Bij de behandeling van allergische patiënten worden drie typen preparaten ingezet: het direct remmen van de vaatverwijding door middel van *adrenaline*, het blokkeren van de allergische reactie met *antihistaminica* en *corticosteroïden* met name met dexamethasonnatriumfosfaat, en zuurstof (tab. 28.4). Als de situatie niet verbetert zolang er geen professionele medische hulp beschikbaar is, kan de adrenaline na circa 10 minuten worden herhaald. Bij bronchusobstructie kan salbutamol (Ventolin) aan de medicatie worden toegevoegd (tab. 28.5) [3].

Bij een dergelijke allergische reactie in de praktijk is er geen sprake meer van verder behandelen. Daarvoor heeft zo'n gebeurtenis een te grote negatieve impact op het functioneren van de patiënt en de behandelaren. Bij verdenking op een allergische reactie op tandheelkundige materialen of na complicaties tijdens tandheelkundig handelen die op allergie kunnen berusten, dient de tandarts of mondhygiënist de patiënt naar zijn huisarts of naar een medisch centrum te verwijzen voor aanvullend onderzoek. Stimuleer patiënten die ooit een anafylactische reactie hebben gehad tot het dragen van een medi-card of ander identificatiemiddel [4].

Verantwoordelijkheid

Ik wijs nog even op de vraag van de inzender: *'Is er iets op tegen om de profylaxe de avond voor de ingreep te starten, zodat eventuele reacties thuis plaatsvinden?'* Dit zou betekenen dat de verantwoordelijkheid voor de opvang naar de thuissituatie wordt verschoven. De tandarts/mondhygiënist blijft als voorschrijver echter verantwoordelijk. Zorgverleners in de tandheelkundige praktijk dienen te weten of bij een patiënt een allergische reactie mogelijk is. Het thuis verstrekken zou alleen mogelijk zijn als de behandeling, en ook het (veilige) transport daarbij in aanmerking nemend, binnen 1 tot 2 uur kan plaatsvinden. Het voorschrijven van Tavegil is in die situatie geen optie. De patiënt is beter af als bij het optreden van een allergische reactie direct hulp kan worden geboden. Tandarts en mondhygiënist dienen zich ervan bewust te zijn dat allergische reacties ook bij een blanco anamnese in de praktijk kunnen optreden. Medicamenten en materialen voor een dergelijk accident dienen beschikbaar te zijn. In het geval van de mondhygiënist die niet in een medisch centrum of in directe relatie tot een tandarts werkt, is dit een nog steeds niet opgelost probleem, omdat een mondhygiënist niet gerechtigd is medicatie aan te schaffen en toe te dienen.

> Deze Feedback Post werd geschreven in overleg met dr. mr W. Brands, Radboud Universiteit Nijmegen Medisch Centrum.

Literatuur

1 Abraham-Inpijn L. Antibiotica en infecties. Houten: Bohn Stafleu van Loghum; 2016.
2 Abraham-Inpijn L. Voorkoming van Medische accidenten. 2nd ed. Maarssen: Elsevier Gezondheidszorg; 2009.
3 Gortzak RTh. Lokaal anesthesie–medische complicaties. Voordracht Benecke, 2011 15 dec. Maarssen.
4 Mulder WMC. Interactie geneesmiddelen. Voordracht Benecke, 2011 15 dec. Maarssen.

Zwangerschap

29.1 Samenvatting van de essenties – 270

29.2 Gerichte antwoorden – 270

29.3 Fysiologische veranderingen – 274

29.4 Medische pathologie in de zwangerschap – 275

29.5 Conclusie – 278

Literatuur – 278

■ **Aan twee kanten van de grens op verschillende wijzen**

De tandarts zit klem tussen gevoel en verstand bij een zwangere patiënt.

In de loop der jaren kwam dit onderwerp bij herhaling aan de orde als 'Tandheelkundig gebruikte geneesmiddelen in relatie tot de zwangerschap', 'Aan twee kanten van de grens' en is een zwangerschap fysiologie of toch pathologie? Tandartsen zijn opvallend terughoudend bij het behandelen van zwangeren. In hoeverre is deze houding gebaseerd op een reëel risico? Enkele aspecten lijken terug te voeren op mystiek, andere zijn juist gericht op het geven van extra zorg. Wat is reëel?

29.1 Samenvatting van de essenties

Enkele casussen

 A Een jonge zwangere vrouw komt voor controle bij de tandarts. Het blijkt dat zij de afgelopen periode regelmatig pijnklachten heeft gehad bij gebruik van warme en koude spijzen. Een behandeling zou op zijn plaats zijn, maar zij is zestien weken zwanger en bang voor negatieve invloeden op de ontwikkeling van de vrucht.

B 'In onze groepspraktijk ontwikkelt zich een discussie waarbij de grens tussen 'ja of nee een zwangere tandheelkundig behandelen', wordt bepaald door het feit of men zijn opleiding in België of in Nederland heeft gehad. Tevens valt het verschil op tussen de geslachten. De vrouwen vinden dat het best kan, de heren der schepping zijn voorzichtiger. Centraal staat: wel of geen lokale anesthesie.'

C 'We hebben een discussie. Is een zwangerschap fysiologie of toch pathologie gezien de ASA risicoscore II. We hebben de simpele vraag: 'Wie heeft gelijk?'

D Hoe moet een tandarts of mondhygiënist handelen bij een zwangere patiënt?

29.2 Gerichte antwoorden

A. Teratogenese

De eerste vraag is voornamelijk gericht op de mogelijkheid van teratogene invloed op de jonge vrucht door de tandheelkundige behandeling.

Bij de teratogenese spelen een rol:
- het tijdstip van toedienen van een geneesmiddel;
- de dosis van het geneesmiddel en de chroniciteit van de behandeling;
- de aard van het geneesmiddel;
- het genotype van het organisme;
- het bestaan van herstelmogelijkheden.

Geneesmiddelen spelen een belangrijke rol op dit front. Om enige uniformiteit te krijgen in de beoordeling van de schadelijkheid van geneesmiddelen is het (Australisch) classificatiesysteem in het leven geroepen [1]. Hierin zijn alle geneesmiddelen opgenomen die voor medische doeleinden tijdens de zwangerschap toegepast kunnen worden. De toetsing valt om ethische redenen alleen uit te voeren bij dieren en zijn dus niet direct transponeerbaar naar de mens. De classificatie heeft alleen betrekking op aanbevolen therapeutische doseringen [2] (◘tab. 29.1).

Tabel 29.1 Indeling teratogeniciteit [2, 3]

vijf categorieën worden gehanteerd

categorie A: Er zijn geen directe of indirecte schadelijke effecten van deze geneesmiddelen op de foetus aangetoond

categorie B: Er zijn over het algemeen voldoende dierexperimentele resultaten met deze geneesmiddelen bekend. De beschikbare gegevens wijzen niet op een verhoogde incidentie van misvormingen

categorie C: Geneesmiddelen waarvan bekend is of wordt vermoed dat zij stoornissen bij foetus of neonaat kunnen veroorzaken zonder misvormingen teweeg te brengen. Deze effecten kunnen reversibel zijn

categorie D: Geneesmiddelen die een verhoogde incidentie van foetale misvormingen of andere blijvende schade aan de mens veroorzaken

categorie X: Geneesmiddelen die een zo hoog risico op blijvende misvormingen geven dat ze niet gebruikt moeten worden tijdens de zwangerschap en in de fertiele leeftijd

De afwijkingen bij de foetus kunnen zich uiten in vorm- en functieverandering. Aangezien functionele aspecten pas later aan het licht komen, lijkt het aantal ontwikkelingsstoornissen bij de geboorte in verhouding lager dan waarschijnlijk overeenkomt met de realiteit. Een stof kan teratogeen zijn door directe werking op het embryo en de foetus, of indirect door een effect op fysiologische en biochemische processen bij de moeder.

De meest kwetsbare periode is de vroege organogenese, inclusief de hartaanleg en de sluiting van de neurale wallen tot de neurale buis, ofwel 42 dagen na de eerste dag van de laatste menstruatie [3].

In de praktijk zal men de classificatie van een geneesmiddel moeten relativeren omdat niet altijd kan worden volstaan met een ja/nee-optie. De omstandigheden dienen te worden meegewogen, zoals de indicatiestelling van het geneesmiddel, het trimester, de mogelijke alternatieven in de behandeling, enz.

Overigens stuit men hierbij op een probleem. Als er al teratogene effecten of een vroegtijdige vruchtdood door tandheelkundig behandelen te verwachten zou zijn, is dit veelal in de eerste acht weken van de graviditeit, de periode dat de vrouw meestal niet weet dat zij zwanger is.

In *alle* gevallen dient een potentieel zwangere vrouw te worden ingelicht omtrent het risico dat het gebruik van bepaalde geneesmiddelen voor de ontwikkeling van het kind inhoudt (tab. 29.2) [4].

B. Aan twee kanten van de grens

'Wel of geen lokale anesthesie?' Twee factoren zijn daarbij van belang: Het lokaal anestheticum zelf en de toegevoegde vasoconstrictor. Lokale anesthesie is geen probleem. Ondanks het feit dat lokale anesthetica door hun lipoïdoplosbaarheid snel de placenta passeren, valt door de geringe toxiciteit van de in de tandheelkunde toegepaste middelen geen effect voor de foetus te verwachten. Dit geldt zowel voor lidocaïne als prilocaïne. Dierexperimenteel is vastgesteld dat alleen bij hoge intravasale doseringen de doorbloeding van de uterus afneemt [5]. De doseringen in de tandheelkunde zijn te laag, mits geaspireerd wordt. Van een directe invloed op de uterus of op de foetus is geen sprake [5].

Tabel 29.2 Advies voor in de tandheelkunde gebruikte preparaten [3, 7, 37, 38]

categorie	product	classificatie	complicaties
anxiolytica	benzodiazepinen	C	
lokale anesthesie	bupivacaïne lidocaïne mepivacaïne prilocaïne lidocaïne/adrenaline[a]	A A A A A	
hemostatica	–	geen A of C	
psychofarmaca	diazepines antidepressiva	geen langwerkenden afgeraden	schisis
antimicrobiële middelen/smal	benzylpenicilline cloxacilline	A A	
breedspectrum penicillinen	tetracyclinen amoxicilline ampicilline	D A/B A/B	remt bot
macroliden en lincomycine	clindamycine erytromycine lincomycine	A/C A/B A/C	
sulfonamiden/trimethoprim[b]	co-trimoxazol sulfadiazine trimethoprim	C of D C A/C	kernicterus
metronidazol	flagyl	B2	
analgetica en antireumatica	ibuprofen acetylsalicylzuur diflunisal salicylzuur (Na-zout) indometacine paracetamol paracetamol/codeïne	C/D C C C C A A (20 mg/keer)	afh duur graviditeit
anders	steroïdhormonen vitamine A	D D	

[a] Adrenaline 1:100.000 of 1:200.000 c.q. octapressine 0,54 mg/ml max. 2-3 carpules.
[b] Sulfonamiden zijn gecontra-indiceerd in het derde trimester in verband met kernicterus ten gevolge van verdringing bilirubine uit plasma-eiwitten.

Bij de juiste injectietechniek is de toevoeging van adrenaline geen probleem. Het risico zonder goed zittende lokale anesthesie van angst en pijn is groter. Het ongecontroleerd vrijkomen van endogene catecholaminen (adrenaline en noradrenaline) met hoge bloedspiegels, heeft als gevolg een verminderde doorbloeding van de uterus en daarmee een verminderde oxygenatie van het kind. Een excessieve bloeddrukstijging bij de moeder kan secundair een placentaloslating veroorzaken. Ter vergelijking: het bijniermerg van een volwassene produceert per minuut een hoeveelheid adrenaline gelijk aan 1,4 ml van een oplossing 1:100.000 [6].

Goede lokale anesthesie met vasoconstrictie, mits lege artis toegediend, heeft de voorkeur – ook in de zwangerschap – boven stress en pijn! Bij voorkeur adrenalineconcentraties gebruiken van 1:100.000 tot 1:200.000. Een alternatief kan octapressine zijn [7, 8].

C. 'Zwangerschap: fysiologie of toch pathologie?'
Het verschil berust mogelijk op een verschil in doelgroepen. Spreekt men over een zwangere die een kliniek of polikliniek van een ziekenhuis bezoekt, dan is er een goede kans dat dit wordt veroorzaakt door een complicerende factor bij de zwangerschap. Hierbij kan worden gedacht aan een hypertensie, een te sterke gewichtstoename in korte tijd, eiwit in de urine of een anemie. In die situatie geeft de medisch risico registrerende anamneselijst op meerdere punten aan dat de patiënt een ASA II of hoger scoort.

De vraag naar de mogelijkheid van een zwangerschap staat in de EMRRH omdat onder andere in Duitsland en Hongarije men verplicht is navraag te doen en dit gegeven bij een positieve bevinding te noteren [9].

Oude primipara of vrouwen die lang infertiel waren, worden in deze landen, evenals in Amerika, van tandheelkundige behandeling uitgesloten vanwege het hoge risico van spontane abortus of vroeggeboorte. Angst voor claims speelt daarbij een rol [4].

Ik hou mij verre van de discussie in de literatuur rond de invloed van een parodontitis op de zwangerschap, zoals hypertensie, eclampsie, vroeggeboorte en lage geboortegewichten. Voor- en tegenargumenten gaan regelmatig gepaard met ongenuanceerde gegevens en gebrekkige exclusie criteria [10–25].

In Nederland gaat men ervan uit dat 'iedere vrouw boven de 13 (?) jaar en onder de 65 (?), die geen vorm van sufficiënte continue anticonceptie gebruikt, per definitie zwanger is, tenzij anders is bewezen'. De zwangerschap wordt gezien als een fysiologisch gebeuren, want in principe zijn geen organen in hun functie gestoord. Deze visie wordt ondersteund door het feit dat een zwangerschap als 'item' ook niet genoemd wordt bij de ' oorspronkelijke *American Society of Anesthesiologists-risicokwalificatie.*

D. Zwangerschap en de tandheelkundige praktijk
Hier geldt dan wel niet 'onbekend maakt onbemind', maar 'onbekend maakt onzeker' [26].

Gaat men uit van een ongecompliceerde zwangere, dan is de vrouw een gezond individu die een fysiologisch gebeuren doormaakt, waarbij iedere tandheelkundige behandeling die geïndiceerd is lege artis kan worden uitgevoerd. Lokale anesthesie met vasoconstrictie mits in een zo laag mogelijke dosering en met aspiratie toegediend vormt hierop geen uitzondering, evenals geïndiceerde röntgendiagnostiek [27].

Extra aandacht voor de mondhygiënische preventie is in deze fase aan de orde. De zwangerschapsgingivitis, waarvan de ernst in de tweede en derde maand van de graviditeit toeneemt, blijft bij gelijkblijvende mondhygiëne in de zwangerschap bestaan. Optimale mondhygiëne kan de afwijkingen met klachten voorkómen en bij al bestaande gingivitis deze snel en vrijwel volledig elimineren. Mondhygiëne-instructie vroegtijdig in de zwangerschap wordt, met tussentijdse controles en stimulatie, aanbevolen. De zwangerschap vormt een ideale gelegenheid voor de start van een educatief, tandheelkundig preventieprogramma. Zelden zijn vrouwen meer gemotiveerd nadelige gewoonten op te geven of adviezen met betrekking tot preventieve maatregelen op te volgen als gedurende deze negen maanden. Als de patiënt niet zelf in staat is een optimale hygiëne te bereiken, is extra professionele ondersteuning, desnoods enige tijd wekelijks, aan te bevelen [28, 29].

Een behandeling met meer 'egards' wordt door de patiënte meest op prijs gesteld. Vrouwen in de zwangerschap zijn vaak emotioneel labiel en neigen in de laatste fase door versterkte vermoeibaarheid tot prikkelbaar gedrag. Iets meer aandacht en geduld wordt op prijs gesteld [30].

Enkele aspecten vragen specifiekere begeleiding. Misselijkheid met een versterkte braakreflex in het eerste trimester treedt meestal 's morgens op. Deze reflex wordt bevorderd door 'etensluchtjes' en door manipulaties in de mond (tandenpoetsen). Tandheelkundige behandeling dient bij voorkeur niet 's morgens plaats te vinden. Een elektrische tandenborstel wordt goed geaccepteerd. Bij intensief braken of gebruik van frequente zoetigheid of snacks (zwangerschapslusten) moet patiënt het zuur respectievelijk het zoet wegspoelen met water om cariës niet te provoceren. Bij adequate preventie, waaronder plaquecontrole, is geen toename van de cariësincidentie beschreven.

In de laatste maanden heeft een 'halve zijligging' (15°) tijdens behandeling de voorkeur ter voorkoming van het vena cava inferiorsyndroom. Dit beeld ontstaat doordat de sterk vergrote uterus in rugligging de vena cava in de buik comprimeert. Hierdoor wordt de terugstroom van het bloed uit de onderste lichaam helft belemmerd. De rechterharthelft krijgt minder bloed aangeboden en kan dus minder doorpompen via de longen naar de linkerharthelft. De bloeddruk daalt. De patiënte krijgt een licht gevoel in het hoofd en een gevoel van zwakte, gaat transpireren, wordt rusteloosheid en wordt bleek [31].

Bij iedere zwangerschap kunnen medische complicaties ontstaan waarop men verdacht moet zijn. Een betrouwbare geüpdatete medische anamnese dient bij iedere behandeling geverifieerd te worden. Daarvoor zijn twee vragen voldoende: 'Hebt u in verband met de zwangerschap of om andere redenen een arts of specialist bezocht?' en 'Hebt u geneesmiddelen gekregen of zelf gekocht of is er aan uw bestaande medicatie iets veranderd? [32, 33].'

29.3 Fysiologische veranderingen

De zwangerschap vergt aanpassing van verschillende orgaansystemen. Ten eerste neemt in de zwangerschap het vaatbed zowel in omvang als in wijdte toe. Om dit op te vullen neemt het plasmavolume toe met 40 tot 50 %. Dit proces verloopt geleidelijk tot de 32e week. Van het hart wordt verwacht dat dit vergrote volume wordt doorgepompt. Hierdoor nemen zowel het hartminuurvolume als de hartfrequentie toe. Dit leidt bij 90 tot 96 % van de zwangeren tot een tijdelijk hartgeruis. Doordat de omvang van de hartkleppen niet toeneemt en de stroom erover groter wordt, ontstaan turbulenties die het geruis veroorzaken. Een 'functioneel geruis' dus, geen reden voor antibioticaprofylaxe.

Doordat het bloedvolume in de eerste fase van de zwangerschap nog moet worden opgebouwd, is er aanvankelijk een relatief circulatietekort. Bij 8 % van de vrouwen leidt dit tot klachten van duizeligheid en een licht gevoel in het hoofd bij snelle houdingsveranderingen ('orthostatische hypotensie'). Dit hoeft in de tandartspraktijk geen klachten te geven, mits houdingsveranderingen langzaam tot stand komen. Laat daarom na tandheelkundige behandeling de patiënte zelf langzaam overeind komen zonder de stoel mechanisch rechtop te zetten. Even met de benen laten bengelen en dan pas van de stoel af. Na de 16e week stabiliseert zich de bloeddruk. Als het plasmavolume met 40 tot 50 % stijgt, neemt het rode-celvolume ook toe, maar slechts met 30%. Een geringe anemie in de zwangerschap wordt dan ook als fysiologisch beschouwd. De ademhaling neemt ook toe met 20 %.

Een tweede punt dat de luchtwegen betreft is de slijmvlieszwelling als vaatreactie op de hoge oestrogeenspiegels. Deze zwelling belemmert het passage van lucht die vooral door de patiënt wordt bemerkt als een belemmerende neusademhaling. Tandheelkundig is de open-mondademhaling met kans op xerostomie van belang. Bij de zwangere veroorzaakt een verhoging van de progesteronspiegel een verminderde tonus van de slokdarm en een verminderde darm- en maagmotiliteit. Bij de patiënte in liggende houding bestaat, zeker bij een toenemende uterusgrootte, de kans op reflux vanuit de maag. Oprispingen en zuurbranden zijn het gevolg. Een kussen onder het hoofd tijdens tandheelkundig handelen voorkomt deze klachten.

Ten slotte kan het voorkomen dat de patiënt tijdens de behandeling het toilet moet bezoeken. De verhoogde mictiefrequentie kan storend werken.

Het gebruik van fluoridetabletten tijdens de zwangerschap heeft geen aantoonbaar cariespreventief effect voor de vrucht. De fluorideconcentratie in het foetale bloed is hiervoor te laag en bovendien wordt het buitenste gedeelte van de melkelementen pas na de geboorte gevormd [34].

29.4 Medische pathologie in de zwangerschap

Onafhankelijke van kwetsbare vrouwen zoals eerder genoemd met de 'spontane abortus'-frequentie van 10 tot 20 % in de eerste weken, heeft circa 2 %–5 % van de vrouwen meer dan drie miskramen in haar leven. De oorzaak is in de meeste gevallen onbekend. Overmatig roken, alcohol- en medicijngebruik, infecties en genetische afwijkingen worden als causale factoren genoemd (◯tab. 29.3).

Vroeggeboorte treedt in de westerse maatschappij in circa 6 % op. Deze frequentie ligt bij kunstmatige bevruchting vele percentages hoger (20 %–50 %). Ook de oudere vrouw die voor de eerste keer een zwangerschap doormaakt (*oude primi*) heeft extra risico's. Nederland zit met Italië en Spanje in de kopgroep als het gaat om laat ouderschap. Tussen de jaren 1970 en 2007 is het percentage vrouwen dat boven het 30e jaar voor de eerste keer 'moeder' wordt, gestegen van 12 % naar 45 %! De oorzaken hiervan vallen buiten het interessegebied van dit artikel.

De medische pathologie komt in de medische anamnese als apart onderwerp met eigen risico aan de orde.

Hypertensie in de zwangerschap vormt een bedreiging [10]. Men spreekt in de zwangerschap van een hoge diastolische druk als er een stijging van 15 mmHg optreedt ten opzichte van de uitgangswaarde. Belangrijk is dat de bloeddruk steeds onder identieke omstandigheden gemeten wordt, liefst in zittende houding en steeds aan dezelfde arm. Het probleem manifesteert zich na de 20e week van de zwangerschap bij ongeveer 7 % van de vrouwen (◯tab. 29.4).

Bij bloeddrukken ≥160/110 mmHg spreekt men van een ernstige hypertensie en als deze gepaard gaat met eiwituitscheiding in de urine (≥0,3 gr/24 uur) van *pre-eclampsie*. Pre-eclampsie is een zwangerschapgebonden aandoening die zich in 15 % tot 25 % bij de vrouwen met een hypertensie ontwikkelt. Deze verdwijnt direct na het beëindigen van de zwangerschap. Een stijgende diastolische bloeddruk, al dan niet in combinatie met gewichtsstijging, in de tweede helft van de zwangerschap is voldoende reden om de zwangere wekelijks te volgen. Pre-eclampsie wordt behalve door eiwit in de urine (eiwitexcretie van >300 mg/l over 24 uur) gekenmerkt door oedeemvorming ten gevolge van een toename van het extracellulaire vocht, cardiovasculaire afwijkingen, zoals een verminderd hartminutenvolume, een verminderd circulerend plasma en verhoogde perifere weerstand. Alarmtekenen voor eclampsie, het direct bedreigende stadium, zijn hoofdpijn, visusstoornissen en pijn in het maagkuiltje (◯tab. 29.5) [11].

Tabel 29.3 Zwangerschappen met een verhoogd risico (alfabetisch)

- anemie
- bloedziekten
- congenitale afwijkingen in vorige graviditeit
- hereditaire afwijkingen (osteogenesis imperfecta, Down's syndroom)
- langdurige infertiliteit of zwangerschap na hormoonbehandeling
- multipariteit vanaf de vijfde zwangerschap bij vrouwen boven de 35 jaar
- onvoldoende prenatale zorg
- overmatig sigaretten roken
- prematuur of dysmatuur kind in vorige graviditeit
- schadelijke invloeden tijdens bestaande zwangerschap (ongevallen, blootstelling aan ioniserende straal)
- sociale problemen (teenager, drugverslaving, alcoholisme)
- virusinfecties of gebruik van bepaalde medicamenten in het eerste trimester van de zwangerschap
- vrouwen jonger dan 18 of ouder dan 35 jaar
- zwangerschap binnen twee maanden na voorafgaande partus
- zwangerschapstoxicose

Tabel 29.4 Zwangerschapshypertensie en gevolgen

parameter	gemiddeld percentage
prematuritas <37 weken	5–17 %
prematuritas <34 weken	1–5 %
groeibeperking	2–4 %
loslaten placenta	0,3–0,5 %
intra-uteriene vruchtdood	0–0,8 %

Men zoekt de oorzaak in endotheelschade met klonteren van trombocyten. Mogelijk bestaat er primair genetisch een probleem gezien de familiale voorgeschiedenis die soms bestaat. Eclampsie treedt vooral op in de eerste zwangerschap, bij meerlingenzwangerschappen, bij een diabetische zwangerschap, bij situaties zoals een mola hydatiformis, een hydrops foetalis, bij systeemaandoeningen o.a. lupus erythematodes, bij nierlijden en bij een chronische hypertensie [6]. Vroeger werd bij detectie van hypertensie in de zwangerschap zoutbeperking voorgeschreven, maar deze maatregel is niet nuttig gebleken. Het toedienen van aspirine lijkt zinvol, die van laagmoleculair heparine niet. Bij pre-eclampsie is ziekenhuisopname geïndiceerd en behandeling van de bloeddruk. De zwangere krijgt volledige rust, bij voorkeur in linkerzijligging met monitoring van de foetus [12–14].

Een andere ernstige complicaties bij hypertensie is het *HELLP-syndroom* (H = hemolyse, EL = 'elevated' leverenzymen als teken van levercelverval, LP = laag aantal bloedplaatjes als teken van intravasale stolling en verbruik). Aanvankelijk werd gedacht dat het HELLP-syndroom

Tabel 29.5 Ernstige zwangerschapshypertensiecriteria (eclampsie)

bloeddruk	systolisch ≥ 160 mmHg, diastolisch ≥ 110 mmHg (2-maal met ten minste 6 uur tussenruimte)	
CZS	visusstoornissen	
	scotoomvorming	
	hoofdpijn	
	gedragsverandering	
	cerebrovasculair accident	
leverkapselrek	pijn in de bovenbuik	
	misselijkheid en braken	
levercelschade	leverenzymen tweemaal zo hoog als normaal	
trombopenie	$<100 \times 10^9$/l	
nieren	oligo-urie <500 ml/24 uur	
longen	oedeem of cyanose	

uitsluitend een ernstige verwikkeling van pre-eclampsie zou zijn. Nu blijkt dat het evengoed aan de klassieke pre-eclampsie vooraf kan gaan en zelfs bij perfect normale bloeddrukken kan voorkomen. Het kan zich zelfs na de bevalling uiten, meestal binnen 48 uur. HELLP is een zeer ernstige situatie die snel kan leiden tot diffuse intravasale stolling, loslating van de placenta en een acute nierinsufficiëntie. HELLP is oorzaak van verhoogde maternale morbiditeit en mortaliteit. Gezien het feit dat het beëindigen van de zwangerschap de oplossing van het probleem is, zal in extreme gevallen de zwangerschap, soms ongeacht de zwangerschapsduur, ook daadwerkelijk beëindigd dienen te worden, met name bij oncontroleerbare hypertensie, foetale distress en nierinsufficiëntie.

Of de parodontitis invloed heeft op het ontstaan van pre-eclampsie is in de tandheelkundige literatuur onderwerp van discussie [11, 14–18]. In een review naar risicofactoren voor pre-eclampsie uit 2005, waarbij van 1.000 studies er slechts 52 bruikbaar bleken, werden parodontale afwijkingen buiten beschouwing gelaten.

De *zwangerschapsdiabetes* vergt een intensieve controle zowel van de arts als van de tandarts. Zwangerschapdiabetes is een tijdelijke verhoging van het glucosegehalte in het bloed bij daartoe gepredisponeerde vrouwen. Het vraagt een grote inspanning om bij een dergelijke casus de bloedsuikers met behulp van insuline goed onder controle te houden om aldus complicaties bij het ongeboren kind en bij de aanstaande moeder te voorkomen. Een goede mondhygiëne is ook hierbij van gewicht. Iedere ontsteking verhoogt de tolerantie voor insuline, waardoor de bloedsuikers stijgen. Een stijging van het suikergehalte in het bloed versterkt weer de kans op infecties in het algemeen, maar op orale infecties in het bijzonder. Hoewel in case-control studies een relatie lijkt te bestaan tussen de zwangerschapsdiabetes en de ernst van de parodontitis, bleek er geen significant verschil aantoonbaar tussen deze groep en een controlepopulatie zonder diabetes in de zwangerschap. Alleen door een goede samenwerking tussen diabetesbehandelaar en tandarts kan een goed resultaat worden verkregen. Na de zwangerschap is de moeder weer diabetica-af.

29.5 Conclusie

- Een gezonde zwangere kan iedere tandheelkundige behandeling ondergaan die geïndiceerd is en lege artis wordt uitgevoerd [35].
- Aandacht moet worden besteed aan de mondhygiënepreventie in ruil voor meer 'egards'.
- Op het ontstaan van medische complicaties moet men verdacht zijn. Men dient daarom over een betrouwbare, up-to-date medische anamnese te beschikken [36–38].

Literatuur

1. Medicines in pregnancy: an Australian categorisation of risk of druk use in pregnancy. Australian Drug Evaluation Committee, 2nd ed., 1991.
2. Farmacotherapeutisch Kompas. 2015.
3. Lareb. Geneesmiddelen bij Zwangerschap, teratogenese. Internet 2016.
4. Gill JA, Poletta FA, Campaña H, Comas B, Pawluk M, Rittler M, López-Camelo JS. Is gravidity 4+ a risk factor for oral clefts? A case-control study in eight South American countries using structural equation modeling. Cleft Palate Craniofac J. 2013;50(5):591–6.
5. Huch R. Die schwangere patientin in der zahnärztlichen Praxis. Schweizer Monatsschr. Zahnmed. 1988;98:1237–45.
6. Boering G, Meyer DKF, Ariëns EJ. Het geneesmiddel in de tandheelkunde. Deel 5. Leiden: Stafleu en Tholen B.V; 1977.
7. Abraham-Inpijn L. Spoedeisen geneeskunde in de tandheelkundige praktijk. Assen: Van Gorcum; 2008.
8. Abraham-Inpijn L. Zwangerschap in de tandartspraktijk. In: Het Tandheelkundig jaar 2011. Houten: Bohn Stafleu van Loghum; 2011. pag. 71–79.
9. Abraham-Inpijn L, Russell G, Abraham EA, Bäckman N, Baum E, Bullón-Fernández P, Declerck D, Fricain JC, Georgelin M, Karlsson KO, Lamey PJ, Link-Tsatsouli I, Rigo O. A patient-administered Medical Risk Related History questionnaire (EMRRH) for use in 10 European countries (multicenter trial). Oral Surg Oral Med Oral Pathol Oral Radiol Endod. 2008;105(5):597–605.
10. Magloire L, Funai EF. Gestational hypertension. UpToDate Interne 2009; 17/2 mei.
11. Duckitt K, Harrington D. Risk factors for pre-eclampsia at antenatal booking: systematic review of controlled studies. BMJ. 2005;330:565–7.
12. Kalk JJ, Huisjes AJM, Groot CJM de, Beek E van, Pampus MG van, Spaanderman MEA, Eyk J van, Oei SG, Bezemer PD, Vries JIP de. Recurrence rate of Pre-eclampsia in women with thrombophilia influenced by low-molecular-weight heparin treatment? J Med. 2004;62(3):83–8.
13. Middeldorp S. Low-molecular-weight heparin to prevent pre-eclampsia: there is no evidence and potential harm. J Med. 2004;62(3):69–70.
14. Barak S, Oettinger-Barak O, Machtei EE, Sprecher H, Ohel G. Evidence of periopathogenic microorganisms in placentas of women with preeclampsia. J Periodontol. 2007;78:1.602–11.
15. Canakci V, Canakci CF, Yildirim A, Ingec M, Eltas A, Erturk A. Periodontal disease increases the risk of severe pre-eclampsia among pregnant women. J Clin Periodontal. 2007;34(8):639–45.
16. Siqueira FM, Cota LO, Costa JE, Haddad JP, Lana AM, Costa FO. Maternal periodontitis as a potential risk variable for preeclampsia: a case-control study. J Periodontol. 2008;79(2):207–15.
17. Khader YS, Jibreal M, Al-Omiri M, Amarin Z. Lack of association between periodontal parameters and preeclampsia. J Periodontol. 2006;77(10):1681–7.
18. Pralhad S, Thomas B, Kushtagi P. Periodontal disease and pregnancy hypertension: a clinical correlation. J Periodontol. 2013;84(8):1118–25.
19. Soroye M, Ayanbadejo P, Savage K, Oluwole A. Association between periodontal disease and pregnancy outcomes. Odontostomatol Trop. 2015;38(152):5–16.
20. Souza LM, Cruz SS, Gomes-Filho IS, Barreto ML, Passos-Soares JS, Trindade SC, Figueiredo AC, Alves CM, Coelho JM, Vianna MI. Effect of maternal periodontitis and low birth weight-a case control study. Acta Odontol Scand. 2016;74(1):73–80.
21. Basha S, Shivalinga Swamy H, Noor Mohamed R. Maternal. Periodontitis as a possible risk factor for preterm birth and low birth weight - a prospective study. Oral Health Prev Dent. 2015;13(6):537–44.

Literatuur

22 Mathew RJ, Bose A, Prasad JH, Muliyil JP, Singh D. Maternal periodontal disease as a significant risk factor for low birth weight in pregnant women attending a secondary care hospital in South India: a case-control study. Indian J Dent Res. 2014;25(6):742–7.
23 Kaur M, Geisinger ML, Geurs NC, Griffin R, Vassilopoulos PJ, Vermeulen L, Haigh S, Reddy MS. Effect of intensive oral hygiene regimen during pregnancy on periodontal health, cytokine levels, and pregnancy outcomes: a pilot study. J Periodontol. 2014;85(12):1684–92.
24 Bulut G, Olukman O, Calkavur S. Is there a relationship between maternal periodontitis and pre-term birth? A prospective hospital-based case-control study. Acta Odontol Scand. 2014;72(8):866–73.
25 Papapanou PN. Systemic effects of periodontitis: lessons learned from research on atherosclerotic vascular disease and adverse pregnancy outcomes. Int Dent J. 2015;65(6):283–91.
26 Robinson BJ, Boyce RA. Why is dental treatment of the gravid patient regarded with caution? When is the appropriate time for care - be it emergent or routine - in the gravid patient? J Dent Assoc. 2014;85(1):11–4.
27 Kelaranta A, Ekholm M, Toroi P, Kortesniemi M. Radiation exposure to foetus and breasts from dental X-ray examinations: effect of lead shields. Dentomaxillofac Radiol. 2016;45(1):20150095. ▶doi:10.1259/dmfr.20150095.
28 Raber-Durlacher JE. Experimental gingivitis during pregnancy and post partum. Amsterdam: Thesis University of Amsterdam. 1993.
29 Vamos CA, Thompson EL, Avendano M, Daley EM, Quinonez RB, Boggess K. Oral health promotion interventions during pregnancy: a systematic review. Community Dent Oral Epidemiol. 2015;43(5):385–96.
30 Turner MD, Singh F, Glickman RS. Dental management of the gravid patient. NY State Dent J. 2006;72(6):22–7.
31 Gier RE, James DR. Dental management of the pregnant patient. Dent Clin North Am. 1983;27(2):419–28.
32 Jong KJM de. The medical history in dentistry. Amsterdam: Thesis University of Amsterdam. 1992.
33 Michalowicz BS, DiAngelis AJ, Novak MJ, Buchanan W, Papapanou PN, Mitchell DA, Curran AE, Lupo VR, Ferguson JE, Bofill J, Matseoane S, Deinard AS Jr, Rogers TB. Examining the safety of dental treatment in pregnant women. J Am Dent Assoc. 2008;139(6):685–95.
34 Jong KJM de. Fluoride gel schadelijk bij overmatig gebruik? Tandarts raktijk okt.(?) 1996.
35 Vieira DR, Oliveira AE de, Lopes FF, Lopes e Maia Mde F. Dentists' knowledge of oral health during pregnancy: a review of the last 10 years' publications. Community Dent Health 2015;32(2):77–82.
36 Abraham-Inpijn L. Voorkomen van medische accidenten. 2nd ed. Maarssen: Elsevier Gezondheidszorg; 2009.
37 Donaldson M. Pregnancy, breast-feeding and drug used in dentistry. JADA. 2012;143(8):858–71.
38 Formularium: Kinderwens, zwangerschap en verantwoord geneesmiddelengebruik. Samengesteld door de Werkgroep Geneesmiddelen en Zwangerschap van de Stichting 'Health Base' in samenwerking met de Teratologie Informatiedienst van het R.I.V.M. 1992.

Medicatie via internet, doen?

30.1 Ziek door 'geneesmiddelen'? – 282

30.2 Drie voorbeelden – 282

30.3 Achtergrondinformatie – 285

30.4 NSAID's – 287

30.5 Farmacokinetiek – 289

30.6 Tandheelkunde en NSAID's – 293

30.7 Conclusie – 293

Literatuur – 293

© Bohn Stafleu van Loghum, onderdeel van Springer Media BV 2017
L. Abraham-Inpijn, *Tandarts in de knel*, DOI 10.1007/978-90-368-1442-3_30

30.1 Ziek door 'geneesmiddelen'?

Het gevaar van onbekend medicatiegebruik.

Het ongecontroleerd gebruiken van medicatie heeft iets van gokken. Boeiend voor mensen die daarop kicken, maar soms buitengewoon vervelend als men met de gevolgen geconfronteerd wordt. Niet alleen het internet stimuleert, maar ook de regering doet soms een duit in het zakje, zoals met het vrijgeven van NSAID's voor supermarkten en tankstations.

30.2 Drie voorbeelden

Biolean

 Een tandarts die zich al enige tijd overbelast voelt, maar bij wie lichamelijk geen problemen vastgesteld konden worden, besluit op aanraden van een bekende via internet het voedingssupplement Biolean te bestellen. Na het innemen van de eerste dosis voelt hij zich zeer gespannen en opgejaagd. Eenmaal in bed beginnen hoofdpijn en hartkloppingen, waardoor hij de nacht wakend doorbrengt.

Verklaring

Biolean bevat *ma huang*, een derivaat van efedrine – tot voor kort een verboden stof op de dopinglijst van het IOC. Het wordt verspreid via mond-tot-mondreclame als voedingssupplement dat naast efedrine cafeïne bevat. De indicaties die daarbij worden genoemd zijn divers, maar in het algemeen gericht op 'zich beter voelen', 'het verkrijgen van meer energie', 'vermagering' en 'het verbeteren van (sport)prestaties' [1]. Naast het voorschrijven in het alternatieve circuit zijn deze preparaten waarin alkaloïden worden verwerkt verkrijgbaar 'over the counter' en op internet. Op deze wijze worden deze middelen onttrokken aan de toetsing door professionals met kennis van zaken, zoals apothekers.

Het gebruik van efedra-alkaloïden wordt in verband gebracht met een toename van de morbiditeit en de mortaliteit op grond van cardiovasculaire belasting. Bij onze casus geuit als hoofdpijn (bloeddrukstijging?) en hartkloppingen. Dit kan leiden tot acute accidenten zoals cerebrovasculaire complicaties, waaronder ischemische afwijkingen en bloedingen, maar ook in ritmestoornissen, een decompensatio cordis, en bij bestaande coronairsclerose hartinfarcten en acute dood [2–4]. Het langetermijnrisico bij chronisch gebruik wordt toegeschreven aan bloeddrukverhoging en de verhoogde kans op atherosclerose.

Van alle kanten (US Air Force) komt het verzet tegen het gebruik van dit type producten in verband met de gevaren voor de volksgezondheid [5].

De Food and Drug Administration (FDA) heeft de verkoop van voedingssupplementen die efedra bevatten verboden in 'Rules & Regulations' van 6 februari 2004 [3]. Dit is gebeurd op grond van de afweging aan de ene kant een buitensporig risico op ziekte en accidenten, aan de andere kant het vrijwel ontbreken van enig voordeel. Het enig wetenschappelijk onderbouwde positieve aspect is de inductie van een geringe, kortdurende gewichtsvermindering, onvoldoende met betrekking tot verbetering van de conditie of de prognose van het individu. Voor alle andere claims, zoals betere prestaties, toename van de alertheid, et cetera ontbreekt elke onderbouwing.

30.2 · Drie voorbeelden

> **Advies:** Gebruik geen middelen zonder het lezen van de bijsluiter. Mocht deze producten bevatten waarvan u de werking niet kent, overleg dan met uw arts en/of apotheker. Vraag in de medische anamnese van uw patiënten naar het gebruik van dit type producten, zodat u bijvoorbeeld bij de toediening van lokale anesthesie met adrenaline niet voor verrassingen komt te staan.

Op dit artikel kwam destijds commentaar (december 2004): *In de eerste plaats is het artikel volkomen overbodig aangezien vanaf 1 maart 2004 producten die efedra (en aanverwanten) bevatten niet meer vrij verkrijgbaar zijn maar alleen nog op recept.* Helaas is deze opmerking tot op heden voor Biolean onjuist, want wie anno 2016 op internet kijkt ziet het nog vrolijk staan.

Ginseng

> Bij de tandarts meldt zich een vrouw van 20 jaar voor controle. Zij vertelt dat ze in het afgelopen jaar drie perioden heeft gekend van ernstige vermoeidheid, een grote slaapbehoefte en een zwaar gevoel in de grote spieren, vooral in de bovenbeenspieren. Buiten deze aanvallen 'is zij actief en doet zij aan jazzballet'. Uitvoerig lichamelijk en laboratoriumonderzoek bij de huisarts heeft geen afwijkingen opgeleverd. Uiteindelijk is zij omdat het medisch circuit niets opleverde, gestart met het gebruik van ginseng – en met succes. Behalve dat ze zich sindsdien veel beter voelt, is ze ook wat extra pondjes kwijtgeraakt. Haar energie is terug. Zij kan het haar tandarts aanraden! De tandarts vraagt zich af wat ginseng voor een middel is, omdat hij de toegejuichte gewichtsreductie van 10 kilogram wel erg drastisch vindt.

Uitleg en advies

Ginseng is een van de hier bedoelde middelen die bij de drogist te koop zijn, omdat ze niet onder de geneesmiddelenwet vallen. De beloften die bij aankoop worden gedaan zijn legio. Variërend van het stimuleren van activiteiten tot orgaanreinigend. De levensduur zou verlengd worden en de libido gestimuleerd. De meeste preparaten worden oraal, via het neusslijmvlies of parenteraal gebruikt. Ginsengproducten worden bereid uit de wortel van Panaxsoorten (Panax is de Latijnse naam voor allesgenezer of panacee), verwant aan de klimop. Er zijn verschillende soorten, waarvan de bekendste de Panax ginseng is. De wijze van verzamelen en de mixtures zijn verantwoordelijk voor de verschillen in werking. Er is geen controle op de verschillende verhoudingen van de samengestelde producten. Uit analyse van de verschillende extracten blijken aanwezig: suikers, aminozuren, peptiden, vetzuren, vitaminen en ook kleine hoeveelheden hormoonachtigen. Zo zijn producten aangetoond met een oestrogeenachtige werking. In dit geval bleek het schildklierhormoon te bevatten, waardoor een hyperthyreoïdie was ontstaan.

Het advies in dit geval moet dan ook luiden: wil men veilig werken, dan geen tandheelkundige behandeling voordat de schildklierfunctie genormaliseerd is (◘ tab. 30.1) [6].

◘ Tabel 30.1	Vraag uit EMRRH	
hebt u een schildklierziekte? Zo ja,		II
is dit een vertraagde functie?		III
is dit een versterkte functie?		IV

NSAID's

> Geen casus maar informatie ten behoeve van een discussie in een groepspraktijk. Een deel van de medewerkers 'strooit met NSAID's' zowel voor eigen gebruik als voor hun patiënten en de ander helft is terughoudend en meent dat er te veel problemen kunnen optreden bij het gebruik. De discussie wordt actueel geworden sinds NSAID's over the counter gekocht kunnen worden.

Wat wel en wat niet?

De meest potente, niet-verslavende pijnbestrijder blijkt paracetamol – onder andere getoetst na een M3-extractie. Het beste is per keer 1.000 mg paracetamol voor te schrijven, maximaal 3-maal daags. Bij voorkeur de gift voordat de pijn begint: 'Pijn vóór zijn is makkelijker dan pijn bestrijden'. Dit kan versterkt worden door de combinatie paracetamol/codeïne 1.000/10 of 20 mg, 3-maal daags (◘tab. 30.2).

Bij forse napijn en te verwachten zwelling kunnen NSAID's worden voorgeschreven, zoals ibuprofen (400 mg elke acht uur), mits hiervoor geen contra-indicatie bestaat. Contra-indicaties zijn allergie, maagklachten en een nierinsufficiëntie. Bij behandeling met NSAID's wordt bij de meeste patiënten, maar zeker bij ouderen een protonremmer ter onderdrukking van de maagzuursecretie toegevoegd.

Het chronisch gebruik van zowel NSAID's als COX-2 remmers komt bij de algemeen practicus in Nederland nauwelijks voor. Omdat van acetylsalicylzuurpreparaten met 'zekerheid' een cardioprotectieve werking wordt geclaimd, is dit een punt om mee te nemen in de overweging bij de keuze van een preparaat. NSAID's behoeven niet gestaakt te worden voor tandheelkundige ingrepen. De invloed op de bloedstelping is weinig merkbaar in de praktijk. Dit geldt niet als een combinatie met andere aggregatieremmers wordt gebruikt. Dan voor elke medicatiewijziging eerst contact opnemen met de voorschrijver. Bieden bovenstaande middelen onvoldoende soelaas, dan is tramadol 50 mg (behorend tot de opioïden) een alternatief. Het werkt ook bij zenuwpijn.

30.3 · Achtergrondinformatie

Tabel 30.2 Paracetamolgegevens [10]

	oplaaddosis	dosering	max. dosis dd	karakteristiek
paracetamol	geen	1.000 mg iedere 6–8 uur	4.000 mg/dd	– geen maag-darmklachten bij <2.000 mg dd – geen invloed op bloedstelping – leverfunctiestoornissen bij chronisch gebruikt of acute overdosis – lagere doseringen bij bejaarden of bij bestaand leverlijden (max. 2.000 mg) – Interactie met warfine (verlengd INR), isoniazide, CYP450-geneesmiddelen

30.3 Achtergrondinformatie

Efedrine-alkaloïden

Efedrine-alkaloïden behoren tot de sympathicomimetica en hebben daarom adrenaline en noradrenalineachtige effecten. De herkomst is plantaardig of synthetisch [3].

Haller en anderen onderzochten 35 commerciële supplementen waarin de hoeveelheid efedra-alkaloïden bleek te variëren van 5,97 tot 29,3 mg per dosering. De reëel aanwezige hoeveelheid van deze stof wisselde van meer dan 110 % tot 90 % van de opgegeven hoeveelheid op de bijsluiter. De hoeveelheid in een product varieerde ook per onderzochte batch [7].

Fysiologisch wordt elke bloeddrukstijging gecompenseerd door de baroreceptoren. Deze laatste remmen het sympathicussysteem, waaronder de hartfrequente. De baroreceptorfunctie verschilt sterk bij gezonde individuen. Deze variabiliteit wordt verklaard op basis van genetische factoren, leeftijd, overgewicht, hypertensie, diabetes mellitus en hartproblemen. Een groot aantal invloeden is echter nog onbekend. Ook de werking van efedra-alkaloïden wordt gecompenseerd door het bovengenoemde buffermechanisme.

Water potentieert de werking van efedrine. Onderzoek naar de gevolgen van de opname van 30 mg pseudo-efedrine oraal toonde een systolische bloeddrukstijging aan van gemiddeld 52 ± 9 mmHg. Werd deze zelfde hoeveelheid tegelijkertijd ingenomen met 16 oz (453,6 gram) water dan bleek deze stijging 88 mmHg! [8]

Verontreiniging met thyroxine

Het schildklierhormoon is een stresshormoon. De bloedspiegel hiervan neemt daarom toe bij alle vormen van belasting. De cardiale belasting vormt een van de verhoogde risico's, zowel bij de hypofunctie als bij de hyperfunctie.

◘ Tabel 30.3 Symptomen van hypo- en hyperthyroïdie

hypothyroïdie	hyperthyroïdie
koude-intolerantie	warmte-intolerantie
verminderd transpireren	versterkt transpireren
droge, koude huid	warme, klamme huid
haaruitval, droog haar	geen haarproblemen, fijn haar
verminderde eetlust	hongergevoel constant
gewichtstoename	gewichtsdaling
bradycardie, lage output	tachycardie, boezemfibrilleren, hoge output
angina pectoris, decompensatio cordis	angina pectoris, decompensatio cordis
kraaienstem	normale stem
traag	fijnslagige tremoren
obstipatie	diarree, frequente defecatie
apathie, traag denken	nerveus, geïrriteerd, motorische onrust
depressie	psychosen
cretinisme bij kinderen	bij Basedow: oogsymptomen
hyperlipemie	functioneel hartgeruis
lage reflexen	hoge reflexen
lichaamstemperatuur laag	subfebriele temperatuur

Beeldherkenning hyperfunctie schildklier

Het klinisch beeld is geen goede parameter voor de hoogte van de schildklierhormoonbloedspiegel. Daarnaast zegt de vorm en grootte van de schildklier niets over de functie.

De patiënt is nerveus, prikkelbare, psycholabiel en heeft last van slapeloosheid (◘tab. 30.3). Bij de chronische hyperthyroïdie treedt osteoporose op. Röntgenologisch is er een toename van alveolaire en maxillaire radiolucentie. Het optreden van osteoporose is afhankelijk van de snelle darmpassage van de diarree en van het calciumverlies via de darm. Cardiale klachten als eerste symptoom van een versnelde schildklierfunctie zijn een decompensatio cordis, angina pectoris en hartkloppingen. De symptomen komen voort uit de toename van de stofwisseling, waarbij alle orgaanfuncties op een hoger niveau zijn afgesteld.

Tandheelkundig beleid

Een patiënt met hyperfunctie heeft een mASA score IV (◘tab. 30.4), ook als deze kunstmatig is verkregen. De hyperthyroïdie vormt een hoog risico. Een patiënt die alleen maar verdacht wordt van een hyperthyroïdie zal door een anesthesist voor een electieve ingreep worden geweigerd op grond van twee niet te voorspellen risico's. De andere zijn voor een anesthesist wel hanteerbaar (◘tab. 30.5).

Tabel 30.4 Orale manifestatie bij schildklierziekten

hypothyroïdie	hyperthyroïdie
speekselkliervergroting	toename cariësfrequentie
macroglossie	parodontitis
glossitis	extraglandulair schildklierweefsel
vertraagde eruptie	versnelde eruptie
vertraagde afbraak lokale anesthesie	osteoporose
smaakstoornissen	burning mouth

Tabel 30.5 Complicaties en abnormale reacties bij hyperthyroïdie

– decompensatio cordis links

– hartritmestoornissen, vooral snel boezemfibrilleren

– angina pectoris (cave myocardinfarct)

– abnormale reacties op geneesmiddelen zijn bij de hyperfunctie de idiosyncrasie

– thyreotoxische crise

1. De thyreotoxische crise is extreem zeldzaam ('schildklierstorm'), maar kan door een infectie of ingreep in het hoofd-halsgebied (ook oraal), worden geprovoceerd. Bij de thyreotoxische crise stijgt de lichaamstemperatuur snel. De polsfrequentie loopt op bij een openstaand vaatbed. Daardoor daalt de bloeddruk tot shock. Door de hoge temperatuur en de stress die daarbij ontstaat, stijgt het thyroxinegehalte onder andere en draait de spiraal onhoudbaar verder omhoog.
2. Het grote gevaar schuilt in de idiosyncrasie, een onvoorspelbare reactie op geneesmiddelen en lokale anesthesie. Dit is een niet-voorspelbare reactie anders dan uit de werking of uit de bijwerkingen valt te begrijpen – zoals longoedeem bij het geven van een diureticum of ventrikelfibrilleren na lokale anesthesie.

Andere complicaties die kunnen optreden zijn hartritmestoornissen, een decompensatio cordis of coronaire ischemie [9].

Dit houdt in: geen tandheelkundige interventies zonder medische voorbehandeling.

30.4 NSAID's

Drie eigenschappen van de NSAID's worden gebruikt bij behandelingen:
- De werkzaamheid tegen *acute en chronische pijn*.
- De middelen zijn *koortswerend*.
- De *ontstekingsremmende werking*.

De intensiteit van deze drie eigenschappen verschilt per chemisch product en per dosering [1].
Uit linolzuur wordt in het lichaam arachidonzuur gemaakt, waaruit weer prostaglandinen, tromboxanen en leukotriënen worden gesynthetiseerd (fig. 30.1).

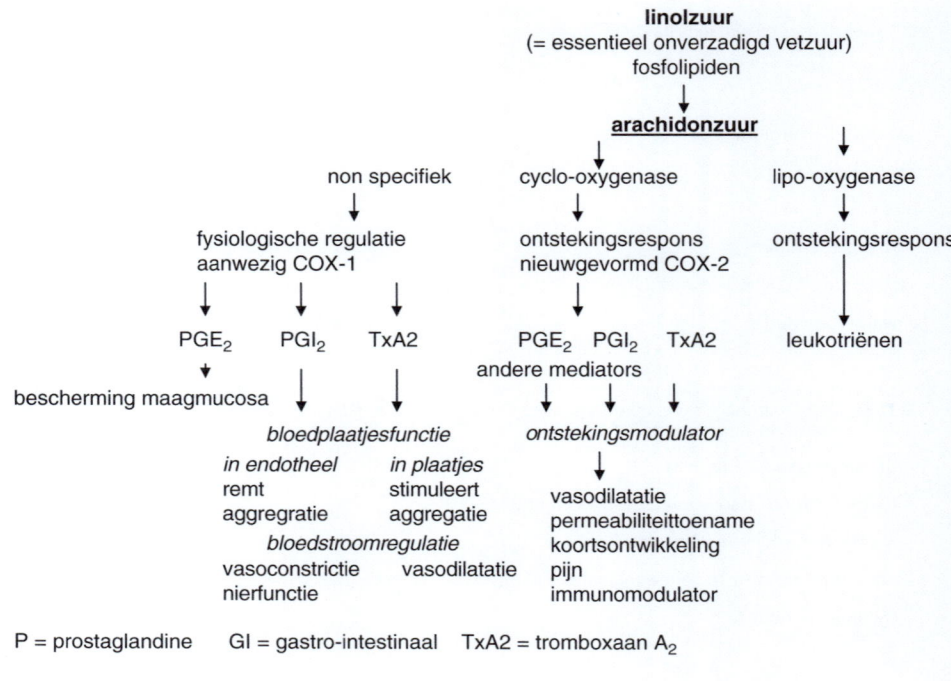

Figuur 30.1 Basiswerking acetylsalicylzuur en NSAID's

Cyclo-oxygenase bestaat uit meerdere iso-enzymen, waarvan de COX-1 en COX-2 de bekendste zijn. Deze verschillende eindproducten hebben een eigen, deels tegengestelde functie.

Zo stimuleert tromboxaan A_2, dat zich in bloedplaatjes bevindt, de bloedplaatjesaggregatie en veroorzaakt het vasoconstrictie. PGI_2 remt de aggregatie van bloedplaatjes en veroorzaakt vaatverwijding. PGE_2 is verantwoordelijk voor de ontwikkeling van temperatuursverhoging, vasodilatatie, pijn en werkt als immunomodulator.

Het COX-1 iso-enzym komt fysiologisch in de meeste weefsels voor. Dit iso-enzym werkt in op de maag-darmmucosa en is daar mucoprotectief. Het initieert bloedplaatjesaggregatie en reguleert de nierdoorstroming.

COX-2 wordt in de hersenen en in het urogenitaal apparaat gevonden. Het is verder in hoge concentratie aanwezig bij ontstekingsprocessen. De prostaglandinen die hierbij vrijkomen zorgen voor de bekende ontstekingsreacties, zoals vaatverwijding en een verhoogde capillaire doorlaatbaarheid, waardoor oedeem wordt gevormd. Er vindt een toename van de gevoeligheid van sensibele zenuwen plaats – van belang voor de pijnsensatie. Ten slotte wordt het temperatuurcentrum als thermostaat hoger afgesteld, zodat het lichaam temperatuur gaat opbouwen (spieractie of rillen, vasoconstrictie van de huid) om de insteltemperatuur te bereiken en koorts ontstaat.

Leukotriënen veroorzaken vasoconstrictie van de maagmucosa, bronchusconstrictie en oedeemvorming.

30.5 Farmacokinetiek

De NSAID's worden in het algemeen snel geresorbeerd vanuit het proximale gedeelte van de dunne darm. Piekplasmaspiegels worden 1 tot 16 uur na inname bereikt. Dit is minder van het product afhankelijk dan wel van grote verschillen in individuele reactie.

Acetylsalicylzuur is de tot nu toe sterkste remmer gebleken van de gehele groep. De halfwaardetijd bedraagt 20–30 minuten. Het analgetisch effect is dosisafhankelijk, de invloed op de bloedplaatjesaggregatie niet.

Werkingen

Alle NSAID's onderdrukken de prostaglandinesynthese en hebben daardoor alle vier de effecten analgetisch, anti-inflammatoir, anti-pyretisch en aggregatieremmend. De intensiteit van de werking varieert per stof.

Bijwerkingen/contra-indicaties [10, 11]

De frequentie en de ernst van de bijwerkingen is wel productafhankelijk. In het algemeen nemen de klachten met de dosering toe. Van enkele middelen zijn specifieke klachten bekend. Zo geeft indometacine bij 20–60 % van de patiënten een ernstig kloppende hoofdpijn (◘tab. 30.6). Ook zijn er interacties met andere veelgebruikte geneesmiddelen [12].

Toxiciteit voor het maag-darmkanaal

Alle NSAID's hebben nadelige effecten op de mucosa. Het lokale effect is afhankelijk van de zuurgraad en de oplosbaarheid van het gebruikte product in een zure omgeving. Dit leidt veelal tot dyspepsie, erosies en de kans op bloedingen. Ernstiger is het systemisch effect door onderdrukking van de synthese van prostaglandinen die de maagwand beschermen. Dit effect is onafhankelijk van de wijze waarop de NSAID's worden ingenomen en is gebaseerd op remming van het COX-1 enzym dat in de maagwand actief is. Al bij lage doseringen acetylsalicylzuur, maar ook bij de andere producten, treden klachten op van maagpijn, bloedverlies, dyspepsie, misselijkheid en braken.

De kans op maag-darmkanaalcomplicaties is groter bij patiënten boven de 60 jaar, mede door co-morbiditeit. Daarbij moet gedacht worden aan het gebruik van corticosteroïden, SSRI's, orale anticoagulantia, een infectie met *Helicobacter pylori,* maagklachten in het verleden, diabetes en hartfalen [13]. Er is een kans van 1 % op een ziekenhuisopname wegens maagulcera met of zonder complicerende bloeding of perforatie.

Nefrotoxiciteit

Bij patiënten met een verminderde nierdoorstroming, bijvoorbeeld bij hartfalen of een nierarteriestenose, veroorzaken prostaglandinen compensatoir vaatverwijding. Deze functie gaat verloren als NSAID's worden gebruikt. Dit kan leiden tot een irreversibele nierinsufficiëntie.

Hepatotoxiciteit

De toxische werking op de lever, zich uitend in enzymstijging door celafbraak, is bekend van sulindac. Diclofenac kan het klinische beeld van een (chronische) hepatitis veroorzaken. Het hoe en waarom is nog onbekend, maar de schade is er niet minder om. Het lijkt er overigens

Tabel 30.6 Prostaglandinesynthetaseremmers, de bekendste producten, enkele specifieke bijwerkingen [11, 20]

salicylaten	acetylsalicylzuur	Aspirine, Aspro	longoedeem (rokers), overgevoeligheid, astma, gehoorverlies
	carbasalaatcalcium	Ascal	longoedeem (rokers), overgevoeligheid, astma, gehoorverlies
	diflunisal	Dolocid	gaat over via moedermelk, slaperigheid, orale mucosa-irritatie
azijnzuurderivaten	aceclofenac		stomatitis ulcerosa, tremor, rash, hyperkaliëmie, nachtmerries
	alclofenac		stomatitis ulcerosa, overgevoeligheid, gezichtsoedeem, stridor
	diclofenac	Voltaren, Caraflam	stomatitis aphthosa, darmvernauwingen, smaakverandering
	indometacine	Dometin, Indocid	activatie Crohn/colitis ulcerosa, migraine, verwardheid
	sulindac		smaakverlies, glossitis, stomatitis, kaalheid, psychosen
oxicamderivaten	meloxicam[b]		stomatitis, fotosensibiliteit, flushes, hypertensie
	piroxicam	Brexine, Feldene	tremor, paresthesiën, hallucinaties, oogoedeem
	tenoxicam[c]	Tilcotil	stomatitis, stemmingsverandering, vertigo, jeuk
propionzuurderivaten	dexibuprofen	Seractil	duizeligheid, oogklachten, stomatitis, nervositas
	dexketoprofen	Stadium	duizeligheid, oogklachten, hypertensie, dyspnoe
	fenoprofen		
	fluriboprofen	Froben	flushes, geelzucht, orale ulcera, trombopenie
	ibuprofen	Advil, Brufen, Nurofen, Femaprine, Zafen	kleurperceptiewijziging, stomatitis, geelzucht
	ketoprofen		excitatie, anorexie, depressie, branderige ogen

30.5 · Farmacokinetiek

Tabel 30.6 Vervolg

	naproxen	Aleve, Femex, Naprovite, Naprocoat, Nycopren	concentratiezwakte, oogafw., hypertensie, hartkloppingen
	tiaprofeenzuur	Surgam	orale ulcera, sufheid, urinewegklachten, rash
pyrazolinonderivaten	metamizol		agranulocytose, pruritis, allergische reacties en shock
	fenylbutazon[b]	Butazolidine	ernstige beenmergdepressie, schildklierafw., hypertensie
	fenazon		
	propyfenazon		
restgroep	celecobix	Celebrex	slapeloosheid, vochtretentie, gewrichtspijn, hoofdpijn, bij chronisch gebruik invloed op hartvaatstelsel? RR↑
	etoricobix	Arcooxia	aften, droge mond, ECG-wijziging, hypertensie
			in kortdurende studies geen verhoogde kans op hart-vaatlijden
	nabumeton		droge mond, stomatitis, longfibrose, wazig zien
	parecobix	Dynastat	alveolaire osteïtis, jeuk, rugpijn, hypohypertensie
	rofecobix[a]	Vioxx	
	tolfenaminezuur	Rociclyn	dysurie, exantheem, jeuk, euforie, koorts, gewrichtspijn
	valdecoxib[a]	Bextra	–

[a] Uit de handel
[b] Gebruik ontraden in verband met ernstige bijwerkingen
[c] Gebruik bij ouderen met artrose (enige indicatie) ontraden

op dat de primaire ziekte waarvoor de NSAID's worden voorgeschreven ook van belang is bij de kans op levertoxiciteit. Zo worden bij patiënten met chronisch reuma die NSAID's gebruiken vaker enzymstijgingen waargenomen dan bij andere indicaties.

Remming van de bloedplaatjesaggregatie met verlenging van de bloedingstijd

Patiënten die aggregatieremmers gebruiken (dus ook patiënten met antireumaticagebruik in de vorm van NSAID's) tonen een geringe bloedingsneiging. De capillaire hemostase is van belang bij oppervlakkige wonden (schaafwonden, slijmvliesverwondingen). Bloedplaatjesproblemen (een tekort aan plaatjes of een insufficiënte functie) uiten zich bij ingrepen aan het slijmvlies van de mond (tandsteen verwijderen) door 'oozen' (diffuus rood opzwellen zonder zichtbare bron). Het is lastig werken bij een groot, roodglanzend oppervlak, maar niet bedreigend voor de patiënt.

Acetylsalicylzuur is de enige NSAID die een irreversibele remming van het COX-enzym veroorzaakt. Doordat trombocyten geen nieuwe COX-1 kunnen aanmaken, blijft het effect van (chronisch) gebruik van acetylsalicylzuur enkele dagen aanhouden. Bij de andere NSAID's en bij serotonine-heropnameremmers is het effect dosisafhankelijk, korter durend en reversibel.

Bloedbeeldafwijkingen doen zich meestal voor als beenmergremming met een leucocytopenie (zelden agranulocytose), trombocytopenie en een anemie. Het wordt gevonden bij specifieke NSAID's, zoals fenylbutazon, indomethacin en metamizol.

Overgevoeligheid en toxische huidreacties treden twee tot drie uur na inname op en worden gekenmerkt door vier verschillende syndromen, waarvan de eerste en de tweede het meest frequent: urticaria en/of angioneurotisch oedeem, astma en/of rhinitis en anafylactische reacties.

Complicaties van het centrale zenuwstelsel, zoals psychosen en cognitieve disfunctie, worden voornamelijk bij ouderen beschreven en wel bij indomethacinegebruik. Bij te hoge doseringen is oorsuizen een bekend, reversibel symptoom.

Invloed op hart en vaten, zoals toename van hartinfarcten en water- en zoutretentie.

Al in 2000 kwam in een vergelijkend onderzoek naar voren dat met naproxen en de COX-2 selectieve remmer rofecoxib (Vioxx) meer hartinfarcten voorkwamen. In september 2004 bleek dat het percentage myocardinfarcten en cerebrovasculaire accidenten onevenredig toenam bij het chronisch gebruik van rofecoxib (na 14 dagen of langer dan 18 maanden). Vioxx, als vertegenwoordiger van de COX-2 remmers, werd door de fabrikant direct uit de handel genomen.

De 'klassieke' NSAID's zijn geen selectieve COX-1 remmers maar remmen meestal beide iso-enzymen, zij het in verschillende mate. Zo is diclofenac het meeste COX-2-selectief, gevolgd door meloxicam, indometacine en naproxen/ibuprofen, zonder dat tot nu toe blijkt dat de hartvaatbelasting toeneemt.

De invloed van NSAID's op het stijgen van de bloeddruk door water- en zoutretentie is betrekkelijk en vooral van belang bij patiënten met hartfalen. Bij langdurig gebruik kan de gemiddelde bloeddruk met ruim 5 mmHg stijgen. Wel bestaat ook hier weer een verschil tussen de producten. Uit een metanalyse blijkt dat bijvoorbeeld acetylsalicylzuur en sulindac geen invloed hebben. Indometacine als tensieverhogende NSAID werkt ook antagonistisch op bloeddrukverlagers als captopril (ACE-remmer) en op losartan (angiotensine-II antagonist). Het nadelig effect van NSAID's op hartfalen wordt tevens veroorzaakt door het effect op de nier. Voorzichtigheid bij het voorschrijven is geboden [12].

Propionzuurderivaten, met name ibuprofen en neproxen, tonen relatief minder bijwerkingen.

Overige bijwerkingen
- Salicylaten geven bij hoge doseringen als specifieke bijwerking gehoorstoornissen.
- Bij kinderen met virusinfecties, zoals griep en waterpokken, zijn salicylaten als koortsremmer gecontra-indiceerd in verband met de kans op een acute, levensbedreigende encefalopathie en leverfalen (Reye-syndroom).

- De toxic epidermal necrolysis (TEN), of het syndroom van Stevens-Johnson, is extreem zeldzaam. De oorzaak is nog niet bekend. De gedachten gaan uit zowel naar een type I- als een type IV-allergische reactie.
- Aspirine kan bestaande idiopathische urticaria chronisch maken en angioneurotisch oedeem en astma induceren. Overgevoeligheidsreacties op aspirine zijn waarschijnlijk het gevolg van de farmacologische werking van aspirine en behoort niet tot het zogenaamde type I-allergie [13].

30.6 Tandheelkunde en NSAID's

- Enkele opmerkingen uit de literatuurreeks: 'Ibuprofen en paracetamol hadden even snel effect bij kaakchirurgische ingrepen, waarbij de werking van de eerste krachtiger was. Beide medicamenten waren beter dan placebo [14].'
- Uit een andere 'gerandomiseerde, dubbelblinde' studie bleek dat de combinatie van ibuprofen (400 mg) met codeïne (60 mg) effectiever was dan ibuprofen alleen [15].
- Als pijnstillers zijn de NSAID's in de tandheelkunde bij herhaling getoetst en goed bruikbaar gebleken [16–20].
- Is de werking van paracetamol onvoldoende krachtig, dan behoort toevoeging van codeïne tot de mogelijkheden. Codeïne alleen is het niet effectief in het bestrijden van pijn, maar het heeft een synergistische werking met de perifere analgetica. De belangrijkste bijwerking is sufheid. Het middel behoort tot de morfineachtige, wordt snel geresorbeerd en heeft een halfwaardetijd van 4 uur.
- De trend bij chronisch gebruik is tramadol omdat het minder obstiperend werkt – maar wel verslavend kan werken.

30.7 Conclusie

Weet wat de patiënt aan medicamenten gebruikt, ook van 'over the counter'.

> Deze Feedback Post kwam tot stand in samenwerking met collega dr. W.M.C. Mulder, arts, klinisch farmacoloog (LUMC) en collega dr. R.P. Koopmans, internist, klinisch farmacoloog (UM).

Literatuur

1 Hooft CS van der, Stricker BH. Ephedrine an ephedra in weight loss products and other preparations. Ned Tijdschr Geneeskd. 2002;146(28):1335–36.
2 Chen C, Biller J, Willing SJ, Lopez AM. Ischemic stroke after using over the counter products containing ephedra. J Neurol Sci. 2004;217(1):55–60.
3 FDA Document Rules and Regulations: februari 11, 2004; 69(28):6787–854.
4 Rados C. Ephedra ban: no shortage of reasons. FDA Consum. 2004;38(2):6–7.
5 Miller SC. Safety concerns regarding ephedrine-type alkaloid-containing dietary supplements. Mil Med. 2004;169(2):87–93.
6 Abraham-Inpijn L. Voorkoming van medische accidenten. Maarssen: Elsevier Gezondheidszorg; 2009.
7 Haller CA, Duan M, Benowitz NL, Jacob P. Concentrations of ephedra alkaloids and caffeine in commercial dietary supplements. J Anal Toxicol. 2004;28(3):145–51.

8 Jordan J, Shannon JR, Diedrich A, Black B, Robertson D, Biaggioni I. Water potentiates the pressor effect of Ephedra alkaloids. Circulation. 2004;109(15):1823–5.
9 Abraham-Inpijn L. Non-steroid anti-inflammatory drugs (NSAID's): veilig genoeg snoepgoed? Tandartspraktijk. 2008.
10 Solomon DH. NSAID's: overview of adverse effects. Up To Date. interne dec 2015
11 Farmacotherapeutisch Kompas. 2015.
12 Schalekamp T. Kan een NSAID veilig worden gecombineerd met een bètablokkes en met een ACE-remmer? Internisten Vademecum. 2002;21.
13 Deenstra M. Moet men bij aspirine-overgevoeligheid altijd adviseren NSAID's te gebruiken? Internisten Vademecum, 1996;2.
14 Shultz R, Waite DE. Multicenter clinical trial of ibuprofen and acetaminophen in the treatment of postoperative dental pain. JADA. 1990;121:257–63.
15 Petersen JK, Hansson F, Strid S. The effect of an ibuprofen-codeine combination for the treatment of patients with pain after removal of lower third molars. J Oral Maxillofac Surg. 1993;51:637–40.
16 Gopikrishna V, Parameswaran A. Effectiveness of prophylactic use of rofecoxib in comparison with ibuprofen on postendodontic pain. J Endod. 2003;29(1):62.
17 Ciccinetti A, Bartoli A, Ripari F, Ripari A. Cox-2 selective inhibitors: a literature review of analgesic efiicacy and safety in oral-maxillofacial surgery. Oral Surg Oral Med Oral Pathol Oral Radiol Endod. 2004;97(2):139–46.
18 Spink M, Bann S, Glickman R. Clinical implications of cyclo-oxygenase-2 inhibitors for acute dental pain management: benefits and risks. J Am Dent Assoc. 2005;136(10):1439–48.
19 Klasser GD, Epstein J. Nonsteroidal anti-inflammatory drugs: confusion, controversy and dental implications. J Can Dent Assoc. 2005;71(8):575–81.
20 Boer A de. Hoe nu verder met COX-2-remmers. Geneesmiddelenbulletin. 2005;39(11).

If you have any concerns about our products,
you can contact us on
ProductSafety@springernature.com

In case Publisher is established outside the EU,
the EU authorized representative is:
**Springer Nature Customer Service Center GmbH
Europaplatz 3, 69115 Heidelberg, Germany**

Printed by Libri Plureos GmbH
in Hamburg, Germany